HANNAH LOTHROP

Das Stillbuch

Aktualisiert von Anja Constance Gaca
Mit Fotografien von Susanne Krauss

Kösel

MIX
Papier aus verantwortungsvollen Quellen
FSC® C005833

Penguin Random House Verlagsgruppe FSC® N001967

42. Auflage 2020
39., vollständig aktualisierte und überarbeitete Auflage 2016

in der Penguin Random House Verlagsgruppe GmbH,
Neumarkter Straße 28, 81673 München
Umschlag: Weiss Werkstatt München
Umschlagmotiv: © 2/Alistair Berg/Ocean/Corbis | BildNR. 42-25340617
Fotos im Innenteil: Susanne Krauss unter fachkundiger Beratung
von Anja Bier (IBCLC)
Lektorat: Imke Oldenburg
Gestaltung: Lisa Jüngst, München
Satz: Uhl + Massopust, Aalen
Druck und Bindung: Těšínská tiskárna, Český Těšín
Printed in the Czech Republic
ISBN 978-3-466-31064-7
www.koesel.de

Dieses Buch ist auch als E-Book erhältlich.

Inhalt

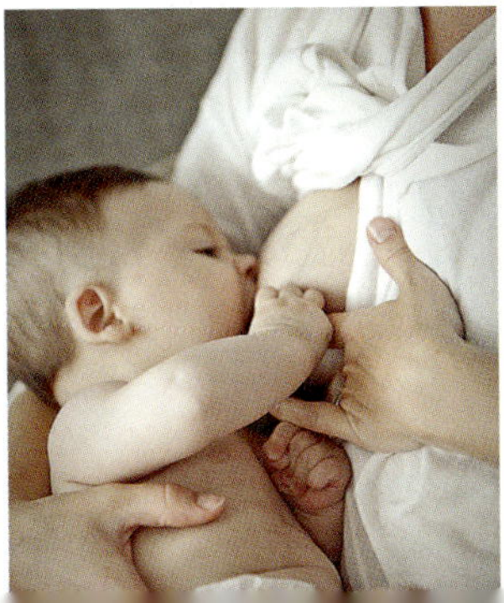

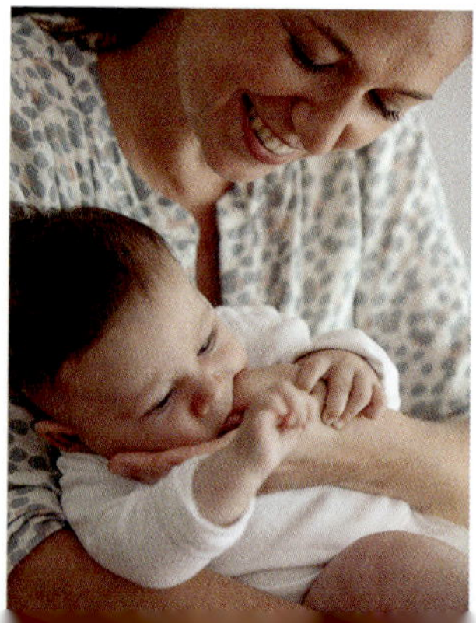

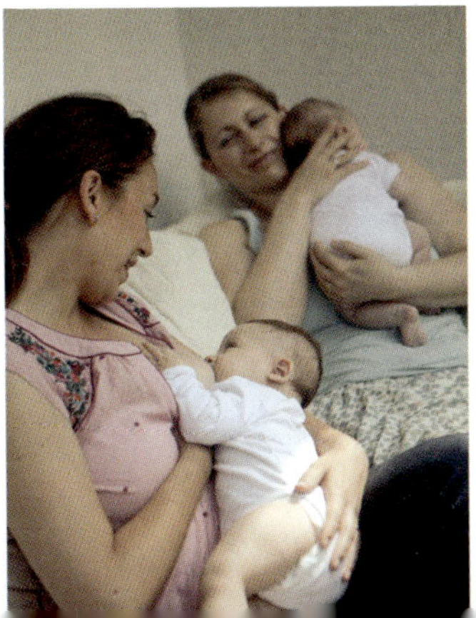

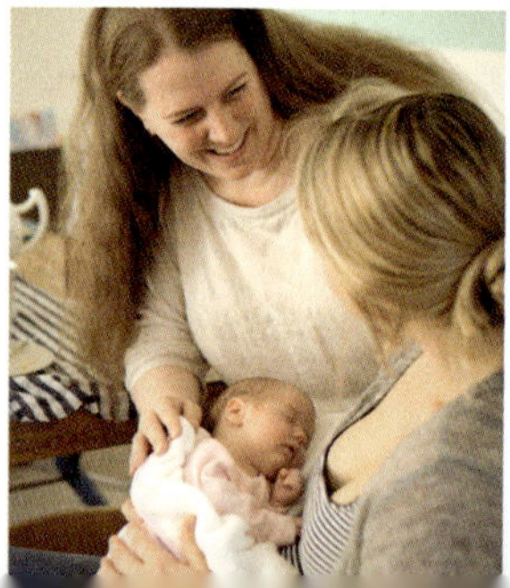

Vorwort von Anya Lothrop

Das chinesische Schriftzeichen für »Krise« beinhaltet unter anderem das Zeichen für »Chance«. Mit diesem Satz hat mir meine Mutter, Hannah Lothrop, in meiner Kinder- und Jugendzeit immer wieder in schwierigen Situationen Mut gemacht. Sie wollte mir damit zu verstehen geben, dass aus negativen Erfahrungen immer auch positive Dinge erwachsen können. Dass man nie aufgeben darf, wenn es schwierig wird. Und dass man an jeder Erfahrung wächst.

Auch für sich selbst hat sie diese Weisheit immer wieder genutzt. Sie hat aus ihren unangenehmen Erfahrungen Bücher entstehen lassen, die tausenden von Menschen geholfen haben, ihren Kindern einen positiven Start ins Leben zu ermöglichen oder aber auch mit dem Verlust eines Kindes umzugehen (siehe ihr Buch *Gute Hoffnung, jähes Ende*). Mit dem Stillbuch hat sie es geschafft, die vorherrschende negative Meinung zum Thema »Stillen« positiv zu beeinflussen. Sie hat damit in Deutschland eine Stillkultur ermöglicht, die bei Erscheinen des Buches noch unvorstellbar war. Während das Stillen Ende der 70er-Jahre regelrecht verpöhnt war, wird es heute zum Glück als selbstverständlich angesehen, dass das Neugeborene der Mutter kurz nach der Geburt an die Brust gelegt wird.

Niemand, auch meine Mutter nicht, hätte damals geglaubt, dass dieses Buch, das vor nunmehr 36 Jahren zum ersten Mal erschienen ist, einen solchen Einfluss auf die Welt und auch auf unser Familienleben haben würde. Dieses Buch, das nicht an einem Computer, sondern an einer Schreibmaschine und auf großen Papierrollen entstanden ist. Genau, wie man es heute am Rechner tun würde, hat meine Mutter damals Textstellen mit der Schere ausgeschnitten und an anderen Stellen wieder eingeklebt. Welch heute unvorstellbarer Aufwand!

Meine Mutter hatte für jeden ein offenes Ohr und nahm sich viel

Zeit für die vielen Mütter, die sie in großer Verzweiflung anriefen und um Rat zum Thema Stillen baten. Und selbst unsere Wohnung stand Hilfesuchenden offen. Ich erinnere mich, dass ich samstagabends oft auf einem Schaffell in einer Ecke eingerollt lag und den Atemübungen der Paare lauschte, die auf dem Fußboden unseres Wohnzimmers an den ersten deutschen Geburtsvorbereitungskursen teilnahmen. Aus all diesen Erfahrungen ist das Stillbuch entstanden und ich bin persönlich dankbar dafür.

Denn auch mir hat dieses Buch immer wieder geholfen. Nie hätte ich gedacht, dass meine Mutter bei der Geburt meines ersten Kindes nicht anwesend sein würde, mir nicht mit ihren Ratschlägen zum Thema Stillen beistehen würde. Leider ist sie lange, bevor ich selbst eine Familie gegründet habe, bei einem Unfall ums Leben gekommen. Und trotzdem war sie irgendwie für mich da. Trotzdem habe ich sie um Rat fragen können. Denn ich hatte das Stillbuch. Meine Mutter hat mir und unzähligen anderen Müttern in vielen Ländern der Welt darin einen großen Schatz an Wissen, Tipps und Trost hinterlassen.

Ich freue mich daher, dass es nun in der 39. Auflage vorliegt. Seit dem ersten Erscheinen des Stillbuchs hat es im Bereich der Stillberatung viele neue Erkenntnisse gegeben und auch im Alltag junger Familien und bei der Auffassung, die in unserer Gesellschaft über das Stillen herrscht, hat sich einiges verändert, was eine Anpassung des Inhaltes erforderlich gemacht hat. Anja Constance Gaca hat die vorliegende Auflage kompetent und liebevoll überarbeitet und an den heutigen Stand des Wissens angepasst. Ich hoffe daher, dass dieses Buch auch weiterhin für junge Mütter und vielleicht später einmal sogar für meine eigenen Töchter das Standardwerk sein wird, in dem alle Fragen zum Thema Stillen beantwortet werden.

Hamburg, im März 2016
Anya Lothrop

Vorwort von Hannah Lothrop

Die positiven Erfahrungen bei der Geburt unserer Tochter Anya in den USA und die Erlebnisse, als unser Sohn Kerry drei Jahre später in einem deutschen Krankenhaus zur Welt kam, motivierten mich, dieses Buch zu schreiben. Kerry ist inzwischen erwachsen, und nun, im Jahr 2000, liegt nach jährlich immer neuen Auflagen wieder einmal eine stark überarbeitete und aktualisierte Fassung des *Stillbuchs* vor. Seit über einem Vierteljahrhundert hat mich das Thema Stillen also nicht mehr losgelassen!

Aber wie sah es eigentlich damals aus, als alles begann? Die programmierte Geburt sowie routinemäßige Medikation bei der Geburt waren »en vogue«. Die damals üblichen Durchtrittsnarkosen schafften die unmögliche Situation, dass ein Kind einer Mutter geboren wurde, die nicht »da« war. Der Vater war in der Regel nicht bei der Geburt zugelassen und konnte seine Frau nicht unterstützen. Mutter und Kind wurden nach der Entbindung voneinander getrennt, dem Vater und erst recht den kleinen Geschwistern wurde das Baby bis zur Entlassung aus der Klinik (meist am siebten bis zehnten Tag) nur durch die Glasscheibe gezeigt. Eltern und Kind entgingen die kostbaren Erfahrungen der Begegnung in der ersten Lebensstunde – einer sensiblen Phase für die Entstehung von Bindung.

Das Kind war durch die der Mutter verabreichten starken Medikamente oftmals schläfrig und schlapp und wäre ohnehin nicht kontaktfähig gewesen. Neugeborene wurden häufig am dritten Tag erstmals (!) angelegt und danach mancherorts nur zweimal täglich, »weil die Mutter noch keine Milch hat«. Ein Vier-Stunden-Rhythmus war selbstverständlich, eine lange Nachtpause üblich. Die Frauen wurden angewiesen, ihr Kind vor und nach dem Stillen zu wiegen und die »fehlende« Nahrung mit der Flasche zuzufüttern. Kaum vorstellbar, dass die so kostbare Vormilch – als »Hexenmilch« verschrien –

den Babys meistens vorenthalten wurde. Das Resultat dieses Vorgehens war, dass das Stillen oft gar nicht richtig zustande kam und nur sechs Prozent aller Mütter ihre Kinder länger als sechs Wochen stillten (über diese Zeit hinaus gab es keine Angaben, da die Zahl stillender Frauen verschwindend gering war). Stillen erschien als eine umständliche, unerfreuliche und oft frustrierende Angelegenheit und gelang nur wenigen.

Seit damals hat sich viel verändert. Viele Kliniken gehen mehr auf die physiologischen Bedürfnisse bei der Geburt ein, haben sich sogar der Stillfreundlichkeit verschrieben. Anstatt mit Medikamenten werden Frauen auf natürliche Weise unterstützt – zum Beispiel durch Homöopathie, Akupunktur, Musik und Massagen, und vor allem durch menschliche Nähe. Familienfreundliche, häufig durch Hebammen organisierte Geburtszentren sind überall entstanden, und Hausgeburten haben zugenommen. Der Vater bei der Geburt, das anschließende »Bonding« für die Familie, erstes Stillen, sobald das Baby Saugbereitschaft zeigt, Rooming-in sind eher die Regel als die Ausnahme. Mancherorts wird sogar Bedding-in gern gesehen. Die Forschung zeigt immer mehr Vorteile der Muttermilch und des Stillens auf. Auch von höchsten Stellen wird das Stillen befürwortet und gefördert.

Selbst wenn stillunförderliche Verhaltensweisen natürlich immer noch nicht ausgestorben sind, so sind wir doch insgesamt gesehen auf dem Weg zu einer stillfreundlicheren Kultur. Mütter finden Unterstützung und Information durch Stillgruppen und Laktationsberaterinnen sowie durch Literatur und das Internet.

Mein *Stillbuch* ist über die Jahre gewachsen und hat sich verändert. Wieder einmal habe ich es auf den allerneuesten Stand gebracht und mich bemüht, es noch konkreter, übersichtlicher und sprachlich ansprechender zu gestalten, die Handhabung des Stillens noch anschaulicher und besser nachvollziehbar zu vermitteln. Darüber hinaus zeige ich noch mehr Wege auf, um zu sich zu kommen. Auch deshalb spreche ich die Leserin immer wieder mit dem »Du« an, und weil es der Intimität des Themas angemessen ist. Mein Buch will

Frauen helfen, Vertrauen in ihren eigenen Körper, ihre mütterliche Intuition, ihr inneres Wissen und ihre weibliche Kraft zu stärken, die wiederum ihrem Kind zugutekommen. Auf diese Weise kann eine zutiefst humane Kraft weitergegeben werden, die künftige menschliche Beziehungen auf eine vertrauensvolle Basis stellt.

Die Zeit vergeht... Schon sind junge Frauen Mütter geworden, deren Mütter selbst in den Genuss gekommen sind, gestillt worden zu sein. Es gibt bereits Vorbilder in den eigenen Familien, zumindest aber in den »Großfamilien« – den Stillgruppen –, und so werden wir erleben, dass eines Tages das Stillen ganz selbstverständlich zu unserer Kultur gehört.

Sommer 2000
Hannah Lothrop

1

Stillen lohnt sich

Jede Frau, die schon ein Kind geboren hat, wird durch Gespräche über das Stillen oder durch den Anblick einer stillenden Mutter unmittelbar berührt. Wenn sie nach frustrierenden Versuchen das Stillen nach kurzer Zeit aufgegeben hat, können selbst noch Jahre später Enttäuschung und Traurigkeit über das Misslingen ihrer Stillbeziehung wieder in ihr wach werden. War ihre Stillzeit jedoch befriedigend und unproblematisch, wird ihre Erinnerung belebt an das tiefe Glück, die Wärme und die Verbundenheit, die sie damals mit ihrem Baby erlebte. Jene Frauen, die Schwierigkeiten beim Stillen erfolgreich lösen konnten, haben daraus eine Kraft gewonnen, die sich noch lange Zeit fruchtbar auf ihre Beziehung zu ihrem Kind auswirkte.

Wie dieses Buch entstanden ist

Unsere Tochter Anya kam 1972 in einem kleinen Kreiskrankenhaus in Virginia (USA) zur Welt. Obwohl wir in einer weit abgelegenen kleinen Landgemeinde wohnten, hatten wir das große Glück, dass in der 40 Kilometer entfernten Kreisstadt Geburtsvorbereitungskurse für Paare angeboten wurden, durch die wir Vertrauen in die natürlichen Vorgänge der Geburt und des Stillens bekamen. Anyas Geburt, die ich – rührend unterstützt durch meinen Mann – wach und bewusst ohne Einfluss von Medikamenten erlebte, war eine der intensivsten und bereicherndsten Erfahrungen meines Lebens. Anya wurde mir sofort nach der Geburt an die Brust gelegt und mir dann regelmäßig Tag und Nacht zum Stillen gebracht – Rooming-in gab es dort damals leider noch nicht.

Vor meiner Entlassung am dritten Tag nach der Entbindung besuchte mich der von uns gewählte Kinderarzt, gratulierte mir zu unserer Tochter und versicherte, dass sie kerngesund sei und sogar ihr Geburtsgewicht schon wieder erreicht habe. Zu Hause solle ich sie anlegen, sooft sie Hunger habe – auch nachts. In deutschen Baby-Broschüren war damals zu lesen gewesen, man solle Babys fünfmal füttern, mit einer Nachtpause von acht Stunden. Auf meine Frage, was ich denn tun solle, wenn mein Kind durchschlafe, meinte er augenzwinkernd: »Wenn Ihr Baby wirklich durchschläft, dann lassen Sie es ruhig schlafen.« Sein Verhalten ließ mich jedoch vermuten, dass dies wohl nur selten vorkommen dürfte.

Binnen kurzer Zeit fühlte ich mich sehr sicher im Umgang mit meinem Kind. Anya wurde nachts mehrmals wach, aber darauf war ich ja vorbereitet, und so störte es mich nicht im Geringsten. Meistens erwachte ich schon einige Minuten vor ihr. Rückblickend kann ich nicht einmal mehr sagen, in welchen Abständen Anya in den ersten Wochen hungrig war. Dank der gelassenen und zuversichtlichen Worte meines Kinderarztes hatte ich mir keinerlei Gedanken über einen Zeitplan gemacht.

Anya war ein äußerst zufriedenes und fröhliches Baby. Abgesehen davon, dass ich einmal ein paar Tage lang zu viel Milch hatte (doch ein Anruf bei der La Leche Liga half mir weiter), waren wir bald wunderbar aufeinander eingestellt, und ein Kind zu haben empfand ich in diesen ersten Monaten als reines, ungetrübtes Glück.

Als Anya neun Monate alt war, zogen wir nach Deutschland. Im Gespräch mit Bekannten und Freundinnen stellte ich fest, dass mein positives Geburtserlebnis und meine unproblematische Stillzeit keine Selbstverständlichkeit gewesen waren. Die meisten Frauen, mit denen ich damals Anfang der 70er-Jahre sprach, hatten zutiefst unangenehme Erfahrungen gemacht. Vor allem das Stillen war in den meisten Fällen so unergiebig und enttäuschend gewesen, dass junge Mütter schwangeren Freundinnen sogar abraten wollten, es überhaupt zu versuchen. Das, was ich hörte, machte mich betroffen und nachdenklich. Wie konnte das Stillen, ein natürlicher Vorgang, zu einem solchen Problem werden? Diese Frage packte mich.

Bei meiner Suche nach Literatur über das Thema Stillen fand ich fast ausschließlich englischsprachige Veröffentlichungen; im deutschen Sprachraum war darüber so gut wie nicht geforscht und geschrieben worden. Ich entwickelte einen kleinen Fragebogen und begann, Mütter über ihre Erfahrungen zu interviewen. Darüber hinaus unterhielt ich mich mit Gynäkologen, Kinderärzten, Hebammen, Kinderschwestern und Mütterberatungsstellen. Dabei wurde mir zunehmend klar, dass allgemein ein erschreckender Informationsmangel über die natürlichen Vorgänge beim Stillen bestand und die bestehenden Praktiken den natürlichen Prozessen zutiefst entgegenwirkten. Die Auswirkungen dieser Verhältnisse bekam ich dann am eigenen Leibe zu spüren, als 1975 unser Sohn Kerry geboren wurde. Ich erhielt so viele widersprüchliche Informationen und wurde derart verunsichert, dass ich nur dank meiner eigenen festen Überzeugung und meiner guten Erfahrungen mit Anya trotzdem stillen konnte. Bei der Erinnerung an meine Stillzeiten wird mir jetzt noch warm ums Herz.

Eigene bereichernde Erfahrungen lassen immer wieder in mir den Wunsch wachsen, sie mit anderen Menschen zu teilen. Daraus entsprang mein jahrelanges intensives Engagement um die Themen Geburt und Lebensanfang. Ich fühlte mich aufgerufen, zur Entstehung bestmöglicher Startbedingungen für neue Menschenkinder beizutragen. So entstand dieses Buch.

Wie es einmal war und was sich ändern muss

Wenige Bereiche menschlichen Lebens werden von Modeerscheinungen und medizinischen Ideologien so sehr strapaziert wie Schwangerschaft, Geburt und Stillen. Früher stillte eine Mutter ihr Kind, weil es das Natürliche war. Außerdem gab es keinen geeigneten Nahrungsersatz für Säuglinge. Wenn sie zu viel Milch hatte, stillte sie oft noch ein anderes Baby mit oder pumpte ab und brachte die Milch zu einer Sammelstelle. Muttermilch war ein kostbares Gut.

Als vor über 50 Jahren die adaptierten Babynahrungen auf den Markt kamen, herrschte allgemeine Begeisterung: Endlich konnte man wiegen, messen und einteilen, was jedes Kind wann und in welcher Menge zu trinken hat. Jetzt war es plötzlich fortschrittlicher, »exakt nach Plan mit der Flasche« zu füttern als »nach Gefühl mit der Brust«. Spätes erstmaliges Anlegen, strenge Fütterungszeiten im Vier-Stunden-Rhythmus, lange Nachtpausen, Zeitknappheit und

Stress beim Stillen, Vorfüttern oder Wiegen und Zufüttern laut einer an dem Bedarf künstlich ernährter Flaschenbabys orientierten Tabelle verunsicherten Frauen so sehr, dass sie kaum mehr voll stillen konnten. Auch der routinemäßige Einsatz von Medikamenten unter der Geburt trug dazu bei, dass das Entstehen der Mutter-Kind-Beziehung, das Bonding (siehe Kapitel 6), behindert wurde – mit negativen Auswirkungen auf das Stillen.

Die Hersteller von industrieller Babynahrung tragen keine geringe Schuld an dieser Flascheneuphorie. Aus kommerziellen Gründen gingen sie sogar so weit zu behaupten, ihre Milch sei der Muttermilch gleichwertig.

Ihre Werbungen untergruben auf subtile und weniger subtile Weise das Vertrauen der jungen Mütter in ihre Stillfähigkeit. Auch in der Dritten Welt begann die Industrie, ihre Präparate anzupreisen und abzusetzen – mit verheerenden Folgen: Säuglinge (zum Beispiel in Afrika), die bis dahin durch das Stillen in den ersten Lebensjahren vor Infektionen und Unterernährung relativ geschützt waren, erhielten nun keine Muttermilch mehr und starben unter den dortigen hygienischen Verhältnissen zu Tausenden an keimverseuchter, falsch zubereiteter Flaschennahrung, oder sie litten an Fehlernährung, da die künstliche Nahrung, um Geld zu sparen, mit Wasser verlängert wurde.

Obwohl sich vieles verändert hat, sind gewisse Praktiken, Vorurteile, Ängste und Ammenmärchen aus einer stillfeindlichen Zeit mancherorts leider immer noch lebendig. Frauen würden vermutlich noch überzeugter oder länger stillen, wenn sie über die unglaublichen gesundheitlichen Vorteile des Stillens umfassend informiert wären.

Junge Mütter brauchen Aufklärung, um eine qualifizierte Wahl treffen zu können – und sie brauchen Ermutigung und Unterstützung. Durch weise Anleitung von Frau zu Frau gewinnen sie Sicherheit sowie Vertrauen in ihre mütterliche Intuition und weibliche Kraft. Diejenigen, die Mütter durch Schwangerschaft und Geburt begleiten, können dabei helfen, deren Selbstsicherheit und Selbstwertgefühl zu stärken – und leisten damit einen Beitrag von höchstem gesellschaftlichen Nutzen. Erhalten Frauen jedoch nicht den Beistand, den sie brauchen, kann der Beginn der Stillbeziehung sehr erschwert werden, wie das folgende Beispiel zeigt:

»Salina war mein erstes Kind. Keine meiner Schwestern hatte gestillt, und ich war total unerfahren und hätte Unterstützung gebraucht. Die meisten Säuglingsschwestern waren nett und wollten helfen. Sie brachten Salina, wann immer ich dies wollte. Doch keine hatte eigentlich wirklich Ahnung vom Stillen. Ein Problem war, dass so viele Personen sich um mich und mein Kind kümmerten und mir ganz und gar widersprüchliche Ratschläge gaben.

Eine Hebamme bemühte sich einmal ganz intensiv und versicherte mir, dass sie mich weiter unterstützen würde, aber sie kam nie wieder. Eine Kinderschwester sagte mir: ›Also, wenn ihr denkt, ihr tut euren Kindern etwas Gutes mit der Stillerei – das ist nichts Gutes, wenn die hungern müssen.‹ Ich versuchte ganz kleinlaut meine Entscheidung zu entschuldigen, ausschließlich zu stillen. Die Nachtschwester fütterte unsere Salina, ohne mich zu fragen. Sie sagte: ›Das Kind muss ja etwas essen, sonst trocknet es aus. Und für Sie ist es sowieso besser, wenn Sie Ihren Schlaf kriegen.‹ Vieles ist schiefgelaufen. Als die Milch einschoss und meine Brust hart wurde, sagte mir jede etwas anderes. Weil die Milch nicht von selbst floss, musste ich an die geräuschvoll arbeitende Milchpumpe. Ich saß mindestens jeweils eine halbe Stunde auf einem unbequemen Stuhl ohne Armstützen und ohne wirkliche Stütze im Rücken. Die Arme erlahmten mir dabei, und der Rücken tat danach weh. Ein richtiger Teufelskreis begann. Zu Hause angekommen, war ich den ganzen Tag mit dem Abpumpen und dem Füttern der abgepumpten Milch mit der Flasche beschäftigt. Salina wollte vom Stillen nichts mehr wissen und schrie, wenn ich sie anlegen wollte.

Obwohl ich total erschöpft und frustriert war, gab ich nicht auf. Trotz größter Anfangsschwierigkeiten konnte ich Salina mit Hilfe meiner Freundin Silvia ein halbes Jahr lang voll stillen. Jetzt weiß ich, dass uns viel erspart geblieben wäre, wenn mir von Anfang an jemand gezeigt hätte, wie ich mein Baby richtig und bequem anlege, wenn ich es immer bei mir gehabt und ganz häufig hätte stillen können, und wenn ich von den Menschen um mich herum Mut machende, beständige, unwidersprüchliche Hilfestellung bekommen hätte.«

Erfolgreiches Stillen

Wenn Frauen in angemessener Weise unterstützt werden, wenn Mutter und Kind nach der Geburt nicht getrennt werden und sich auf natürliche Weise kennen lernen können, gibt es kaum Probleme. Hier ein Bericht über positive Erfahrungen:

»Im Geburtsvorbereitungskurs wurden wir auch auf das Stillen vorbereitet. Die selbstverständliche Weise, in der die Leiterin darüber sprach, und die Möglichkeit, in den letzten Schwangerschaftswochen in einer Stillgruppe stillende Mütter miterleben zu können, gaben mir Sicherheit und Vertrauen.

Melissa wurde mir nach der Geburt auf den Bauch gelegt. Es war faszinierend, dass sie ganz alleine den Weg zu meiner Brustwarze fand. Uns wurde erst mal viel Zeit miteinander gelassen, bevor man mir mein Baby vorübergehend wegnahm zum Wiegen und Messen usw. Ich konnte als Mutter frei und ganz ohne Druck entscheiden, ob ich mein Baby rund um die Uhr bei mir behalten oder es hie und da mal in die Obhut einer Säuglingsschwester geben wollte – ob es in einem Bettchen neben meinem Bett schlafen sollte oder angekuschelt an meinen warmen Körper. Beim Anlegen bekam ich konstruktive Hilfe. Ich konnte auch bestimmen, ob ich mein Kind selbst wickeln oder dies einer Schwester oder meinem Partner überlassen wollte. In dieser Klinik wurde vor allem meinem Wunsch, meiner Kleinen nichts beizufüttern, strikt entsprochen. Ich war von freundlichen Schwestern umgeben, die jederzeit mit Rat und Tat und vor allem mit gesundem Optimismus zur Stelle waren. Wenn mal leise Zweifel auftauchten, ermutigten sie mich: ›Ich habe noch keine Mutter gesehen, die nicht stillen konnte. Sie werden schon sehen …‹«

Warum Frauen stillen

Mütter entscheiden sich aus unterschiedlichen Gründen für das Stillen. Einige davon sind:

»Durch das Stillen bin ich zwar an mein Kind gebunden, nicht aber an meine Wohnung. In viel größerem Maße als bei Flaschenernährung fühle ich mich frei und beweglich. Stillen kann ich fast überall. Ich muss mich weder um abgekochtes Wasser noch um Fertignahrung noch um sterilisierte Fläschchen kümmern. Wenn wir irgendwo eingeladen sind, kann es auch ruhig mal später werden – ich habe ja immer die Nahrung dabei, in der richtigen Temperatur, Menge und zur rechten Zeit.«

»Mit dem Geld, das wir im letzten Halbjahr durch das Stillen gespart haben, machen wir im Sommer eine schöne Reise.«

»Ich empfand eine große Einheit zwischen mir und Mara, besonders als sie schon etwas älter war, mich beim Stillen groß und ernst ansah und mich dabei sanft streichelte. Es war ein gegenseitiges Geben und Nehmen.«

»Durch das Stillen ist zwischen mir und meinem Kind eine sehr intensive Liebesbeziehung entstanden.«

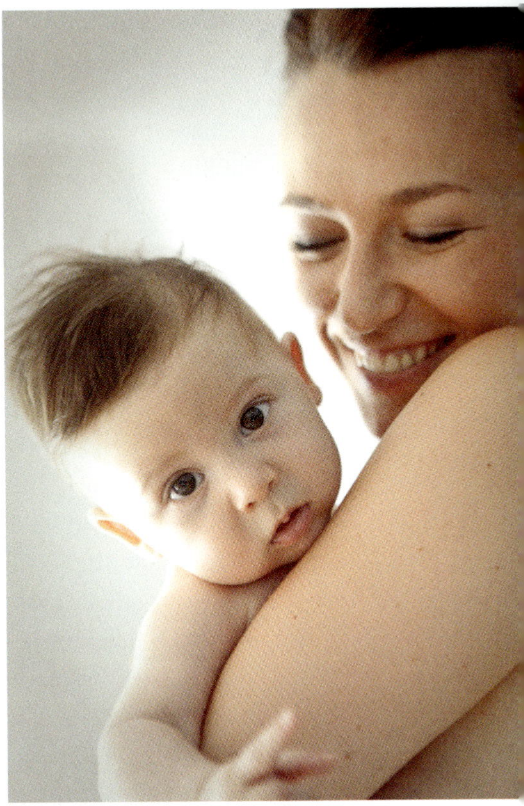

Frauen haben viele verschiedene Gründe, warum sie stillen möchten

Doch nicht nur praktische und emotionale Gründe spielen bei der Entscheidung für das Stillen eine Rolle. Vielen Frauen geht es insbesondere um die Gesundheit ihres Kindes.

Woraus besteht Muttermilch?

Überall hat die Natur es so eingerichtet, dass die Milch der Mutter die beste Nahrung für ihr Kind ist. Sie ist seinem Nährstoffbedarf, seinem Wachstum und seiner Abwehrlage ideal angepasst. Die Hersteller von Ersatzmilchnahrung verwenden dafür Kuhmilch, und zwar nicht, weil sie der Muttermilch vielleicht am ähnlichsten wäre, sondern weil Kuhmilch mit relativ wenig Aufwand in großen Mengen gewonnen werden kann. Kuhmilch enthält mehr Eiweiß und weniger Zucker (Laktose) als Muttermilch. Der Brennwert (Kalorien) ist in etwa gleich, doch der Gehalt an Vitaminen und Mineralien unterscheidet sich.

Muttermilch enthält eine Vielzahl von bekannten Bestandteilen, die Babys optimal nähren, schützen und wachsen lassen. Aber immer sind uns noch viele Komponenten unbekannt. Künstliche Kuhmilchnahrung – adaptierte Babynahrung – ist so weit wie möglich der Zusammensetzung der Muttermilch *angepasst*. Und doch sehen wir, dass sie im Vergleich zur Muttermilch ein nur unvollkommener Ersatz ist. Aus welchen Hauptkomponenten besteht Muttermilch, und welche Vorteile hat sie?

Wasser

Muttermilch besteht zu 88 Prozent aus Wasser: Alle ihre Bestandteile sind in Wasser gelöst. In der Muttermilch herrscht ein ideales, vor allem aber auch flexibles Verhältnis von Wasser zu gelösten Bestandteilen. Beispielsweise ist die Milch, die das Kind am Anfang einer Stillmahlzeit trinkt, eher dünn und durststillend, während die Milch gegen Ende cremiger wird und mehr sättigt. Ein voll gestilltes Kind deckt in der Regel selbst bei heißem Wetter seinen gesamten Flüssigkeitsbedarf aus der Muttermilch, vorausgesetzt, dass es nach Bedarf angelegt wird.

Eiweiß

Die Haupteiweiße in Milch sind *Kasein* und *Lactalbumin*. Kasein ist ein grobflockig gerinnendes Eiweiß (aus dem zum Beispiel Joghurt, Quark, Käse entstehen), während Lactalbumin ein sehr viel feineres Eiweiß ist (es schwimmt in der Molke vom Quark). Bei der Muttermilch beträgt das Verhältnis Kasein zu Lactalbumin 2:3, bei der Kuhmilch 12:3, d.h., Kuhmilch enthält also wesentlich mehr grobflockig ausfallendes Milcheiweiß als die Muttermilch. Kasein klumpt im Babymagen zusammen und ist sehr viel schwerer zu verdauen als das viel feinere Lactalbumin. Muttermilch-Kasein unterscheidet sich zudem physikalisch von Kuhmilch-Kasein. Zur Verringerung dieser Klumptendenz verdünnen und homogenisieren die Babynahrungshersteller die Kuhmilch und fügen Schleim hinzu. Und trotzdem neigen flaschengefütterte Babys eher zu Verdauungsproblemen. (Brustkinder haben selten Verstopfung, der Muttermilchstuhl ist sogar eher flüssig.) Offensichtlich können Neugeborene Kuhmilchprotein auch nur teilweise verarbeiten, der Rest wird in Form großer Stühle wieder ausgeschieden.

Das Muttermilcheiweiß wird vom Baby vollkommen aufgenommen. Die überwiegende Menge Lactalbumin in der Muttermilch macht diese leichter verdaulich, und entsprechend entleert sich der Magen des Babys schneller. Deshalb werden Brustkinder normalerweise schneller wieder hungrig als Flaschenkinder, anfangs etwa alle zwei bis drei Stunden, d.h., sie brauchen häufiger Mahlzeiten.

Fett

Etwa die Hälfte des Nährwertes der Muttermilch ist in ihrem Fettanteil enthalten. Fett ist besonders wichtig für die Aufnahme fettlöslicher Vitamine, den Aufbau der Zellmembranen und Nervenzellen sowie die Entwicklung der Augen des Neugeborenen. In der Qualität und biochemischen Zusammensetzung von Muttermilchfett und

Kuhmilchfett gibt es erhebliche Unterschiede. Muttermilchfett enthält wesentlich mehr der für Babys unentbehrlichen langkettigen ungesättigten Fettsäuren (LCP). Diese sind wichtig für das Wachstum des im ersten Lebensjahr ungeheuer schnell wachsenden Gehirns, die Reifung des Nervensystems sowie die Entwicklung der Intelligenz und Lernfähigkeit – mit Langzeitauswirkungen! Die LCPs spielen auch eine Rolle beim Schutz gegen Infektionen und Herzerkrankungen und helfen möglicherweise sogar, Krebs zu verhindern. Ein Enzym, die Lipase, trägt zu einer vorzüglichen Fettverdauung bei und hilft, dem Baby Energie daraus zur Verfügung zu stellen.

Kuhmilch enthält vor allem Butterfett, das ein Baby schlecht verwerten kann und das zum großen Teil mit dem Stuhl wieder ausgeschieden wird. Die Hersteller von Babynahrung versuchen, diese Mängel durch Zugabe von pflanzlichen Ölen auszugleichen, und haben nach jahrzehntelangen Forschungen eine der Muttermilch angenäherte LCP-haltige Fettsäure entwickelt, die nun in der Säuglingsernährung Verwendung findet. Doch die für den Menschen spezifische Fettsäurezusammensetzung der Muttermilch mit all ihren Vorteilen der Verdaulichkeit und Verwertbarkeit wird sich in ihrer Gesamtheit künstlich nicht herstellen lassen.

Der Anteil der Fettsäuren in der Muttermilch wird mit durch die Ernährung der Mutter beeinflusst. Der gesamte Fettgehalt der Muttermilch wird aber vor allem durch das Stillmanagement beeinflusst. Häufiges und langes Anlegen führt zu mehr Milchspendereflexen und zur Abgabe einer energiehaltigeren Milch im Vergleich zu seltenem und kurzem Anlegen.

Kohlehydrate

Milchzucker (*Laktose*) bildet den zweitwichtigsten Energielieferanten für das Kind. Muttermilch enthält bedeutend mehr Laktose als Kuhmilch. Dieser Unterschied kann von der Industrie durch Zugabe von Milchzucker ausgeglichen werden. Doch einige andere Kohlehydrate, die in der Muttermilch vorhanden sind – wie der Bifidusfaktor –, können in der künstlichen Nahrung nicht reproduziert werden.

Der Bifidusfaktor ist Voraussetzung für das Gedeihen des segensreichen Darmkeims *Lactobacillus bifidus*, der krankheitserregenden Bakterienstämmen – zum Beispiel bestimmten Koli-Arten, Streptokokken – im wahrsten Sinne das Milieu versauert. Kolostrum fördert das Wachstum des Bifidus.

Die milchsaure Bifidus-Flora des Brustkindes ist der beste Schutz gegen Säuglingsenteritis, eine Infektion des Magen-Darm-Traktes. Flaschenkinder, die eine alkalische oder neutrale Darmflora haben, wie sie durch Kuhmilch erreicht wird, sind eher gefährdet, Darminfektionen zu bekommen, weil die krankheitserregenden Keime in ihrem Darmmilieu gut gedeihen. Mittlerweile gibt es künstliche Säuglingsnahrungen, denen Prä- und Probiotika zugesetzt sind. Diese sollen dabei helfen, eine gesündere Darmflora des nicht gestillten Kindes aufzubauen. Allerdings ist dieser Effekt bisher wissenschaftlich nicht eindeutig belegt.

Mineralien

Kuhmilch enthält ein Vielfaches mehr an Kochsalz, Kalzium, Phosphor, Magnesium usw. als Muttermilch, die als Maßstab für den wahren Bedarf von Säuglingen gilt. In der künstlichen Babynahrung wird der Gehalt an Mineralien reduziert, er liegt jedoch häufig immer noch höher als bei der Muttermilch. Dort sind manche Mineralien zwar niedriger vertreten, werden aber vom Kind besonders gut aufgenommen.

Mineralien und Wasserhaushalt sind eng verbunden. Wer zum Beispiel salzig isst, wird durstig, d. h., er braucht Flüssigkeit, um das Salz zu verdünnen und wieder auszuschwemmen. Beim Erwachsenen lassen sich Verschiebungen dieses Gleichgewichts durch Durst, Trinken und Ausscheiden gut regulieren. Der Flüssigkeitshaushalt des Säuglings jedoch ist äußerst empfindlich, und es kommt rasch zu lebensbedrohlichen Zuständen, wenn dem Körper zu viel Flüssigkeit entzogen wird (zum Beispiel durch Durchfallerkrankungen) oder wenn das Baby im Verhältnis zum Salzgehalt der Mahlzeiten zu wenig Flüssigkeit erhält. Zu viel Kochsalz belastet außerdem die noch relativ unreifen kindlichen Nieren und begünstigt – wissenschaftlichen Untersuchungen zufolge – die Entstehung von Bluthochdruck im späteren Leben.

Muttermilch enthält zwar relativ wenig Eisen, dafür aber das Enzym Laktoferrin, das zusammen mit dem reichlich in der Muttermilch enthaltenen Vitamin C eine optimale Aufnahme des Eisens durch den kindlichen Magen ermöglicht. Ohne Laktoferrin, das in Kuhmilch fehlt, kann der kindliche Organismus nur einen Bruchteil des in der Nahrung vorhandenen Eisens resorbieren. Im ersten Lebenshalbjahr hat ein voll ausgetragenes Kind noch große Eisenreserven, die es von seiner Mutter und abhängig von ihrem Ernährungszustand während der Schwangerschaft mitbekommen hat, und so lange genügt die kleine Menge an Eisen, die es durch die Muttermilch erhält. Eine zu frühe Zufütterung von Beikost hingegen wirkt sich ungünstig auf die Eisenaufnahme aus.

Eisen in der Muttermilch

Zusätzliches Eisen in den ersten Monaten würde das Wachstum der krank machenden Kolibakterien begünstigen, die zu ihrem Gedeihen Eisen brauchen. Das Eisen in der Muttermilch wird durch das Laktoferrin gebunden und steht somit den Kolibakterien nicht zur Verfügung.

Vitamine

Vitamine (A, C, E) sind in der Muttermilch in zwei- bis fünffach höheren Mengen enthalten als in der Kuhmilch. Während der Schwangerschaft legen Mütter in ihrem Körper Vitamindepots an. Bei einer gesunden Mutter, die sich vollwertig ernährt (siehe Abschnitt »Ernährung der Mutter« im Kapitel 11), genügt dies, um den Vitaminbedarf ihres Babys während der Stillzeit zu decken. *Vitamin D* benötigt der Körper zur Aufnahme von Kalzium und Phosphor, beide wichtig für die Zahn- und Knochenbildung. Es wird in der Haut durch Sonnenbestrahlung gebildet. Da die Sonnenbestrahlungsmenge sehr unterschiedlich ausfällt, wird aktuell eine zusätzliche Vitamin-D-Gabe für alle Säuglinge empfohlen (jeden Tag 400 bis 500 Internationale Einheiten; I. E.; entspricht zehn bis 12,5 µg. So lautet die Empfehlung des Netzwerks »Gesund ins Leben«).

Vitamin K ist wichtig zur Aktivierung der Blutgerinnung. Ein Neugeborenes ist anfangs noch nicht in der Lage, selbst genügend Vitamin K zu bilden. Empfohlen wird die orale Verabreichung von dreimal zwei Milligramm Vitamin K als Tropfen. Dabei erfolgt die erste Gabe unmittelbar nach der Geburt im Rahmen der Vorsorgeuntersuchung U1. Am vierten bis siebten Lebenstag und in der dritten bis sechsten Lebenswoche, und zwar jeweils im Rahmen der Vorsorgeuntersuchungen U2 und U3, werden dem Säugling die beiden weiteren Gaben von je zwei Milligramm Vitamin K in den Mund geträufelt (so lautet die aktuelle Empfehlung der DGKJ).

> Eine stillende Frau, die sich vegan (d. h. ohne Fleisch, Fisch, Eier oder Milchprodukte) ernährt, muss zusätzlich Vitamin B12 zu sich nehmen, um Schäden (zum Beispiel Störung des Eiweißstoffwechsels) bei ihrem Baby zu verhindern.

Abwehrstoffe

Im Mutterleib erhält ein Baby von seiner Mutter Abwehrstoffe gegen diejenigen Keime und Krankheitserreger, mit denen sich ihr Organismus schon auseinander gesetzt hat. Dies sind u. a. Immunglobuline, bestimmte Eiweißkörper. Die Zeit unmittelbar nach der Geburt ist eine kritische Phase für das Kind: Die Immunstoffe aus dem Mutterleib werden langsam abgebaut, und es ist selbst noch nicht in der Lage, eigene Immunkörper zu bilden. Erst im Laufe des ersten Lebensjahres reift das Abwehrsystem des Kindes aus. Das Stillen ist zur Überbrückung der kritischen Phase ideal.

Man bedenke, dass das Kind im Uterus in einer sterilen Umgebung wächst und sich während und nach der Geburt schlagartig mit unzähligen fremden Keimen auseinandersetzen muss. Entsprechend enthält die Muttermilch der ersten Tage – das Kolostrum, die Vormilch – eine besonders hohe Konzentration an Immunglobulinen (vor allem IgA). Diese mütterlichen Abwehrstoffe wirken keimtötend und schützen das Neugeborene besonders vor den Hauskeimen der direkten Umgebung. Wenn das Baby als erste Nahrung Muttermilch erhält, breiten sich beim ersten Stillen die Immunglobuline auf der Schleimhaut seines Magen-Darm-Traktes wie auch auf den Schleimhäuten der Luft- und Harnwege aus und bilden dort eine Schranke gegen das Ausbreiten von Bakterien und Keimen. Auch die für den Magen-Darm-Trakt des Babys und den Schutz all unserer Körperzellen so wichtigen Prostaglandine – die Basis unseres Immunsystems –, welche in der Muttermilch hundertmal höher sind als im Plasma von Erwachsenen, sind in der Kuhmilchersatznahrung nicht zu finden. Die Abwehrstoffe in der Muttermilch (zu denen noch andere Eiweiße, Enzyme und zum Teil auch Zellen gehören) sind durch keine künstliche Nahrung zu ersetzen.

Wenn man Muttermilch erhitzt, verlieren darin enthaltene Antikörper einen Teil ihrer Wirkung – bis zu 58° mäßig und darüber merklich. Mikrowellen schädigen einige Schutzfaktoren, verringern den Vitamin-C-Gehalt und können darüber hinaus durch punktuell übererhitzte Stellen den Mund des Babys verbrennen.

Da die Immunglobuline in den ersten Stilltagen am höchsten konzentriert sind (Kolostrum enthält am ersten Tag 50 bis 20 mg/ml IgA, ab dem zweiten Tag geht der Spiegel auf 1 mg/ml zurück), lohnt es sich allein schon deswegen, zumindest eine kurze Zeit zu stillen. Frauen, die nicht stillen können oder möchten, können auch etwas Kolostrum abpumpen und dem Baby füttern. Längere Stillzeiten bringen erwiesenermaßen weitere Vorteile für das Kind. Eine Untersuchung zeigte, dass Kinder, die ein halbes Jahr voll gestillt wurden, später nur halb so häufig krank wurden als Kinder, die weniger als zwei Monate gestillt wurden. Andere Untersuchungen haben gezeigt, dass Stillen vor einer Vielzahl von Erkrankungen schützt – von Infekten der oberen Luftwege bis hin zu Erkrankungen des Magen-Darm-Traktes.

Schutz gegen Allergien

Bei der Verhütung von Allergien kommt der Muttermilch eine wichtige Bedeutung zu. Allergien haben in den letzten Jahren erheblich zugenommen und sind zu einem bedeutenden medizinischen und zum Teil auch sozialen Problem unserer Epoche geworden. Sie sind auch eine Belastung für unser Gesundheitssystem – allein in Deutschland leiden zirka 30 Prozent der Bevölkerung daran. In einer Zeit, in der wir uns mehr und mehr von der Natur und natürlichen Lebensbedingungen entfernen, treten allergische Reaktionen immer häufiger auf.

Allergien – eine Überreaktion des Immunsystems auf an sich harmlose Fremdstoffe – sind vererblich. Wenn ein Elternteil oder ein Geschwisterkind eine Allergie hat (oder gar beide) – Heuschnupfen, Nahrungsmittel- oder Medikamenten-, Staub- oder Katzenhaarallergie –, besteht beim Kind ebenfalls eine entsprechende Neigung. Hautekzeme, Quaddeln, Anschwellen von Lippen, Zunge und Hals, Bauchschmerzen, Koliken, Erbrechen, Durchfall, asthmatische Beschwerden, Schnupfen, aber auch nervöse Störungen wie Unruhe oder Reizbarkeit sowie Weinen, Schwächeanfälle, Blässe oder Lethargie können Ausdruck von Allergien sein.

Bei vielen Säuglingen wird die Allergie durch Kuhmilcheiweiße, besonders durch das Beta-Lactoglobulin ausgelöst. Laut einer Untersuchung waren allergische Ekzeme bei kuhmilchgefütterten Kindern siebenmal häufiger als bei Brustkindern. Bei der Hälfte der Babys taucht die allergische Reaktion nach dem Trinken von aus Kuhmilch adaptierter Säuglingsnahrung schon im ersten Lebensmonat auf, bei anderen entwickelt sich die Allergie erst im Laufe des ersten Lebenshalbjahres. Es kann sich dabei um eine Sensibilität gegenüber mehreren Produkten handeln, die bei Häufung als allergische Reaktion zum Ausbruch kommt.

Zur Verhütung von Allergien sollten Kinder aus Allergikerfamilien auf jeden Fall Kolostrum als Erstnahrung erhalten, um die Schleimhaut des in den ersten Lebensmonaten unreifen Magen-Darm-Traktes zu »versiegeln« und damit vor dem Eindringen artfremder

Eiweißmoleküle zu schützen. *Bei Allergieanfälligkeit sollte möglichst während des ersten Lebenshalbjahres selbst eine einzige Flasche künstlicher Kuhmilchnahrung vermieden werden.* Die Mutter sollte in der Schwangerschaft aber nur auf Lebensmittel verzichten, auf die sie selbst allergisch reagiert.

Allergene Nährstoffe

Weizen, Eier, manche Fischarten (zum Beispiel Thunfisch, Rotbarsch, Heilbutt), Hühnerfleisch, Soja, Reis, Hafer, Tomaten, Zitrusfrüchte, Nüsse, Zucker, Zusatzvitamine, Konservierungs- und Farbstoffe, vor allem aber Kuhmilch rufen oft allergische Reaktionen hervor.

Manche Neugeborene sind so sensibel, dass sie selbst auf bestimmte Eiweiße, die die *Mutter* in ihrer Ernährung aufgenommen hat, allergisch reagieren. Koliken bei voll gestillten Kindern können u. a. von daher rühren (siehe Abschnitt »Dein Baby weint« im Kapitel 13). Wenn du eine Intoleranz deines Kindes gegenüber einem Nahrungsmittel vermutest, wäre es gut, eine Woche lang ein Journal zu führen, um dir bewusst zu machen, was du zu dir nimmst. Versuche herauszufinden, welches Nahrungsmittel dein Baby möglicherweise nicht verträgt, indem du probeweise nacheinander auf einzelne Lebensmittel verzichtest. Bessern sich die Symptome bei deinem Kind innerhalb von drei bis fünf Tagen, so war die Vermutung richtig. Zeigt es sich, dass du mehrere wichtige Lebensmittel weglassen musst, ziehst du besser eine Ernährungsberaterin zu Rate.

Auf jeden Fall setze nicht die Muttermilch ab! Wenn dein Kind schon auf eine gefilterte Form artfremder Eiweiße empfindlich reagiert, wie viel stärker wird dann seine allergische Reaktion auf direktes Fremdeiweiß (zum Beispiel Kuhmilch) sein! Allergiegefährdete nicht gestillte Säuglinge sollten bis zum Beginn der Beikosteinführung eine hypoallergene (HA) Säuglingsanfangsnahrung erhalten. Bei einer Galaktosämie (siehe Kapitel »Wann ist es besser, nicht zu stillen?«), bei der es sich aber nicht um eine allergische, sondern um eine erblich bedingte Stoffwechselstörung handelt, muss auf Muttermilch verzichtet werden.

Kolostrum und reife Muttermilch

Für die noch unreifen Nieren eines Neugeborenen würden große Mengen von Flüssigkeit eine erhebliche Stoffwechselbelastung darstellen. Die perfekte Antwort der Natur darauf ist das *Kolostrum*. Die goldgelb-cremige Flüssigkeit, die dem Neugeborenen in den ersten Lebenstagen aus der Brust zur Verfügung steht, ist ein derart hoch konzentriertes Nahrungsmittel, dass der Nahrungsbedarf des Kindes bereits durch kleinste Mengen – in den ersten drei Tagen zwischen zwei und 20 Milliliter Kolostrum pro Mahlzeit – abgedeckt wird. Die Tagesmenge hängt von der Anzahl der Mahlzeiten ab und kann bis zu 100 Milliliter in den ersten 24 Stunden betragen. Ist das nicht faszinierend?!

Kolostrum ist besonders eiweißreich und enthält viele Vitamine (A, E, K, B12) sowie Mineralien – oft in höherem Maße als die reife Milch. Kolostrum wird auch Vormilch genannt oder Neugeborenenmilch. Aufgrund seines geringen Fett- und Zuckergehalts ist Kolostrum für das Neugeborene leichter verdaulich. Durch seinen hohen Gehalt an Immunglobulinen und anderen Schutzstoffen wird Kolostrum sowohl zur »naturgemäßen Nahrung als auch Arznei« (WHO).

> Kolostrum ist die Essenz der Immunstoffe, der Wachstums- und Heilungsstoffe.

Mit der Zeit ändert sich die Zusammensetzung der Vormilch, und sie geht in reife, kalorienreiche Muttermilch über. Wie schnell das geschieht, hängt vor allem davon ab, wann und wie oft ein Kind in den ersten Tagen angelegt wird. Unter günstigen Stillbedingungen bildet die Brust oft schon nach 24 bis 48 Stunden die erste Übergangsmilch – bei ungünstigeren Stillbedingungen vielleicht auch erst nach fünf Tagen. Muttermilch wird erst nach circa zwölf Tagen als »reife Muttermilch« bezeichnet, davor nennt man die Milch transitorische Muttermilch oder Übergangsmilch.

Reife Muttermilch enthält mehr Fett und Kohlehydrate, dafür aber weniger Eiweiß als Kolostrum. Obwohl ihre wässrig-bläuliche Konsistenz Gegenteiliges vermuten lässt, enthält die reife Milch mehr Kalorien als die Neugeborenenmilch. Innerhalb einer Brustmahlzeit nimmt der Fett- und Kaloriengehalt der Milch gewöhnlich zu, sodass die Milch am Ende einer Stillmahlzeit am nahrhaftesten ist und auch cremiger aussieht (siehe Abschnitt »Wie der Körper Milch hergibt« im Kapitel 2). Der Eiweißgehalt der Milch nimmt im Laufe der Stillzeit allmählich ab, bis nach etwa sechs Monaten Babys zusätzliches Eiweiß in Form von fester Nahrung benötigen.

Mit etwa sechs Monaten brauchen Babys zusätzliche Nährstoffe in Form von fester Nahrung – manche sogar erst ein wenig später, sofern ihr Wachstum befriedigend ist.

Alles Gesagte mag nun sehr überzeugend und wissenschaftlich abgesichert klingen, und trotzdem sieht man, dass in unseren Breiten die meisten Flaschenkinder gedeihen, ohne dass es zu Wachstumsstörungen, Mangelerscheinungen oder gefährlichen Erkrankungen kommt. Das ist zum Glück richtig. Dennoch sind die beschriebenen Unterschiede zwischen Muttermilch und Kuhmilch nicht nur von akademischem Interesse: Das zeigt sich insbesondere bei frühgeborenen oder kranken Säuglingen, deren Verdauungs- und Abwehrsystem viel empfindlicher ist als das eines robusten Siebenpfünders. Für sie ist Muttermilch manchmal lebensrettend.

Der Vergleich zwischen Muttermilch und adaptierter Babynahrung soll eine Frau vor allem in dem Wissen bestärken, dass *ihre Milch in jeder Hinsicht am besten für ihr Kind ist.* Übrigens: Was würde sich wohl das Baby aussuchen, wenn es selbst wählen könnte?

Weitere Vorteile des Stillens für das Baby

Nicht nur aufgrund der nahezu vollkommenen Zusammensetzung der Muttermilch ist das Stillen ideal für ein Baby, das Stillen beeinflusst auch seine Entwicklung in hervorragender Weise. Ständig werden neue Vorzüge entdeckt. Vieles beginnen die Wissenschaftler gerade erst zu verstehen.

- Studien haben gezeigt, dass gestillte Kinder im späteren Leben *seltener übergewichtig* sind bzw. an *Fettsucht* leiden. Einer bayrischen Studie mit fast 10 000 Schulanfängern zufolge kam Fettsucht – ein Risikofaktor für spätere Herz-Kreislauf-Erkrankungen – bei Kindern, die ein halbes Jahr lang gestillt worden waren, nur halb so häufig vor als bei Kindern, die mit Flaschennahrung ernährt worden waren. Bei Kindern, die länger als ein Jahr gestillt worden waren, war es sogar fünfmal weniger. Muttermilch scheint den Stoffwechsel günstig zu programmieren. Stillkinder trinken auch nur so viel und so oft, wie sie hungrig sind, und lassen sich nicht zu einer Mahlzeit animieren, wie das mit einem formstabilen Flaschensau-

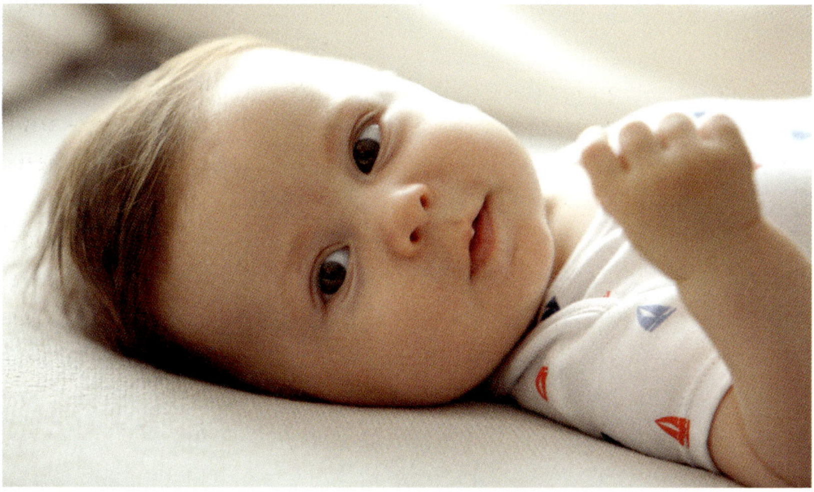

Stillen ist die ideale Unterstützung für die Entwicklung des Babys

ger, den sie kaum abwehren können, eher möglich ist. Beim Stillen finden Babys ihren eigenen Rhythmus und entwickeln eine gesunde Beziehung zum Essen. Auch kommt es nicht zu unerwünschten Geschmacksprogrammierungen auf Industrienahrung.

- Stillen scheint *niedrigere Cholesterinspiegel* im späteren Leben zu begünstigen und so Herzkranzgefäß- und Arterienerkrankungen vorzubeugen.
- *Herzfrequenz, Atmung und Temperatur* bleiben beim Stillen *gleichmäßiger* als beim Trinken aus der Flasche – das Stillen ist weniger anstrengend.
- Kanadischen und finnischen Untersuchungen zufolge scheinen anfänglich ausschließlich gestillte Kinder *nur halb so häufig zuckerkrank* (Diabetes mellitus) zu werden als mit Kuhmilch ernährte.
- Eine Untersuchung bei drei Monate alten Kindern in einem Jodmangelgebiet hat gezeigt, dass die *Schilddrüse*, die für den Stoffwechsel aller Zellen, für Wachstum und Reifung des Körpers sowie für die Entwicklung und Ausreifung des Gehirns sehr wichtig ist, bei voll gestillten Kindern sogar *besser entwickelt* war als bei Flaschenkindern, die einen Jodzusatz bekamen.
- Auch auf die *Thymusdrüse*, wichtig für den Aufbau des Immunsystems und die Stärkung der Psyche, hat das Stillen eine positive Auswirkung.
- Das Auftreten oder die Schwere von *Durchfallerkrankungen, Mittelohrentzündung, Atemwegserkrankungen, Lungenentzündung, Harnwegsinfekten, Colitis und vielen anderen entzündlichen Erkrankungen* wird durch volles Stillen wesentlich reduziert.
- *Multiple Sklerose* ist seltener, wo häufig gestillt wird. Dies ist möglicherweise durch die günstige Auswirkung der ungesättigten Fettsäuren in der Muttermilch beim Aufbau des Nervenfasernsystems am Lebensanfang zu erklären.
- Ein halbes Jahr lang voll gestillte Kinder waren einer englischen Untersuchung zufolge in Kindheit und früher Jugend *besser geschützt vor einer Krebserkrankung* als mit Ersatznahrung gefütterte.
- Unter den zwei bis drei Kindern pro Tausend, die in den ersten

Lebensmonaten am *Plötzlichen Kindstod* sterben, sind kaum voll gestillte Kinder. Bauchlage, Virus- oder bakterielle Infekte, passives Rauchen, Überwärmung sowie Atemprobleme werden mit dem sogenannten Krippentod in Verbindung gebracht. Atemprobleme können durch Einatmen giftiger Gase entstehen bei geringer oder fehlender Luftbewegung um das Baby herum – vor allem, wenn es allein im Zimmer schläft. Die Bauchlage wird nicht mehr empfohlen, da sie dies begünstigen kann (allerdings sollten wache Kinder ausreichend Gelegenheit zur Bauchlage bekommen). Das Ärztemagazin *Selecta* behauptete, dass auch mangelnder Hautkontakt oder Trennung von Mutter und Kind entsprechenden Einfluss haben kann. Experimente mit der Middendorf-Atemarbeit (siehe Abschnitt »Den Atem harmonisieren« im Kapitel 3) erhärten diese Vermutung. Wir haben herausgefunden, dass die körperliche Nähe eines Menschen eine stimulierende und harmonisierende Auswirkung auf Tiefe und Rhythmus des Atems hat. Stillen wirkt positiv in all diese Bereiche hinein.

- Eine in England durchgeführte Studie mit durch Muttermilch per Sonde ernährten Frühgeborenen zeigte, dass die mit Muttermilch ernährten Kinder später *höhere IQ-Werte* aufwiesen – aufgrund zahlreicher Faktoren, die die Entwicklung des Nervensystems, Hirnwachstum und Hirnreifung begünstigen.
- Gestillte Kinder im Alter von sechs Monaten *sehen besser* als flaschengefütterte, da die Fettsäuren in der Muttermilch die Entwicklung der Netzhaut begünstigen.
- Gemäß einer amerikanischen Untersuchung verlief die *Gaumen-, Gebiss- und Gesichtslinienentwicklung* harmonischer und ästhetischer bei länger als drei Monate gestillten Kindern im Gegensatz zu jenen, die weniger als drei Monate oder gar nicht gestillt wurden. Beim Brusttrinken ist die Kieferbewegung eine ganz andere, und die Zunge spielt dabei eine viel größere Rolle (was übrigens eine regulierende Auswirkung auf die Atmung und somit den Körpertonus hat, mit Langzeitauswirkungen). Dass heutzutage so viele Kinder Kieferspangen zur Regulierung ihres Gebisses tragen

müssen, ist sicherlich zum Teil auch auf die Flaschenernährung zurückzuführen.

- Stillen ist eine gute *Vorbeugung gegen Karies*. Bei Flaschenkindern wird stark gesüßte Nahrung mit der Zunge gegen die vorhandenen Vorderzähne gepresst, und im Laufe der Zeit bilden sich Bakterien, die die Zähne zerstören können. Durch Kuhmilch entsteht im Mund (ebenso wie im Darm) eine andere Flora, die Karies unterstützt.
- Stillen kann der späteren Entwicklung von *Süchten* (zum Beispiel Ess-, Nikotin-, Alkoholsucht) vorbeugen, die oft eine Ersatzbefriedigung für erlebten Mangel darstellen.

Auch für die Mutter ist Stillen gesund

»Als ich meinen Sohn zum ersten Mal an die Brust legte, hatte ich das Gefühl, noch mitten in der Geburt zu stecken. Meine Gebärmutter zog sich derart stark zusammen, dass ich dies nur durch Atmen ohne weitere innere Verkrampfung bewältigen konnte.«

Wie bei der Geburt wird auch beim Stillen das wehenfördernde Hormon Oxytozin ausgeschüttet, das nach der Entbindung die *Kontraktion und Rückbildung* der Gebärmutter unterstützt. Frühes und regelmäßiges Anlegen ist die beste und natürlichste Prophylaxe gegen Blutungen in der Nachgeburtsperiode und Infektionen im Wochenbett. Durch das Stillen und die ausbleibende Periode verliert die Mutter weniger Blut. Das Oxytozin erleichtert auch das Eingehen von Bindung gegenüber dem Baby (wie auch dem Partner). Das beim Stillen ebenfalls ausgeschüttete Hormon Prolaktin hat einen stimulierenden Effekt auf das mütterliche Immunsystem.

Auch weit über die Geburt hinaus scheint das Stillen gesundheitliche Vorteile für die Frau zu haben. Es gibt inzwischen Untersuchungen, aus denen hervorgeht, dass Mütter, die oft und lange Zeit gestillt haben, weniger gefährdet sind, später einmal *Brustkrebs oder Gebär-*

mutter- bzw. Eierstockkrebs zu bekommen, als Frauen, die kinderlos sind bzw. ihre Kinder nicht gestillt haben. Das Risiko, während der Wechseljahre *Osteoporose* zu bekommen, ist bei Frauen, die gestillt haben, erheblich reduziert.

Wann ist es besser, nicht zu stillen?

In der Vergangenheit wurden Rh-Unverträglichkeit, Neugeborenengelbsucht, Kaiserschnitt, Kiefer-, Lippen-, Gaumenspalten, Hohlwarzen und sogar Brustentzündungen als wesentlicher Grund angesehen, nicht zu stillen.

Heute weiß man, dass in diesen Fällen trotzdem gestillt werden kann, und mit Einschränkung sogar bei Hepatitis B. Selbst kleine Frühgeborene, die man in der Vergangenheit für unfähig hielt, an der Brust zu trinken, sind dazu in der Lage. Für sie ist die Muttermilch noch wichtiger als für reife Kinder.

Ganz selten kommt es vor, dass Babys aufgrund von Galaktosämie – einer Laktoseunverträglichkeit aufgrund einer erblichen Störung des Stoffwechsels – mit einem Milchsubstitut gefüttert werden müssen. Darüber hinaus gibt es Situationen, in denen seitens der Mutter das Stillen nicht angezeigt ist:

- die Notwendigkeit zur regelmäßigen Einnahme bestimmter, für das Kind absolut kontraindizierter Medikamente (Immunsuppressiva, Chemotherapie);
- HIV-Infektion (Gabe von pasteurisierte Muttermilch möglich; in den Industriestaaten wird das Stillen bei HIV nicht empfohlen) und HTLV-1-Infektion;
- Psychische oder andere schwere Erkrankungen, die eine Mutter so sehr verwirren oder schwächen, dass sie nicht mit dem Kind umgehen kann;
- gegenwärtiger Drogenkonsum oder Drogentherapie (bei alleiniger Methadonsubstitution ist Stillen möglich).

Sosehr auch alle medizinischen und psychologischen Gründe für das Stillen sprechen – manchmal gibt es Umstände, die Frauen besser mit ihrem Kind umgehen lassen, wenn sie nicht stillen.

Keine Frau muss stillen. Wenn wir meinen, stillen zu müssen, aus Angst, sonst keine ideale Mutter zu sein, setzen wir uns innerlich unter Druck und Zwang. Dies bringt Verkrampfung und Anspannung in die Beziehung zu unserem Kind, und das belastet das Stillen sehr. Kinder haben äußerst feine Antennen für das, was in ihrer Mutter vorgeht; sie spüren ihren Widerwillen und reagieren entsprechend mit Unlust, manchmal sogar mit Streik.

Vielleicht hast du dich trotz zwiespältiger Gefühle entschlossen, es mit dem Stillen zu versuchen. Dann jedoch können Schwierigkeiten und innere Widerstände auftauchen.

In diesem Fall kannst du dich einmal fragen:

- Welche Botschaften habe ich bezüglich des Stillens bekommen?
- Wie sehr bin ich beeinflusst von wichtigen Menschen in meiner Umgebung, die mir das Stillen ausreden oder es ins Lächerliche ziehen wollen?
- Bin ich hin und her gerissen zwischen meinem Kind und meinem Partner, der offen oder auch subtil eifersüchtig auf das Baby ist?
- Ist es die Nähe mit meinem Baby beim Stillen, die in mir gemischte Gefühle auslöst?
- Fällt es mir schwer, mich meinem Baby hinzugeben – als Nahrungsquelle, zum Trost?
- Fürchte ich, das Baby könnte mir dabei etwas wegnehmen, mich aussaugen?

  Oder:
- Tut mir die Brust so weh, dass ich mich beim Stillen verkrampfe und dies meine Beziehung zu meinem Kind zu sehr und zu lange belastet?
- Hat sich mein Kind an eine Flasche gewöhnt und findet es jetzt leichter, aus der Flasche zu trinken als von meiner Brust, und wehrt es meine Bemühungen, es zu stillen, zornig ab? Wenn ja, ist dadurch mein Selbstvertrauen gefährlich ins Wanken gekommen?

Du magst ein paar »technische« Schwierigkeiten haben. Oder vielleicht sind es vorwiegend emotionale Probleme, aus denen dann technische Probleme erwachsen. Meist kommt beides zusammen. Du kannst versuchen, die Schwierigkeiten zu überwinden – zum Beispiel durch Kontakt zu einer Stillgruppe, einer Selbsthilfegruppe oder – wenn du das Gefühl hast, dass die Probleme tiefer verwurzelt sind – durch ein Gespräch mit einer Therapeutin. Auch dieses und andere Bücher (siehe Anhang) mögen dir eine praktische Hilfe sein.

Um zu einer Antwort zu kommen, was für dich möglich und stimmig ist, spür in dich hinein. Vielleicht ist es hilfreich, wenn du dir einen besonderen Platz einrichtest, an dem du ungestört in dich hineinlauschen kannst. Schau dir mit klarem Verstand und mutigem, aufrichtigem Herzen deine Stärken an, und auch deine Grenzen und Verletzlichkeiten. Vielleicht magst du dir vorstellen, dass du dich über die Situation erhebst und dich in deinem Umfeld, in deiner Wirklichkeit wie von oben sehen kannst. Wie sieht dies alles aus der Distanz aus? Was braucht es? Siehst du Lösungen, und wenn ja, wie sehen sie aus?

Wenn es dir nicht gelingt, das Problem zu lösen, und wenn die äußeren oder inneren Umstände zu schwierig sind, mag es besser sein, dein Kind liebevoll mit der Flasche zu füttern und somit Ruhe und inneren Frieden zu erlangen, als halbherzig oder gequält die Brust zu geben. Verlange nicht etwas von dir, was dich – und auch dein Kind – hoffnungslos überfordert.

»Seitdem ich nicht mehr stille, kann ich zum ersten Mal eine wirklich angstfreie, liebevolle Beziehung zu meinem Kind aufnehmen.«

Triff dann eine klare und bewusste Entscheidung und stehe dazu. Versuche, dich von zu hohen Ansprüchen und Schuldgefühlen, die jeweils nur neue Probleme schaffen, freizumachen. Ja, Stillen ist wichtig – noch wichtiger aber ist die Qualität deiner Beziehung zu deinem Kind und seiner Beziehung zu dir.

Körperkontakt und Stillen

»Mir läuft jetzt noch ein Schauer über den Rücken, wenn ich an meine Stillzeit zurückdenke – die Berührung des kleinen weichen Mundes, die meinen ganzen Körper mit Wärme und Liebe erfüllte und schöne, lustvolle Gefühle auslöste. Diese Genugtuung, mein Kind gedeihen zu sehen und zu wissen, dass mein Körper ihm alles gibt, was es zu seinem Wachstum braucht.«

Die körperliche Intimität des Stillens lässt Schranken, die fast immer zwischen Menschen bestehen, verschwinden und bringt dich und dein Baby einander unendlich näher. Allmählich lernt ihr euch beide kennen, und mit der zunehmenden Harmonie wächst auch die beiderseitige Freude am Stillen. Du und dein Kind, ihr braucht einander körperlich und seelisch. So wie dein Baby auf deine Nahrung angewiesen ist, brauchst du dein Baby, um deine Brust zu leeren, damit diese nicht zu voll wird und schmerzt. Du bist über deinen Körper und über deinen Hormonhaushalt mit deinem Kind verbunden. Stillen ist ein leiser Dialog zwischen euch beiden, eine relativ gleichwertige Partnerschaft zwischen sonst so ungleichen Partnern.

> Wenn wir es zulassen können, dass sich all unsere Sinne durch den intimen Kontakt mit unserem Kind öffnen, werden wir Freude daran finden, ihm in solcher Nähe zu begegnen.

Schon in den ersten Lebenswochen schauen Babys beim Stillen ihren Müttern unverwandt in die Augen. Dies ist ein wichtiger Teil ihrer »Sprache« und hilft den Müttern, zum Kind einen innigen Kontakt herzustellen. Wenn wir unsere Babys betrachten, stellen wir fest, dass sie zu einem intensiveren Blickkontakt fähig sind als mancher Erwachsene. Uns ihrem Blick zu öffnen, kann für einen verschlossenen Menschen sogar zu einer Herausforderung werden. Es ist das Geschenk unserer Kinder an uns, dass wir mit ihnen die Welt

Körperliche Nähe ist ein biologisches Grundbedürfnis von uns Menschen

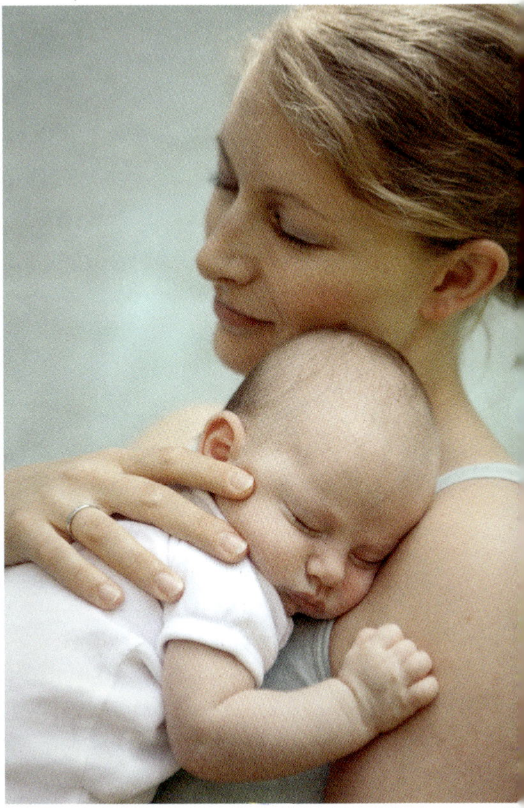

wieder frisch und neu wahrnehmen können und mit ihnen menschliche Begegnung neu erfahren.

Neugeborene und kleine Kinder brauchen unsere körperliche Nähe, unsere Zärtlichkeit, unsere achtsame Berührung. Wir können mit unseren Händen zu ihnen »sprechen«, noch lange bevor sie unsere Worte verstehen. Das soll nicht nur sanftes Tätscheln sein, sondern Kinder müssen über unsere Hände sicher und unerschütterlich erfahren, dass sie gehalten, getragen, geborgen sind.

In unserer Kultur ist Körperkontakt mehr tabuisiert als in den meisten anderen Teilen der Welt. Berührung und Nähe lösen bei manchen Menschen große Angst aus. Dabei ist es für uns alle – Kinder wie Erwachsene – ein biologisches Grundbedürfnis, anderen auch körperlich nah zu sein und berührt zu werden, wenn wir nicht seelisch verkümmern wollen. Liebevolle, gesunde Berührung kann uns beleben, unseren Atem harmonisieren, innere Blockaden auflösen und unser körperlich-geistig-seelisches Gleichgewicht erhalten oder herstellen. Je mehr wir über Berührung erfahren, desto deutlicher wird uns ihre Bedeutung für unsere gesunde Entwicklung. Hautkontakt wirkt sich förderlich auf den Hormonspiegel aus, und selbst die Widerstandsfähigkeit gegenüber Infektionen und anderen Krankheiten – und zwar weit über das Babyalter hinaus – scheint durch frühe kindliche Hautstimulierung positiv beeinflusst zu werden.

Stillen ist zweifellos eine sinnliche Erfahrung, und die gegenseitige Hingabe dabei ist von der Natur erwünscht. Für Kinder ist sie Grundlage für gesunde spätere Liebesbeziehungen und die Hingabe an das Leben überhaupt.

Dass menschlicher Kontakt lebensnotwendig ist, zeigte vor 750 Jahren in tragischer Weise ein Experiment Kaiser Friedrichs II. Er wollte herausfinden, welche Sprache die Menschen sprechen, wenn ihnen keine Sprache beigebracht wird. Einige Babys durften nur gefüttert und gewaschen werden, jeglicher sonstiger Kontakt seitens der Ammen war verboten. Alle Kinder starben.

Auch René Spitz stellte bei seinen Beobachtungen an Waisenkindern die Auswirkungen mangelnden sozialen Kontaktes fest: Diese Kinder waren in der Regel viel schwächer und wurden von banalen Kinderkrankheiten dahingerafft. Diejenigen, die gut gediehen, hatten etwas Anziehendes, das die Pflegeschwestern dazu bewegte, sich häufiger mit ihnen zu beschäftigen.

Aus der Einsicht heraus, dass sozialer und körperlicher Kontakt zu unserer allgemeinen Gesundheit und unserem Wohlbefinden beitragen, werden in fortschrittlichen Kliniken Babys, die längere Zeit dort verbringen müssen, von den Krankenschwestern beim Verrichten ihrer Dienste körpernah in einem Tragetuch umhergetragen – wenn nicht gerade die Eltern sich nach der Känguru-Methode mit ausgedehntem Körper- und Hautkontakt ihrem Kind zuwenden. Frühgeborene, gestillte Babys, die getragen und gehalten werden, können meistens viel früher nach Hause entlassen werden.

Beim Stillen entsteht intensiver Körperkontakt auf selbstverständliche und natürliche Weise. Das Kind spürt deine Haut, nimmt deinen Geruch auf, patscht auf deine Brust – übrigens auch ein angenehmes Gefühl für dich. Dein Herzschlag, der deinem Baby aus der Schwangerschaft wohl vertraut ist, wirkt beruhigend. Viele Mütter bemerken recht bald, dass das Kind »auf ihrer linken Seite besser gedeiht«, und halten es daher mit Vorliebe auf der Seite ihres Herzens. Es kommt sogar vor, dass Babys beim Stillen die rechte Seite verschmähen.

Das erste Lebensjahr ist wie eine Verlängerung der Schwangerschaft, eine Übergangszeit für dein Kind, das – nachdem es die Wärme und Geborgenheit des Mutterleibes verlassen hat – durch das Stillen noch eine Weile mit dir verbunden bleiben kann, um sich dann in seinem eigenen Tempo zu lösen.

Angst, zu verwöhnen

Die landläufige Meinung zur Kindererziehung war lange Zeit, dass ein Kind frühzeitig zu lernen habe, wie hart das Leben ist. Mütter sollten nicht auf jeden Muckser ihres Babys reagieren, um es ja nicht zu verwöhnen. Nach der Geburt einen Klaps auf den Po, auf den Neugeborenen-Stationen stundenlang schreiende Babys – bis weit in die 1980er-Jahre war das allerorts gang und gäbe. Häufig hören es junge Eltern noch von den Großeltern: »Lass das Kind ruhig weinen! Wenn du es jedes Mal hochnimmst, gewöhnt es sich nur daran, dich herumzukommandieren …«

Diese Haltung wirkt in vielen von uns noch nach, denn wir sind selbst als Kinder so behandelt worden. Auch wenn in den letzten Jahren die Pädagogik glücklicherweise ein anderes Bild von einer gelungenen Beziehung zwischen Eltern und Kindern aufzeigt, in der sich ein Kind sicher sein kann, dass seine natürlichen Bedürfnisse gestillt werden. Mag sein, dass auch wir selbst einen Mangel an Zuwendung erfahren haben und »trotzdem« einigermaßen normale, liebesfähige Menschen geworden sind. Aber vielleicht kann sich auch noch manch einer an die Schmerzen erinnern, die zu viel Alleinsein und Frustration in der Kindheit verursachten. Oder er weiß noch um das tiefe Glück, das ihm damals die Nähe der Mutter, ihr Trost und ihre Wärme bedeuteten.

Man kann ein Baby nicht mit zu viel Liebe verwöhnen. Echte Liebe, großzügig und gern geschenkt, gibt einem Kind Sicherheit und Vertrauen in die Welt, in die es hineinwächst, so dass es später schneller selbstständig wird und leichter lernt, selbst zu lieben, Rücksicht zu nehmen und zu geben. Es lernt an unserem Beispiel. Viele Eltern können inzwischen bestätigen, dass sich der manchmal hohe Einsatz in den ersten Lebensjahren lohnt, allein schon deshalb, weil die Kinder später unkomplizierter werden und die Eltern selbst mehr Freude an ihnen haben.

Liebe und Zuwendung geben

Wenn ihr euer Baby liebt und es euch wehtut, es leiden zu sehen, wenn es für euch eine Selbstverständlichkeit ist, zu versuchen, seine Sprache zu verstehen und zu schauen, was ihm fehlt, wenn es weint, dann lasst euch in eurem Gefühl nicht verunsichern und gebt eurem Kind so viel Liebe und Zuwendung, wie es braucht und wie ihr ihm zur Verfügung stellen könnt. Euer natürliches Empfinden wird euch am sichersten leiten.

Die kleinen Tyrannen, die verwöhnten Kinder, vor denen wir gewarnt werden, haben meistens eine andere Lebens- und Liebesgeschichte. Wenn sie in den ersten Lebensmonaten zu wenig verlässliche, selbstverständliche Zuwendung, Körpernähe und Antwort auf ihr Weinen erhalten haben, bekommen sie oftmals ein sehr zwiespältiges Verhältnis zum Kontakt: Beispielsweise scheint es ihnen nicht so recht zu gefallen, getragen zu werden, aber wenn man sie dann auf den Boden setzt, protestieren sie lauthals und wissen nichts mit sich anzufangen. Sie werden quengelig und unzufrieden, und da sie das mit zunehmendem Alter auch immer besser artikulieren können und ihren Eltern damit entsprechend auf die Nerven fallen, versucht man sie nachträglich zu verwöhnen – günstigstenfalls damit, dass sie jetzt mehr Liebe und Nähe erhalten.

Meist aber bekommen sie Dinge, die Liebe nur schlecht ersetzen: Spielsachen, Süßigkeiten, Kleider, Geld. Andererseits ist es auch nicht jedem ohne weiteres gegeben, das rechte Maß zwischen Lieben und Überbemuttern zu finden. Gerade wenn wir selbst noch unverarbeitete Mangelgefühle aus unserer eigenen Kindheit in uns tragen oder meinen, eine besonders gute Mutter sein zu müssen, kann etwas Bemühtes, Krampfhaftes entstehen, von Spannung begleitet, was dann zu einer Überreaktion und Reizüberflutung des Babys führt, statt zu einer selbstverständlichen Liebe und Nähe ihm gegenüber. Manchmal kann da etwas Abstand eher angebracht sein als die ständige Nähe einer überängstlichen, nervösen Mutter.

Die Beziehung zu einem Kind ist eine intensive Form der menschlichen Begegnung. Die gleichen Probleme, die du in Beziehungen mit anderen Menschen hast, werden auch in der zu deinem Kind auftauchen. Allerdings habt ihr beide im Normalfall nicht die Möglichkeit (und das Bedürfnis), euch zu trennen, wenn ihr euch nicht versteht. Ihr müsst es also schon miteinander schaffen. Stellt euch ruhig darauf ein, dass ihr dabei nicht immer nur liebevolle Gefühle füreinander haben werdet. Möglicherweise können durch Schwierigkeiten in der Beziehung zu deinem Kind Krisen entstehen. Alte, tief liegende Gefühle und Verletzungen können zu Tage treten. Vielleicht suchst du dir jetzt hilfreiche Begleitung, um alte Wunden zu heilen. Im Chinesischen bedeutet das Symbol für Krise gleichzeitig auch Chance/Herausforderung. So können wir durch unser Kind zu Wachstum herausgefordert werden und daran reifen, wenn wir die Chance nutzen.

Der Bericht eines Schweizer Ehepaares, das sein erstes Kind in China bekam, mag die Kritik unserer Umgebung an einer »zu liebevollen« Erziehung relativieren und uns wertvolle Anregungen geben:

»Wenn wir Helen auch nur einen Moment im Bettchen weinen ließen, geriet unsere Ayi (Helferin) vor Empörung fast aus dem Häuschen. Auch unsere Nachbarn und Freunde waren überwiegend der Ansicht, man dürfe Babys nicht schreien lassen, das sei grausam. Wir beobachteten immer wieder, wie die Chinesen ganz ausgesprochen auf alle Wünsche der Babys eingingen; bei uns würde man sagen ›verwöhnen‹. Wann immer ein Baby Hunger hat, darf es trinken. Die Stillzeiten werden vom Kind festgelegt. Weint es aus anderen Gründen, so wird es getröstet und umhergetragen. Die meisten Babys werden regelmäßig auf den Armen einer Pflegeperson in den Schlaf gewiegt. Wenn ein Baby nachts schreit,

gibt's kaum Beschwerden. Viel eher machen sich die Nachbarn Sorgen, erkundigen sich nach der Ursache und bieten Hilfe an.

Dass wir einen unserer vier Räume in ein Kinderzimmer verwandelt hatten, löste Verwunderung, sogar Befremden aus. ›Wozu denn ein eigenes Zimmer für ein solch kleines Kind?‹, fragten uns Besucher. Sie bedauerten das kleine hilflose Wesen, das – kaum geboren – bereits allein gelassen werden sollte. Die chinesischen Babys sind fast nie allein.« (Hess. Ärzteblatt 2/79)

Auf dem Weg zu einer stillfreundlicheren Gesellschaft

Bei allen Schwierigkeiten, die es mancherorts noch gibt – das Pendel schwingt zweifellos in die andere Richtung. Stillwillige Frauen können Hilfe bekommen von stillerfahrenen Frauen, telefonisch oder in Stillgruppen. Das Internet entwickelt sich immer mehr zu einer guten Quelle für Tipps, Informationen und Austausch übers Stillen (Adressen siehe Anhang).

Auch in der professionellen Begleitung stillender Mütter gibt es sehr positive Trends. Die Hebammenverbände haben Stillbeauftragte berufen, die stillbezogene Fortbildungen organisieren und koordinieren. Zusammen mit den Medizinischen Arbeitskreisen der Stillgruppen und Laktationsberaterinnen tragen sie durch interne Schulungen in Krankenhäusern zur Qualifikation des Personals bei. Es gibt zunehmend mehr gute Fachliteratur zum Thema und die Forschung entwickelt sich rasant weiter.

Auf politischer Ebene wird die Förderung des Stillens inzwischen als eminent wichtig angesehen. Die von 32 Regierungen unterschriebene »Innocenti Declaration« (UNICEF/WHO) über *Schutz, Förderung und Unterstützung des Stillens* (siehe Anhang) hat die Regierungen und deren Gesetzgebungen weltweit in diesem Sinne stärker eingebunden. In Deutschland wurde daraufhin die *Nationale Kommission zur Förderung des Stillens* (Adresse siehe Anhang) eingerichtet. Die Mitglieder – ÄrztInnen, WissenschaftlerInnen, Hebammen,

Kinderkrankenschwestern, Vertreterinnen von Stillgruppen und Laktationsberaterinnen – stehen der Bundesregierung beratend zur Seite und setzen sich auf politischer Ebene für das Stillen und bessere Stillbedingungen ein. So hat die Stillkommission zum Beispiel einen Fragenkatalog erarbeitet für die Aus- und Fortbildung von ÄrztInnen. Auch im deutschsprachigen Raum ist Stillen und Laktation zu einem interessanten Forschungsthema geworden. Alle Gruppen zusammen leisten seit Jahren Öffentlichkeitsarbeit, u. a. im Rahmen der jährlich stattfindenden Weltstillwoche. Ein neues Bewusstsein für das Stillen ist erwacht.

Die Weltgesundheitsorganisation (WHO) hat in Zusammenarbeit mit UNICEF die *Initiative Babyfreundliches Krankenhaus* gestartet, die jene Krankenhäuser auszeichnet, die sich lückenlos an die von der WHO ausgearbeiteten »Zehn Schritte zum erfolgreichen Stillen« (siehe Anhang) halten und somit das Stillen bestmöglich unterstützen. Viele Kliniken haben Pflegestandards erarbeitet und Krankenschwestern zu Laktationsberaterinnen ausbilden lassen, die frisch gebackene Mütter unterstützen und anleiten. Die WHO mischt sich auch in die Marketingpraktiken der Babynahrungsmittelhersteller ein. Eines der zehn Gebote des Internationalen Kodex der WHO über die Vermarktung von Muttermilchersatznahrung besagt, dass Werbung in Form von Probepäckchen auf den Entbindungsstationen zu unterlassen ist. Allerdings wird dieses Gebot leider immer noch unterlaufen. Die IBFAN – das International Baby Food Action Network –, der in Deutschland die Aktionsgruppe Babynahrung (AGB) und die AFS angehören, überwacht ebenfalls das Marketing der Babynahrungsmittelhersteller und prangert immer wieder deren Praktiken an. Für ihre Arbeit erhielt die IBFAN 1998 sogar den Alternativen Nobelpreis.

Medizinische Berufsgruppen weltweit propagieren das Stillen. So empfiehlt die Amerikanische Akademie der Kinderärzte, dass Babys mindestens zwölf Monate gestillt werden sollen – davon sechs Monate voll – und darüber hinaus so lange, wie Mutter und Kind dies wünschen.

2

Auf die Stillzeit vorbereiten

Wissen, was in deinem Körper geschieht

Unser Körper ist auf wunderbare Weise für das Stillen eines Kindes eingerichtet. Und doch hören wir immer wieder, dass es bei jemandem »mit dem Stillen nicht geklappt hat«. Unter fachkundiger Beratung ist es glücklicherweise sehr selten, dass eine Frau nicht stillen kann. Meistens beruhen Stillschwierigkeiten auf ziemlich konkreten Bedingungen, beispielsweise auf unzureichender Unterstützung nach der Geburt oder auf veralteten Stillempfehlungen, die aber zu korrigieren sind. Dieses Buch leistet entsprechende Hilfe.

Veränderungen während der Schwangerschaft

Wahrscheinlich wirst du als Erstes an den Veränderungen in deiner Brust spüren, dass du schwanger bist. Deine Brust wird schwerer und voller, deine Warzen werden druckempfindlich. Durch vermehrte Blutzufuhr treten die Venen hervor und werden durch die Haut hindurch deutlich sichtbar. Dein Warzenhof wird größer und dunkler, die Talgdrüsen darin werden markanter und sondern Öl ab, das die Brustwarze geschmeidig hält und sie während der Stillzeit schützt. Meist brauchst du spätestens im fünften Monat einen größeren Büstenhalter, der dann im neunten Monat vielleicht noch einmal durch eine weitere Größe ersetzt werden muss. Selbst bei regelmäßigem Eincremen der Haut können Dehnungsstreifen auf der Brust entstehen.

Ein komplexes Zusammenspiel der in der Schwangerschaft wirksamen Hormone Östrogen, Progesteron und Prolaktin u. a. fördert die Ausreifung deines Brustdrüsengewebes. Milchgänge und Milchbläschen wachsen nun zu einem funktionstüchtigen Milchdrüsengewebe heran. Dieses kannst du dir bildlich vorstellen wie einen Busch mit 15 bis 20 Ästen, die dort nebeneinander aus dem Boden (Brustwarze) kommen und sich von da sternförmig verzweigen. Wo anfangs (in der Pubertät) nur kleine Triebe sprießen, beginnt nun eine rege Entwicklung: Äste (Milchgänge) schlagen aus, Zweige (Lappen) entfalten sich, an denen dann in der Mitte der Schwangerschaft auf Stielen (Läppchen) angebrachte Früchte (Alveolen = Milchbläschen) zu wachsen beginnen. Das Drüsengewebe verdrängt und ersetzt teilweise das Fettgewebe. Für die Milchbildung spielt die Größe der Brust übrigens keine Rolle.

Schon ab der 16. Schwangerschaftswoche bildet sich durch die Ausschüttung von Prolaktin in den Alveolen ein wenig Milch (bzw. Vormilch = Kolostrum), noch stark gebremst durch die Schwangerschaftshormone. Die Muttermilch kommt erst richtig in Gang nach deren abruptem Abfall, verursacht durch das Ausstoßen der Plazenta.

Wie der Körper Milch bildet

Kurz nach der Geburt übernimmt dein Baby die Regelung der Milchbildung selbst. Durch sein Saugen an deiner Brust werden die Nervenenden in Brustwarze und Warzenhof gereizt. Dadurch wird eine Botschaft an dein Gehirn geschickt, Prolaktin zu bilden, welches, moduliert durch weitere Hormone, die Alveolen zur Milchsekretion anregt. Je mehr die Warzen stimuliert werden, desto mehr Prolaktin wird anfangs ausgeschüttet. Allmählich pendeln sich Angebot und Nachfrage ein.

> Der Prolaktinspiegel hat seinen eigenen Rhythmus im Tagesverlauf, und so variieren auch die Milchmengen. Frühmorgens ist der Prolaktinspiegel am höchsten.

Nach gut einer Woche und dann nochmals mit sechs und nochmals mit etwa zwölf Wochen haben Kinder oft Wachstumsschübe; dann stillen sie wesentlich häufiger, ein Signal an den Körper durch häufigeres Stillen, die übliche Menge plus weitere 20 Prozent Milch zu bilden.

Wie der Körper Milch hergibt: Der Milchspendereflex

Beim Stillen trinkt dein Kind zuerst die Milch, die sich seit der letzten Mahlzeit in den Milchgängen deiner Brust gesammelt hat (Vordermilch). Das ist sozusagen die durststillende Vorspeise: Diese Milch ist recht wässrig und fettarm.

Wenn dein Kind zu weinen und erst recht, wenn es zu saugen beginnt – sein kleiner Mund deine Brustwarze berührt –, bewirkt dies die Ausschüttung des Hormons Oxytozin. Dieses ist verantwortlich für die Auslösung des Milchspendereflexes. Die Alveolen, die durch das Prolaktin stimuliert worden sind, frische, fettreiche Milch zu produzieren, werden nun durch das Oxytozin angeregt, sich zusammenzuziehen und diese Milch durch die Läppchen und Lappen in die Milchgänge zu pumpen. Durch das Auslösen des Milchspendereflexes werden Fettmoleküle in die Muttermilch entlassen. Während eines Stillvorganges werden mehrere Milchspendereflexe ausgelöst. Das erklärt, warum der Fettgehalt der Muttermilch während einer Stillmahlzeit progressiv zunimmt. Manchmal spritzt die Milch sogar geradewegs zur Brustwarze hi-

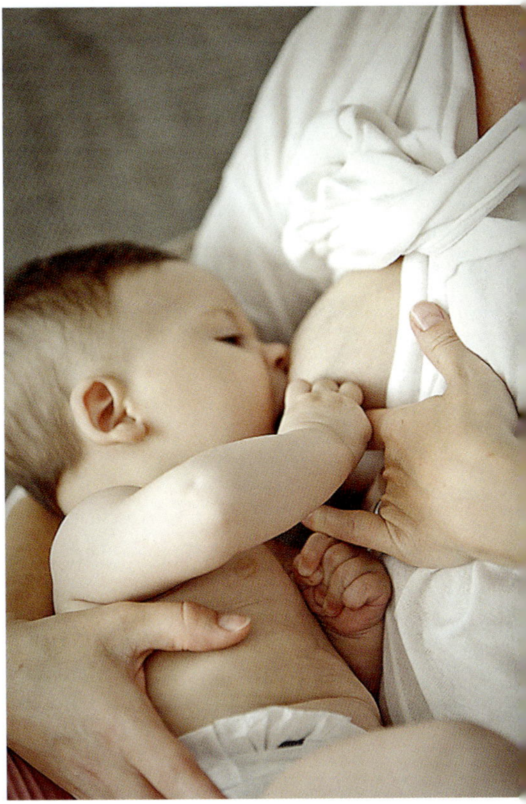

Wenn das Kind suchend die Brustwarze berührt, löst das den Milchspendereflex aus

naus, so dass Babys von dem plötzlichen Strahl überwältigt werden und vor lauter Fülle kaum zum Trinken kommen.

Die durch den Milchspendereflex verfügbare »Hintermilch« ist sozusagen die Hauptmahlzeit. Da sie im Vergleich zur Vordermilch wesentlich mehr Fett und Kalorien enthält, kann sich dein Baby so richtig satt trinken. Lass dein Kind so lange an der Brust, bis sein Saugen sich verlangsamt, und es zufrieden scheint. Wenn du es in der Anfangszeit danach noch an der zweiten Brust anlegst, haben sich dort schon Vorder- und Hintermilch gemischt, da der Milchspendereflex immer an beiden Brüsten gleichzeitig wirkt. Hier an der zweiten Brust erhält dein Baby dann mit Leichtigkeit seinen »Nachtisch«.

Wenn der Milchspendereflex ungelegen kommt, kannst du das Auslaufen der Milch stoppen, indem du deine Hand einen Moment lang gegen deine Brust drückst.

Manche Frauen spüren den Reflex gleich bei den ersten Fütterungen, andere erst nach Wochen, manche spüren ihn kaum und merken nur am veränderten Rhythmus des Kindes beim Trinken, dass er funktioniert. Wenn sich dieses leicht störbare System eingespielt hat, bewirkt oft schon der Gedanke an dein Kind oder der Anblick bzw. Schrei eines anderen Babys, dass deine Milch zu laufen beginnt.

Aufregungen und emotionale Krisen, Stress, Angst, Unsicherheit, Scham, Schmerzen, auch unbewusste ambivalente Gefühle oder mangelndes Selbstvertrauen können einen gut angelaufenen Reflex stören – und zwar indem sie die Oxytozinfreisetzung hemmen. Dann ziehen sich die Milchbläschen nicht zusammen, und so kann der größte Teil der vorhandenen Milch das Baby nicht erreichen. Bei manchen Müttern läuft der Reflex jedoch wie ein Präzisionsuhrwerk ab, unabhängig von äußeren Umständen.

Der Milchspendereflex – auch Milchflussreflex genannt – ist notwendig, damit das Kind zum einen genug Milch erhält (denn ohne Milchspendereflex ist die Hintermilch nicht erreichbar), zum anderen, damit es die nötigen Kalorien bekommt. Deshalb ist es so wichtig, Babys lange genug an der Brust zu belassen.

Nimmt man Kinder zum Beispiel aus Angst vor wunden Brustwarzen zu früh von der Brust, bekommen sie nicht genügend der nahrhaften Milch, sind nach dem Stillen noch hungrig, die Brust ist noch voll – und schon kann eine Problemkette beginnen. Auch Anlegefehler können verantwortlich sein. Gedeihstörungen (siehe Abschnitt »Das Baby scheint nicht zu gedeihen« im Kapitel 13) und auch Koliken können mit einem mangelhaft funktionierenden Milchspendereflex in Zusammenhang stehen.

Anzeichen dafür, dass ein Baby zu viel Vordermilch und nicht genügend Hintermilch bekommt, können sein: Das Baby

- hat tage- oder wochenlang einen grünlichen, dünnflüssigen Stuhl (kann auch von einer Infektion herrühren);
- ist unruhig an der Brust oder zwischen den Mahlzeiten (kann auch von Blähungen kommen);
- nimmt nicht beständig zu (170 bis 330 Gramm pro Woche während der ersten Wochen).

Wie weißt du nun, ob der Milchspendereflex wirkt? Zu Beginn der Mahlzeit wird dein Baby eher ein bisschen chaotisch und unkoordiniert trinken. Wenn sich der Milchspendereflex einstellt, wird sein Saugen ruhig und rhythmisch, die Pausen zum Atmen zwischen den einzelnen Zügen werden länger, und sein Körper kommt insgesamt in eine Wohligkeit. Am Kehlkopf kannst du das Schlucken des Babys sehen. Falls dein Milchspendereflex noch nicht so gut zu wirken scheint, gibt es Wege, ihn zu unterstützen, wie es weiter unten und in Kapitel 3 beschrieben wird.

Der Einfluss der Umgebung auf den Milchspendereflex

Als ich in den 1970er-Jahren begann, mich mit dem Stillen zu befassen, war anders als in den USA der »Let-Down-Reflex« (wie der Milchspendereflex auch bezeichnet wird) bei uns noch nicht be-

> Die härteste Arbeit für ein Kind ist gewöhnlich das Ansaugen, bis der Milchspendereflex in Gang kommt. Danach kann es mit relativ geringem Kraftaufwand eine hochwertige Mahlzeit vertilgen.

kannt. Damals wussten weder Mediziner noch Pflegepersonal hierzulande über die Zusammenhänge von Milchspendereflex und Stillerfolg Bescheid und schon gar nicht, was das Fließen der Milch störte. So wundert es nicht, dass allzu oft Frauen in der Klinik in einer kritischen Phase der Stillzeit, nämlich in den Tagen nach der Geburt, nicht nur keine Unterstützung bekamen, sondern – im Gegenteil – ihr Milchspendereflex oft unbeabsichtigt und unüberlegt behindert wurde.

»Nur ein paar Grämmchen!«
»Bei dem Bisschen brauchen Sie erst gar nicht anzufangen!«
»Ihre Milch reicht für Ihr Kind nicht aus!«
»Würden Sie aus einer leeren Tasse trinken?«

Diese und andere Bemerkungen, die das Selbstvertrauen einer jungen Mutter untergraben und den Milchspendereflex behindern, sind leider immer noch nicht ganz ausgestorben. Welche Wirkung unterschiedliche Kommentare von Betreuungspersonal auf die Mutter haben können, zeigt das folgende Zitat aus einer Zeit, in der man Babys noch nach den Fütterungen wog:

»In der Klinik empfand ich mich gut betreut, außer von der Stationsschwester, die behauptete: ›Entweder man hat Milch, oder man hat keine!‹ Meine Milchmenge war ganz unterschiedlich, je nachdem, welche der Schwestern mir das Kind brachte. ›Nur 20 Grämmchen!‹, meinte die Stationsschwester mit erhobenen Augenbrauen. ›Schätzchen! 60 Gramm hat sie!‹, freute sich dagegen eine andere Schwester mit sonnigem Gemüt; ich hätte sie dafür am liebsten gedrückt.«

Wenn Hebammen und Kinderschwestern sich dessen bewusst sind, welchen Einfluss ihre Haltung und ihre Worte auf das Fließen der Milch haben, werden sie sicherlich Vertrauen und Gelassenheit vermitteln und Worte finden wollen, die Frauen bestärken. Sie können ihnen klarmachen, dass der Stoffwechsel eines Neugeborenen nach der Geburt noch nicht so große Milchmengen verkraften kann. Deshalb habe die Natur es so wunderbar eingerichtet, dass ihr Körper erst einmal ein Nahrungsmittel liefert, das so hoch konzentriert ist, dass nur ganz kleine Mengen davon gebraucht werden (von der unglaublich hohen Konzentration an Abwehrstoffen darin ganz zu schweigen). Es ist alles, wie es sein soll! Wenn es Anfangsschwierigkeiten gibt, können die »Begleiterinnen« – so würde ich deren Rolle gerne verstehen – den jungen Müttern versichern, dass es meistens Zeit braucht, sich aneinander zu gewöhnen und miteinander ein Gleichgewicht zu finden, und dass Probleme überwindbar sind.

Der starke Einfluss, den die eigene Überzeugung und Sicherheit der beratenden Person hat, wurde mir im Rahmen meines Telefonberatungsdienstes klar, wenn Frauen anriefen, die »zu wenig Milch« hatten. Ich selbst hatte keine Probleme mit mangelnder Milchproduktion gehabt, und solange deshalb meine Kenntnisse nur auf Theorie beruhten, klang Unsicherheit in meiner Stimme mit, und meine Ratschläge kamen nur halbherzig an. Mit zunehmender Erfahrung konnte ich dann Frauen im Brustton der Überzeugung sagen, dass sie ganz bestimmt genug Milch haben werden, wenn sie ihr Kind zwei Tage lang sehr häufig anlegen – und siehe, die Erfolgsrate lag bei nahezu 100 Prozent.

Die eigene *Mutter* der Frau ist eine der wichtigsten Personen. Ob und wie lange sie gestillt hat und welche Erfahrungen sie gegebenenfalls mit dem Stillen gemacht hat – all dies hat Wirkung, und es wäre gut, sich dieses Einflusses bewusst zu sein. Hatte die Mutter damals negative Erfahrungen gemacht, sollte sie sehr achtsam sein, diese nicht auf ihre Tochter übertragen zu wollen. Vielleicht ist für sie erst einmal Trauer angesagt über das, was damals war oder nicht war, und dann die Erkenntnis, dass die Tochter mit dem Stillen heute ganz andere Rahmenbedingungen und Unterstützung vorfindet als sie damals.

Manche Frauen »verlieren« über Nacht ihre Milch, wenn sich Besucher ansagen, zu denen ein angespanntes Verhältnis besteht. Auch Freundinnen, die negative Stillerfahrungen gemacht haben, können mit ihren Warnungen vor möglichen Problemen Ängste schüren, die den Milchspendereflex so stark behindern, dass die angesagten Schwierigkeiten tatsächlich auftreten.

Je sicherer und informierter du bist, desto unabhängiger wirst du von den Kommentaren deiner Umgebung sein. Je ängstlicher und unsicherer und je mehr du darum bemüht bist, es allen recht zu machen, desto mehr können dir jedoch die Meinungen und Bemerkungen anderer zum Verhängnis werden.

Die allerwichtigste Person aber ist der *Partner*. Er ist eine Schlüsselfigur. Wenn er sich ablehnend verhält, ist die Stillbeziehung von vornherein sehr bedroht. Manche Männer haben Angst um die »gute Figur« ihrer Frau, andere ekeln sich vor der Milch oder sehen die Brust als »*ihr* Spielzeug« an oder sind einfach eifersüchtig. Selbst wenn der Partner seine Gefühle nicht offen zeigt, spürt seine Frau diese innere Ablehnung. Dies wirkt sich möglicherweise derart störend auf den Milchspendereflex aus, dass das Stillen in jeder Beziehung zum Problem werden kann. Als Stillberaterin entdeckte ich häufig zusammen mit den Frauen, dass sich hinter vordergründigen Stillproblemen eher Partnerschaftsprobleme verbargen.

Solchen Situationen kann man vorbeugen. Sprich das Thema Stillen schon während der Schwangerschaft an. Nimm wahr, was da bei euch beiden möglicherweise an Gefühlen und Ängsten hochkommt, vor allem im Hinblick auf eure Beziehung. Mach deinem Mann klar, wie sehr das Stillen zur Gesundheit eures Kindes beitragen kann. Hilf ihm zu verstehen, wie wichtig er dabei ist und wie er dir helfen kann. Wenn er ebenso gut informiert ist wie du und voll und ganz hinter dir steht, wird er dir eine ungeheure Hilfe sein. Wenn kritische Bemerkungen dich verunsichern und den Milchspendereflex beeinträchtigen, kann er dir Rückenstärkung geben (siehe Abschnitt »Ein Wort an die Väter« im Kapitel 6).

Alle Menschen, die einer jungen Mutter in irgendeiner Form nahestehen, können für die Stillbeziehung wesentlich sein.

Wie wirkt sich ein beeinträchtigter Milchspendereflex aus?

Viele der beim Stillen entstehenden Probleme – Milchstau, wunde Brustwarzen, Brustentzündung – haben ihre Ursache in einem mangelhaft funktionierenden Milchspendereflex. Ein regelrechter Teufelskreis kann dadurch entstehen. Wenn dein Milchspendereflex behindert ist, bekommt dein Kind zu wenig Milch und wird also auch nicht satt.

Durch die zurückgehaltene Milch schwellen deine Brüste an, sie werden prall und spannen. Im Drüsengewebe steigt der Druck, so dass die Milchgänge sich gegenseitig abdrücken und die Milchproduktion zurückdrängen. Deine harten, schmerzenden Brüste können jetzt auch beim Stillen sehr wehtun. Die Schmerzen wiederum lassen dich verkrampfen, was den Milchspendereflex noch mehr hemmt. Beim Stillen oder Abpumpen fließen aus der prallen Brust vielleicht nur einige wenige Tropfen, so dass du keine Erleichterung verspürst. Dein Körper bekommt durch die gespannte Brust das Signal (durch den Feedback Inhibitor of Lactation), die »normale Arbeit« einzustellen.

Auch hat das Baby Schwierigkeiten, an deiner prallen Brust richtig zu trinken. Bei seinen Bemühungen, sich anzusaugen, kann es bestenfalls die Spitze der Brustwarze erreichen, nicht aber den Teil der Areola, der für korrektes Ansaugen und Aufbau eines Vakuums notwendig zu erfassen ist. Möglicherweise wird es dabei noch ungünstig gehalten und angelegt (siehe Abschnitt »Stillhaltungen« im Kapitel 7). Durch die Fülle der geschwollenen Brust kann das Baby auch noch Schwierigkeit haben zu atmen. Allmählich wird es so frustriert, dass es ganz »aus der Fassung gerät«, was die Mutter zunehmend nervös macht. Hungrig und gierig kaut und lutscht das Kleine auf dem vorderen Teil der Brustwarze, und schon sind Risse und Schrunden entstanden: Die Brustwarze tut zusätzlich weh.

Durch die Schrunden können nun Keime eindringen und sich in der gestauten Milch vermehren – mit Folgen bis zur infektiösen Brustentzündung oder gar einem Abszess (siehe Abschnitt »Meine Milch ist gestaut – meine Brust ist entzündet« im Kapitel 12), wenn nicht gehandelt wird. Brustentzündungen sind äußerst unangenehm und schmerzhaft und können Frauen das Stillen sehr verleiden. Wir müssen alles versuchen, um nicht in diesen Teufelskreis zu geraten oder zumindest ihn so früh wie möglich zu durchbrechen.

Wie sich der Milchspendereflex fördern lässt

Du kannst den Milchspendereflex anfangs durch Handlungen konditionieren, die schon bald zur Routine werden: zum Beispiel dir zu jeder Mahlzeit ein Glas Flüssigkeit bereitstellen (damit deckst du auch gleich deinen vermehrten Flüssigkeitsbedarf) oder vor dem Stillen einen warmen Waschlappen auf die Brust legen. Du kannst auch deine Brust berühren und dich dabei ganz auf diese Stelle konzentrieren (siehe Abschnitt »Die Brust auf das Stillen vorbereiten« im Kapitel 2). Ein weiterer Weg ist, sanfte, kreisende Bewegungen am Brustansatz entlang zu machen oder die nasse Brust fest und zugleich einfühlsam vom Brustkorb zur Brustwarze hin zu massieren. Die Maßnahmen deiner Wahl, zu Beginn des Stillens regelmäßig durchgeführt, lassen den Milchspendereflex schneller und verlässlicher funktionieren. Mit der Zeit wird immer weniger Vorbereitung nötig sein. Weitere wohltuende Wege, den Milchspendereflex zu fördern, die du auch schon während der Schwangerschaft einüben kannst, findest du im 3. Kapitel.

Die Brust auf das Stillen vorbereiten

Nun verstehst du, wie dein Körper funktioniert – ein wahres Wunder, nicht wahr?, – und wie du ihn während der Stillzeit in seiner Funktion unterstützen kannst. Dazu gehört auch die Brustvorbereitung, auch wenn viele Frauen ganz ohne diese Vorbereitung mit Erfolg stillen. Bedingungen, die einen natürlichen, unbefangenen Umgang mit dem Stillen erleichtern, und das richtige Anlegen des Babys an die Brust sind wichtiger für die Vermeidung von Stillproblemen als jegliche körperliche Vorbereitung. Dennoch gibt es manches, was du während der Schwangerschaft tun kannst, um dich auf das Stillen vorzubereiten, sowohl auf körperlicher als auch auf geistig-seelisch-sozialer Ebene. Beginnen wir mit dem Körper.

Die Brustwarzen geschmeidig halten

Vermeide alles, was die Brustwarzen austrocknet. Lass jetzt, wie auch später während der Stillzeit, weder Seife noch Alkohol mit der Warze und Areola in Berührung kommen. Diese würden das Öl, das durch die kleinen pickelartigen Montgomery'schen Öldrüsen auf deinem Warzenhof ausgesondert wird, austrocknen. Wenn du nicht ganz auf Seife verzichten willst, wende sie sparsam an und spüle gut mit klarem Wasser nach. Tägliches Waschen oder Massage-Duschen mit kaltem Wasser fördern die Durchblutung der Brust. Anschließendes Einreiben mit einer milden Creme oder Öl – zum Beispiel Vitamin-E-Öl (Weizenkeimöl) oder Weleda-Hautfunktionsöl – hält die Haut geschmeidig und könnte helfen, Schwangerschaftsstreifen auf der Brust vorzubeugen. Wenn dein Baby da ist, kannst du Warzen und Warzenhof mit dem natürlichen Mittel der Natur – Kolostrum und Muttermilch – geschmeidig halten.

Die Brustwarzen stärken

Unsere Brust und Brustwarzen sind eigentlich perfekt für das Stillen eingerichtet. Doch sind sie empfindlich geworden, weil sie normalerweise in einem Büstenhalter verpackt und geschützt sind. Frauen, die keinen BH tragen, haben in der Regel viel widerstandsfähigere Warzen, da ihre Kleidung ständig daran reibt. Doch die meisten Frauen fühlen sich bedeutend wohler, wenn ihre Brüste durch einen BH gestützt werden, vor allem, wenn diese während der Schwangerschaft schwerer werden. Den erwünschten BH-losen Effekt kannst du jedoch auch mit BH erreichen: Wenn du in die Körbchenmitte ein kreisrundes Loch schneidest, bekommt die Brust Halt, während die Brustwarzen dem Reiben der Kleidung ausgesetzt sind – aber bitte nur bei normalen Aktivitäten und nicht, wenn du dich stark bewegst, wie zum Beispiel beim Joggen. Diese Art von Reizung wäre zu stark.

Die Brustwarzen im Liebesspiel stimulieren

Es gibt eine einfache, natürliche und lustvolle Art, die Brust auf das Stillen vorzubereiten: Bitte deinen Partner um Mithilfe. Für viele Paare ist das Küssen der Brustwarze selbstverständlicher, sehr erregender Teil ihres Liebesspiels. Frauen, deren Brust von ihrem Partner stimuliert wird, und die Freude daran haben, bekommen erfahrungsgemäß die wenigsten Still- und Warzenprobleme.

Bei vorzeitigen Wehen sollte die Stimulierung der Brustwarze allerdings unterlassen werden, bzw. achte auf mögliche Auswirkungen in diese Richtung.

Die Brust berühren

Manche Frauen haben Scheu davor, ihre Brüste zu berühren. Je nachdem, welche Botschaften du über diesen Körperteil bei deinem Heranwachsen erhalten hast, hast du vielleicht deine Brüste aus deinem Bewusstsein und Körpergefühl ausgeklammert. Somit fühlen sie sich vielleicht an, als wären sie nicht wirklich Teil von dir. In diesem Fall nimm dir Zeit, dich mit deinen Brüsten »anzufreunden«, mit ihnen vertrauter zu werden und eine wirkliche Beziehung zu ihnen zu entwickeln. Die Schwangerschaft ist eine gute Zeit dafür, deinen Körper achten und lieben zu lernen.

Zu Beginn konzentriere dich ganz auf deine Hände, wie im Abschnitt »Den Atem harmonisieren« im Kapitel 3 beschrieben, und lasse sie dadurch empfindsam und aufmerksam werden. Lege sie dann sanft, sinnlich und wohltuend auf eine Brust, am besten eine Hand oben, eine Hand unten. Achte darauf, dass du deine Schultern dabei nicht verkrampfst (stütze gegebenenfalls deine Arme ab). Du bist gesammelt, mit deiner inneren Aufmerksamkeit ganz in deinen Händen (beachte vor allem die Handmitten) und in deiner Brust. Auf diese Weise kann ein richtiger Körperdialog entstehen: Durch deine Hände fließt Wärme und Energie zu deiner Brust. Wenn du dir Zeit dafür nimmst und aufmerksam bleibst, spürst du vielleicht ein Prickeln oder eine andere Reaktion deines Körpers. Vielleicht entwickelt sich ein Gefühl von Lebendigkeit, das dem Stillen sehr förderlich sein wird. Nimm jetzt die Hände weg, spüre im Vergleich zur anderen Brust, was deine Berührung bewirkt hat, bevor du dich auch ihr zuwendest.

Du kannst deine Brust auch anregen, indem du mit sanfter, auf-

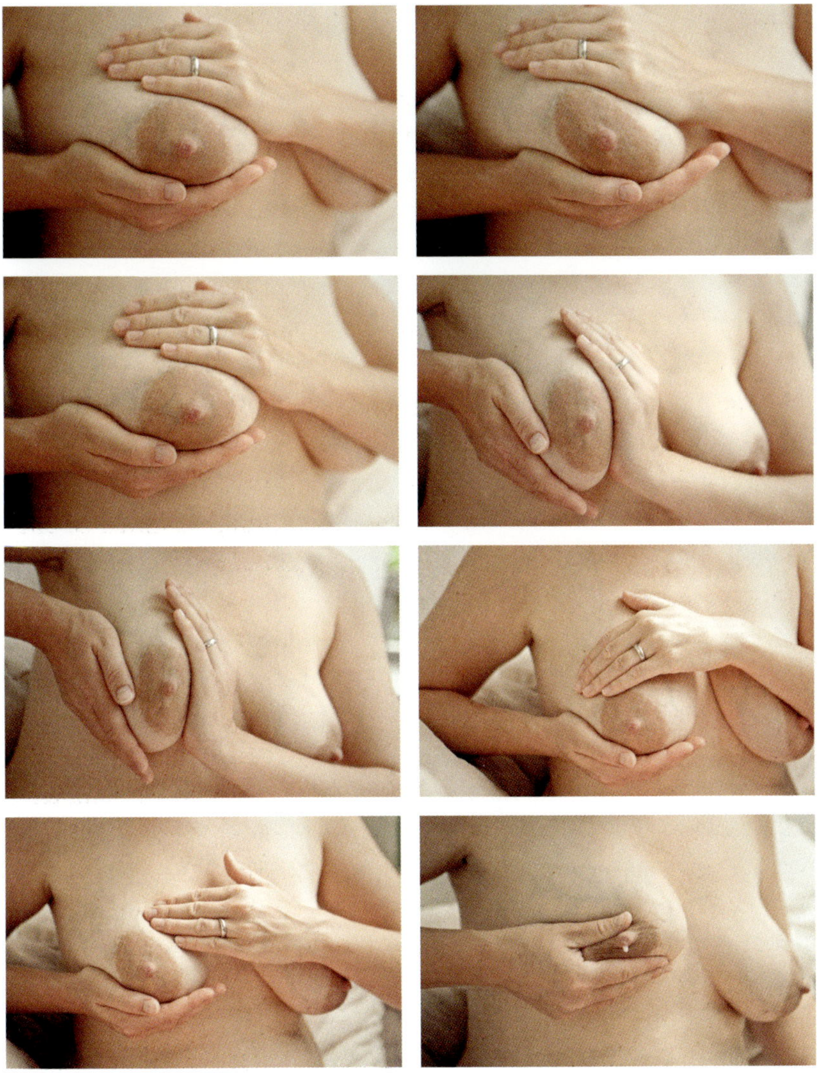

Brustmassage mit beiden Händen

merksamer Hand *kleine, ruhige, rhythmisch kreisende Bewegungen* machst. Führe die Kreise nicht mechanisch aus, sondern sei dir der Berührung bewusst. Oberhalb der Brust ist es dir vielleicht angenehmer, sie mit Handfläche und Handwurzel zu machen, unten und entlang den Seiten mit weichen Fingerkuppen.

Beginne die kleinen Kreise entlang des Brustansatzes und setze sie dann spiralförmig zur Brustwarze hin fort. Dabei verschiebst du die Haut und dehnst das darunter liegende Gewebe, was die Zellatmung fördert. Du kannst aber auch deine Brust mit beiden Händen flächig mit einfachen langsamen, streichenden Bewegungen vom Brustansatz zur Brustwarze hin massieren, immer wieder am Brustansatz beginnend. Gerade bei festen Brüsten ist eine solche Massage ratsam.

Frage dich danach: *Wie fühlt sich das an? Kann ich die Berührung genießen? Ist meine Atmung tiefer und ruhiger geworden?*

Diese Massagen kannst du übrigens über der Kleidung oder auf der bloßen Haut machen. Bei Letzterem benutze Öl oder eine Creme oder befeuchte die Brust mit warmem Wasser.

Flach- oder Hohlwarzen – kein Stillhindernis

»Bei meinen ersten beiden Kindern wurde ich in der Klinik sofort abgestillt, weil ich ganz eindeutige Hohlwarzen habe, d. h. meine Warzen sind nach innen gestülpt. Während meiner dritten Schwangerschaft erfuhr ich, dass Hohlwarzen nicht unbedingt ein Stillhindernis sind, wenn man sich wochenlang entsprechend vorbereitet. Und nun beim dritten Kind klappt das Stillen ausgezeichnet.«

Hohl- oder Flachwarzen sind entweder angeboren oder haben sich während der Pubertät entwickelt. Hohlwarzen entstehen durch Verklebungen, die die Milchgänge verkürzen und die Warzen nach innen ziehen. Flache oder eingezogene Mamillen können den Stillstart für das Baby erschweren, weil es schwieriger ist, die Brustwarze richtig zu erfassen. Je gefüllter die Brust ist, umso schwerer wird die Situation für das Baby. Darum ist es besonders wichtig, dem Kind von Beginn an häufige Gelegenheiten zum Üben gerade an der anfangs noch weichen und sehr flexiblen Brust zu geben. Manchmal verändern sich die Brustwarzenform und -elastizität auch im Laufe der Stillzeit noch mal etwas. Gehe aber erst einmal davon aus, dass dein Baby mit der Brust zurechtkommen wird, die es ja von Anfang an genau so kennenlernt. Verzichte aber bitte unbedingt auf den Gebrauch von Saugern und Schnullern in der Lernzeit des Stillens. Der Einsatz von Brustwarzenformern in der Schwangerschaft ist zu überdenken. Studienergebnisse haben gezeigt, dass durch die Anwendung weniger Frauen mit dem Stillen beginnen. Es sind aber auch durchaus positive Ergebnisse bekannt, so dass der Einsatz am besten individuell mit der Stillberaterin oder der Hebamme abgesprochen wird. Leider untersuchen die wenigsten GynäkologInnen während der Schwangerschaft die Brust auf mögliche Warzenprobleme (Hebammen schon eher). Wenn du irgendwelche Bedenken in Bezug auf deine Brustwarzen hast, überprüfe sie am besten selbst: Drücke mit Daumen und Zeigefinger sanft auf den Rand deines Warzenhofes. Eine »normale« Brustwarze bleibt hervorstehend. Eine Flachwarze, die bei etwa zehn Prozent der Frauen vorkommt, »schlupft« dabei zurück.

Richtige Hohlwarzen, die eher selten vorkommen, sind unverkennbar – die Warze versteckt sich in der Öffnung. Besprich deine Gedanken oder Sorgen bezüglich des Stillens schon vor der Geburt mit einer Stillberaterin.

»Meine Warze ist das reinste Klappmodell. Meistens ist sie nach innen gestülpt. Wenn ich links und rechts auf den Warzenhof drücke, ›springt‹ sie heraus. Mein Kind stillen zu können war den Aufwand der Vorbereitung wert.«

Bei vermeintlich »ungünstiger« Warzenform wird in der Klinik öfters das Stillen mit *Stillhütchen* (auch Brust- oder Saughütchen genannt) angeraten – manchmal sogar, ohne es mit dem Stillen »ohne« vorher probiert zu haben. Diese Hütchen, bestehend aus Gummi, Silikon oder Latex, werden auf die Brustwarze aufgesetzt. Beim Anlegen trinkt das Kind durch diese Hütchen wie durch einen Sauger. Auch wenn manche Babys damit klarkommen, anderen können sie das Stillen sogar verleiden oder es zumindest behindern. Das Stillen mit Hütchen ist jedoch dem Nicht-Stillen auf jeden Fall vorzuziehen.

»Das Anlegen mit Stillhütchen war immer ein richtiges Gefummel. Ich hatte ständig Angst, wenn ich unterwegs war, ich könnte aus Versehen einmal die Stillhütchen vergessen haben und wäre dann richtig ›aufgeschmissen‹. Jetzt, wo wir es ohne geschafft haben, genieße ich das Stillen so richtig. Ich selbst bekomme so viel zurück – das Saugen empfinde ich wie eine Liebkosung.«

»Schöner ist das Stillen natürlich ohne diese Hütchen. Aber vor die Wahl gestellt – abstillen oder mit Hütchen stillen –, entschloss ich mich für Letzteres. Ich denke, das war für uns beide die beste Lösung.«

Benutze Stillhütchen nur, wenn es wirklich nicht anders geht. Die Anwendung kann mit einem veränderten Saugverhalten und einer verminderten Stimulation der Milchbildung und des Milchspendereflexes einhergehen. Die Silikonhütchen sind am dünnsten und stören am wenigsten. Es gibt sie in verschiedenen Größen – denn das Hütchen selbst darf weder zu klein noch zu groß sein – und Formen: Ein Ausschnitt für die Nase des Babys, sodass es beim Trinken den ver-

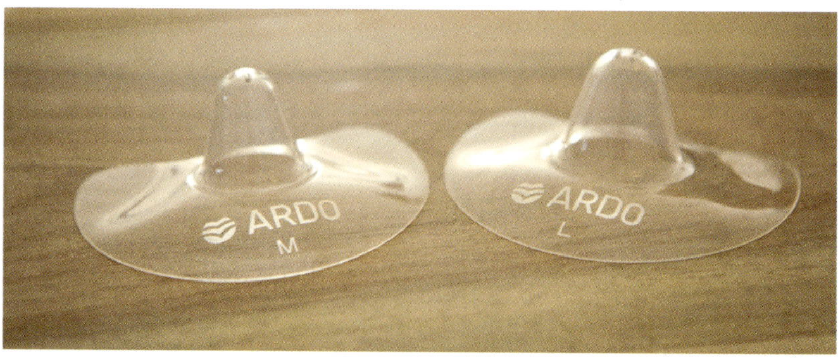

Stillhütchen aus Silikon

trauten Geruch der Mutter wahrnimmt, ist vorteilhaft. Vor dem Aufsetzen sollten sie mit etwas warmen Wasser oder Muttermilch angefeuchtet werden und der Schaft so mit den Fingern zurückgerollt werden, dass eine Art Sog entsteht. Die Nase des Kindes soll an der ausgeschnittenen Seite liegen. Es muss gut darauf geachtet werden, dass das Kind auch mit Stillhütchen Mund und Zunge korrekt positioniert hat. Nach dem Gebrauch sollen die Hütchen gründlich mit heißem Wasser ausgespült werden. Einmal am Tag ist das Abkochen empfehlenswert.

Sobald du mit den Stillhütchen schmerzfrei stillen kannst, solltest du möglichst bald versuchen, sie wieder wegzulassen. Oft gelingt das gut, wenn das Baby entspannt und etwas schläfrig ist. Eine andere Möglichkeit ist es, das Baby erst einige Minuten mit Stillhütchen trinken zu lassen, dieses dann schnell wegzunehmen und ohne Pause dein Kind weiterzustillen. Oder das Baby trinkt an der ersten Brust mit und an der zweiten ohne Hütchen. Wichtig ist in jedem Fall, darauf zu achten, dass das Baby gut angelegt ist und viel von der Brustwarze im Mund hat. Denn mit dem Silikonhütchen hat es eventuell nur an der Warze gesaugt. Das Stillen darf nun auch ohne das Hilfsmittel nicht schmerzhalft sein, dann ist das Baby richtig angelegt.

Ein soziales Stütznetzwerk aufbauen

Verlässliche Informationen und zuverlässige Unterstützung sind wichtig für angehende und junge Mütter. Hilfe kann aus vielen Quellen kommen und sich vielfältig gestalten. Schauen wir einmal, welche Quellen es gibt.

Eine gute Geburtsvorbereitungsgruppe finden

Sich als Paar gemeinsam auf Geburt und Elternschaft vorzubereiten, gibt Sicherheit, Zuversicht und Nähe zueinander und zum entstehenden Kind. Geburt und Lebensanfang können dadurch erleichtert werden. Geburtsvorbereitungskurse werden von Hebammen und Geburtsvorbereiterinnen angeboten. In ganzheitlich ausgerichteten Geburtsvorbereitungskursen können wir wertvolle Hilfestellungen und Impulse bekommen, um uns auf das sich ändernde Leben auszurichten. Wir können dort auch bereichernde Beziehungen knüpfen, die lange über die Geburt hinaus tragen. 1980 gründete ich zusammen mit 29 anderen Personen die GfG, die Gesellschaft für Geburtsvorbereitung. Die Kosten von hebammengeleiteten Kursen werden – meist auch für den Partner – von den gesetzlichen Krankenkassen übernommen. Die GfG vermittelt Adressen von qualifizierten Gruppenleiterinnen (siehe Kapitel 5).

Wer bemuttert die Mutter?
Eine »Doula« finden

Früher wurden junge Mütter in der Großfamilie aufgefangen. In der Kleinfamilie fühlen sie sich jetzt oft isoliert, überfordert, ja allein gelassen. Du, dein Baby und dein Partner – ihr könnt in dieser ersten Zeit ganz gut ein wenig Unterstützung brauchen.

In den meisten Ländern dieser Erde ist es üblich, dass eine Frau (oder Frauen) in der allerersten Zeit nach der Geburt ganz für die junge Mutter da ist. Aufgabe dieser Frau ist es, die »Mutter zu bemuttern«, ihr beizustehen und sie zu umsorgen, damit sie die Fürsorge und Liebe, die ihr angedeihen, an ihr Kind weitergeben kann. Die Hauptaufgabe der Mutter ist es in dieser ersten Zeit, sich der Entstehung der Beziehung zu ihrem Kind zu widmen, sich auf es einzustellen, für es da zu sein.

Eine Frau, die für die Erfüllung der Bedürfnisse der jungen Mutter um die Geburt herum da ist, wird »Doula« genannt, ein aus dem Griechischen stammendes Wort, welches Dienen bedeutet. Vielleicht findest du für dich eine »Doula«, wenn auch nur für kurze Zeit, jemand, der dir den Anfang deiner Beziehung zu deinem Kind erleichtert. Umsorgt zu sein, ist gut für den Milchfluss. Manchmal übernehmen auch Partner stellvertretend die »Doula«-Rolle. Es gibt mittlerweile auch zahlreiche intensiv ausgebildete Doula-Geburtsbegleiterinnen (zum Beispiel unter doula-info.de).

In Deutschland ist die Betreuung durch eine Hebamme in den ersten zwölf Wochen nach der Geburt eine Leistung der gesetzlichen Krankenkassen. Zusätzlich kann von Arzt oder Hebamme der Einsatz einer Mütter- oder Familienpflegerin für mehrere Stunden täglich verordnet werden. Dies ist gerade nach schweren Geburten oder bei schwierigen Wochenbettverläufen eine gute Entlastung.

Eine Stillgruppe besuchen

Wenn du in deinem familiären Umkreis keine Modelle für befriedigendes Stillen hast, wird es dir guttun, schon während der Schwangerschaft eine Stillgruppe zu besuchen. Bei den Treffen kannst du erleben, wie Mütter zwanglos und selbstverständlich ihre Kinder stillen, du siehst, wie faszinierend unterschiedlich Babys sind. Du hörst von Problemen, die andere überwunden haben, und gewinnst so die Zuversicht, dass dies auch dir bestimmt gelingen wird. Du lernst die Stillgruppenleiterin und andere erfahrene Stillmütter kennen und weißt, dass du sie jederzeit anrufen kannst, falls du irgendwelche Probleme hast.

»Wenn ich nicht schon vor der Geburt in der Stillgruppe erlebt hätte, dass auch andere Frauen mit dem Stillen Schwierigkeiten hatten und diese überwinden konnten – ich glaube, ich hätte schon nach einer Woche aufgegeben!«

Der zehnte Schritt in der Erklärung von WHO und UNICEF zum erfolgreichen Stillen (siehe Anhang) lautet: *Die Entstehung von Stillgruppen fördern und Mütter bei der Entlassung aus der Klinik oder Entbindungseinrichtung mit diesen Gruppen in Kontakt bringen*. Heute gibt es allein in Deutschland über 1000 (!) Stillgruppen. Dabei ist diese Selbsthilfebewegung noch gar nicht so alt. Erst 1976 gründeten eine Handvoll Frauen, darunter ich selbst, die ersten La Leche Liga-Stillgruppen in Deutschland und halfen brieflich und telefonisch weiter, wenn persönliche Kontakte nicht möglich waren. Wir ersten Stillberaterinnen waren durch die La Leche League International

(Chicago) ausgebildet worden. Die LLL war 20 Jahre zuvor entstanden, als sieben Frauen bei einem Picknick im Gespräch miteinander erkannten, dass sie sich in einer stillfeindlichen Zeit und Umgebung gegenseitig unterstützen könnten.

Die Gründungsmütter lasen und sammelten alle relevanten wissenschaftlichen Beiträge, die sie finden konnten, und wurden bald zu Expertinnen auf diesem Gebiet. In einer puritanischen Umgebung wollten sie das Wort »Brust« (breastfeeding) vermeiden und gaben sich die poetische Bezeichnung »La Leche League«, nach einer spanischen Madonna »der guten Entbindung und der reichhaltigen Milch«. Sie ahnten damals noch nicht, welch große Kreise ihre Arbeit ziehen würde: Heute beraten viele tausende ehrenamtliche Stillberaterinnen der La Leche League stillende Mütter in 78 Ländern rund um die Erde! Die Empfehlungen der La Leche League beruhen auf den Forschungsarbeiten eines qualifizierten, wissenschaftlichen Beratungskomitees sowie den Erfahrungen unzähliger Mütter.

Diese Informationen werden von Frauen weitergegeben, die selbst gestillt haben und von der LLL zu Leiterinnen ausgebildet wurden. In

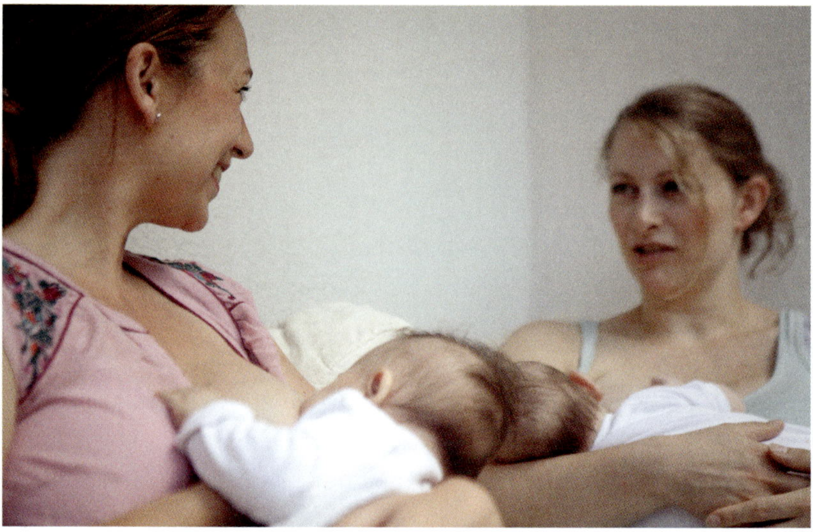

»Babytreffen« zum gemeinsamen Erfahrungsaustausch

Kursräumen, Praxen, Kliniken oder auch Privatwohnungen organisieren sie monatlich ein offenes Treffen für schwangere und stillende Mütter (herzlich gerne mit Baby), wo Frauen von Mutter zu Mutter lernen können. Der Erfahrungsaustausch stärkt das Vertrauen in die eigene Stillfähigkeit und hilft, über Hürden hinwegzukommen.

1980 wurde in Deutschland eine weitere Selbsthilfe-Initiative von Sylvia Brunn ins Leben gerufen: die *Arbeitsgemeinschaft Freier Stillgruppen (AFS) e.V.*

Seit 2013 bildet auch das *Deutsche Ausbildungsinstitut für Stillbegleitung* Stillberaterinnen aus.

LLL und AFS arbeiten ehrenamtlich, beide geben ungemein hilfreiche und interessante Publikationen heraus. Unterstützung durch Mitgliedschaft oder Abonnement der sehr informativen Rundbriefe ist sehr erwünscht. Eine Liste der Gruppen und Leiterinnen findet man im Internet. Eigentlich wird der Name »Stillgruppe« gar nicht mehr dem gerecht, was in diesen Gruppen geschieht. Mütter (und auch Väter) erhalten dort nicht nur Stillhilfe, sondern im Austausch miteinander eigentlich Lebenshilfe in allen Fragen, die junge Eltern betreffen. Man lernt voneinander. Bereichernde Freundschaften werden geschlossen, Erfahrungen ausgetauscht, und die schon älteren Babys kommen in den Genuss der Begegnung mit Gleichaltrigen.

Kein Wunder, dass der Besuch solcher Treffen mehr und mehr zur Selbstverständlichkeit wird..

Still- und Laktationsberaterinnen IBCLC helfen in besonderen Situationen

Seit den 1980er-Jahren bieten examinierte Laktationsberaterinnen als Berufsgruppe professionelle Stillhilfe an (regionale Adressen über www.bdl-stillen.de). Sie kommen aus medizinischen und pflegerischen Berufen und arbeiten freiberuflich und in Kliniken. Dort helfen sie dabei, im Anschluss an die Geburt und auf der Wochenbett- oder der Frühgeborenenstation für einen guten Stillanfang und eine gute Stillbegleitung zu sorgen. Frag nach, ob es auch auf deiner Station eine Laktationsberaterin gibt. Hebammen begleiten das Stillen im Rahmen der Wochenbettbetreuung, aber auch darüber hinaus bis zum Ende der Stillzeit. Bereits vor der Geburt können Gespräche mit der Hebamme auf das Stillen vorbereiten. Die Hebammenbetreuung ist eine Leistung der gesetzlichen Krankenkassen. Die Kosten für eine freiberufliche Stillberaterin werden aktuell noch nicht von den Kassen ersetzt. Es empfiehlt sich aber trotzdem die Rechnung dafür einzureichen, damit die Notwendigkeit dieser professionellen Unterstützung ins Bewusstsein rückt.

Information und Hilfe über das Internet

Rund um das Thema Stillen haben alle Organisationen und Beratungsstellen eine eigene Homepage im Internet eingerichtet (Adressen siehe Anhang). Dort kann man zum Beispiel Fragen stellen übers Elternsein und Stillen, sich mit anderen Müttern austauschen, eine Hebamme finden oder herausfinden, wo die nächstliegende LLL- und AFS-Gruppe ist oder wo es in deiner Nähe Geburtsvorbereitungskurse oder PEKiP-Mutter- Kind-Treffen gibt. Bei anderen Adressen bekommt man Literaturempfehlungen oder Tipps in Bezug auf Kindererziehung, Babymassage, Schrei- und Schlafprobleme und vieles andere mehr.

Im nächsten Kapitel geht es um Hilfen, die dich gedanklich und seelisch auf das Mutterwerden vorbereiten, sowie um konkrete Anregungen, die dir helfen können, immer wieder zu deiner Mitte zu kommen und gleichzeitig im Fluss zu sein. Und genau dies hat natürlich auch positive Auswirkungen auf deinen Milchspendereflex.

3

Einstimmung auf Mutterwerden und Stillen

Ein kleines Wesen auf seinem Weg ins Leben zu begleiten, ist eine sehr lohnenswerte Aufgabe – und sie fordert uns heraus in unserem ganzen Sein. Wie können wir uns selbst unterstützen und vorbereiten, um dieser Aufgabe zu begegnen, um ihr gewachsen zu sein? Nutze die Schwangerschaft als eine Übergangszeit, die uns die Natur geschenkt hat, um sich auf das Mutterwerden um- und einzustellen.

Baue während der Schwangerschaft Kraftreserven auf durch Zeit für Muße und Besinnung. Wenn wir bereits erschöpft und ausgelaugt in die Geburt hineingehen, weil wir glauben, davor noch so viel erledigen zu müssen, werden wir uns in dieser ersten Zeit bestimmt bald ausgebrannt fühlen. Der Mutterschutz hat durchaus seine Berechtigung.

Lege eine ruhigere Gangart ein. Nimm dir vor der Geburt ausgiebig Zeit für heilsamen Schlaf, Ruhe und Muße, für Musikhören, für Spaziergänge, für Einfach-auf-einer-Bank-Sitzen, die Weite oder Stille der Natur in dir aufnehmend. Nimm dir Zeit, in dich zu gehen, in dich zu spüren. Das ist kein Luxus. Du entwickelst dadurch ein Depot an Gelassenheit, Ruhe und Kraft, das sich positiv auf deine Beziehung zu deinem Kind und natürlich auch auf das Fließen deiner Milch auswirken wird. Und sicherlich hat auch dein Baby in deinem Bauch schon etwas von deiner wachsenden Ausgeglichenheit.

Zu dir selbst finden – die beste Voraussetzung für Stillen und Muttersein

Die ersten Tage und Wochen nach der Geburt können ganz schön herausfordernd sein. Alles ist neu, alles ist ungewohnt. Du und dein Baby – ihr müsst euch ja erst aneinander gewöhnen. Dein Kind muss lernen, dass diese Welt gut ist, dass seine Bedürfnisse ernst genommen und erfüllt werden, dass es *gut ist, da zu sein.* So ordnest du anfangs deinen Rhythmus dem deines Kindes unter – eine lohnenswerte Entscheidung und ganz natürlich. Doch das Resultat können Schlafdefizit und Erschöpfung sein. Du hast manchmal das Gefühl, neben dir zu stehen. Und schon breiten sich Spannungen im Körper aus, die deine Milch zurückhalten können. Gelingt es dir, in eine Entspannung zu kommen – dich zu öffnen, dich hinzugeben –, kann die Milch frei fließen. Du fühlst dich sicherer im Umgang mit deinem Kind und in dem Erspüren dessen, was es braucht.

Leicht gesagt! Vielleicht hast du ja Wege für dich gefunden, wie du immer wieder zu Gelassenheit finden und in ein neues Gleichgewicht kommen kannst. Aber unter Stress fallen einem oft die einfachsten Möglichkeiten nicht ein. Deshalb gebe ich in diesem Kapitel einige Anregungen, von denen du manches z.T. schon während der Schwangerschaft ausprobieren und einüben kannst, damit es dir dann, wenn du es wirklich brauchst, vertraut ist und zur Verfügung steht. Suche heraus, was zu dir passt.

Wenn dein kleines Baby dann schläft, lass dich nicht gleich von der Hausarbeit verführen – gönne dir ruhig immer wieder Zeit für dich. Tanke Kraft, um für deine Familie da sein zu können. Also beginne jetzt – während der Schwangerschaft.

Gedankliche Einstimmung

Die Energie unserer Gedanken hat eine große Kraft. Nutze diese Kraft, um positive Voraussetzungen für das Muttersein und das Stillen zu schaffen.

Vertrauen und Kraft durch positive Gedanken

Positives Denken wirkt sich auf unseren Körper und auf unsere Gefühle aus. Wenn wir uns vergegenwärtigen, dass die Mütter dieser Erde überall zu allen Zeiten ihre Kinder gestillt haben, wird dies unser Vertrauen stärken, dass Stillen selbstverständlicher Teil unserer weiblichen Natur ist und wir dafür geschaffen sind. Tief daran zu glauben, dass Schwierigkeiten überwindbar sind, lässt dich beim Auftreten von Problemen nicht gleich aufgeben, sondern macht dir Mut, nach Lösungen und Hilfe zu suchen. Von den großen Vorteilen des Stillens zutiefst überzeugt zu sein und diese deinem Kind zukommen lassen zu wollen, schenkt dir Kraft im Umgang mit Problemen und macht dich ein Stück immun gegen widerläufige Bemerkungen und Behandlung von außen.

»Ohne die Ermutigung, die ich in Ihrem Buch fand, hätte ich das Stillen ganz bestimmt nach drei Wochen entnervt aufgegeben. Aber ich bekam dadurch die Sicherheit, dass Stillen etwas ganz Natürliches ist und kein Kind nach Plan funktioniert (wie es im Krankenhaus allzu oft praktiziert wird) und dass ich jegliche Probleme überwinden könnte. Svenjas Bedürfnisse sind für mich das Maß aller Dinge.«

»Zu dieser Ruhe und insbesondere zu der Hartnäckigkeit, mit der ich meine Überzeugung und Wünsche in der Klinik vertreten habe und mit der ich auf Schwierigkeiten gefasst war, hat wesentlich Ihr Buch beigetragen. Neben allen wertvollen Informationen vermittelt es in erster Linie: Es geht, wenn du willst. Es gelingt, wenn du Geduld und Liebe hast. Es ist ganz einfach, wenn du dich auf die Bedürfnisse dieses kleinen Wesens einstellst – es sagt dir doch, was es braucht!«

Gelassenheit durch realistische Erwartungen

In den Medien werden uns meistens strahlende Mütter mit lachenden Babys gezeigt. Muttersein bedeutet also eitel Sonnenschein? Natürlich nicht! Mutter zu werden ist eine der einschneidendsten Erfahrungen in unserem Leben – unser Leben ändert sich total. Das Alte vergeht – etwas ganz Neues, noch Unbekanntes entsteht. Und gerade in dieser Übergangszeit zur Elternschaft – angefangen vom Bekanntwerden der Schwangerschaft bis eine ganze Weile nach der Geburt – erleben die meisten von uns Wechselbäder der Gefühle: himmelhoch jauchzend – zu Tode betrübt. Höchste Glückseligkeit und überschäumende Freude wechseln ab mit Ängsten, Unsicherheit, Erschöpfung und Gefühlen des Überwältigtseins. Das ist normal und allein schon durch die Hormonlage bedingt. Probleme – auch Stillprobleme – kommen oft von überhöhten Ansprüchen an uns selbst und dem Gefühl von Versagen, wenn wir dann unseren eigenen Ansprüchen nicht gerecht werden. Leistungs*druck* ist dem Stillen abträglich.

Um diesen abträglichen Tendenzen entgegenzuwirken, kannst du dich von folgenden Botschaften leiten lassen:

- In dieser Umbruchszeit *dürfen* meine Gefühle schwanken.
- Ich *muss nicht* sofort großartige Muttergefühle haben – mein Kind *darf* mir zunächst ruhig fremd vorkommen.
- Bindung und Liebe *dürfen* allmählich wachsen. Ich *darf* mir Zeit lassen, damit wir uns aneinander gewöhnen (auf sechs bis acht Wochen sollte ich mich mindestens einstellen).
- Ich *muss nicht* Haushalt und Mutterschaft »im Griff« haben – Ersteres *darf* ich zugunsten des jetzt Wichtigeren ruhig einmal vernachlässigen.
- Ich *darf* mir helfen lassen.
- Ruhe ist kein Luxus.

Körperliche Einstimmung – Hinwendung zum Körper

Unser Körper ist auch das Zuhause von Gedanken und Gefühlen. Unsere Erfahrungen sind im Körper gespeichert. Emotionale Verletzungen, Verbiegungen, frühkindliche Entbehrungen, Stress, unfreundliches, ungemäßes Verhalten uns selbst gegenüber, Verstöße gegen den eigenen Rhythmus, Zurückhalten unserer natürlichen Gefühle und unserer Kraft – all dies schreibt sich unerbittlich in den Zellen des Körpers fest. Manchmal mussten wir vielleicht zu unserem Selbstschutz Teile von uns innerlich abspalten, sie aus unserem Bewusstsein ausklammern. Dann machten wir »zu«. Unser Körper wurde an einigen Stellen unbelebt, seine Schwingungen verhalten und unsere Atembewegung gestört – manchmal auf ein Minimum reduziert.

Babys haben sehr feine Antennen für unsere Befindlichkeit, die sich über unseren Körper und unseren Atem ausdrückt. Sie werden davon beeinflusst und reagieren darauf. Wenn du dich wohl fühlst in deinem Körper und in Einklang mit deiner Umgebung bist, wird dein Baby davon profitieren. Wenn nicht, ist die Schwangerschaft eine wunderbare Chance, dich vorbereitend liebevoll deinem Körper zuzuwenden. Schwangerschaft birgt in sich ein großes Potenzial für Veränderung, Verwandlung, Reifung – ein guter Grund, jetzt mit harmonisierenden Übungen zu experimentieren.

Wenn du deinen Körper und deine Bewegungen als lustvoll erfährst, kannst du auch die lustvollen und lebensstarken Bewegungen und Lebensäußerungen deines Kindes besser zulassen. Auch deiner Partnerschaft kommt es zugute, wenn du dir deinen Körper mehr zu eigen machst – ganz neue Formen von körperlicher Begegnung können da entstehen. Und – was naheliegend ist – ein besseres Körpergefühl kann natürlich die Geburt erleichtern.

Es gibt viele Wege der ganzheitlichen Körperarbeit, die die Harmonisierung von Körper, Geist und Seele anstreben – Yoga und Bauchtanz für Schwangere, Haptonomie, Zilgrei, Shiatsu, Reiki, Craniosacral-Therapie, Tai-Chi, Osteopathie – um einige davon zu nennen. Sicherlich wird etwas davon in deiner Nähe angeboten.

Ein weiterer Weg ist die *Atemarbeit des Erfahrbaren Atems nach Professor Ilse Middendorf.* Darin bin ich ausgebildet, und so gebe ich nachfolgend eine konkrete Anleitung zu solchen ganzheitlichen Übungsweisen. Sie können dir (schon während der Schwangerschaft) helfen, dich harmonischer, lebendiger und entspannter zu fühlen, was natürlich auf das Seelische ausstrahlt … und sie können die Milch besser fließen lassen. Es geht dabei nicht um die Vermittlung von Atemtechniken, sondern um indirekte Wege, den Atem – und damit unsere Lebenskraft – ins Fließen zu bringen und zu harmonisieren.

> Je mehr du deinen eigenen Körper empfindest, desto besser kannst du dich in dein Baby einfühlen.

Den Atem harmonisieren

Unser Atem steht in Verbindung mit allen Bereichen unseres Seins – körperlich, seelisch und geistig. Er wirkt sich u. a. auf Organtätigkeit, Stoffwechsel, Muskelspannung, Nervensystem, Hormonhaushalt aus sowie auf unsere Gefühle und Gedanken. Er hat auch Einfluss auf das Fließen unserer Körperflüssigkeiten einschließlich der Milch. Indem wir unseren Atem harmonisieren und befreien, fördern wir unser körperlich-seelisch-geistiges Gleichgewicht. Dies kommt dem Stillen sehr zugute.

Die nachfolgenden Übungen stammen aus der Middendorf'schen Atemarbeit und sind leicht umzusetzen. Sie führen zur Balance zwischen Körper, Geist und Seele und unterstützen dich darin, beim Stillen ganz gelassen sein zu können. Du kannst die Übungsanleitungen auch auf eine Audiodatei aufsprechen oder jemanden mit einer wohltuenden Stimme bitten, dies für dich zu tun.

Übung

Das **Dehnen** ist eine einfache, aber ungeheuer wirkungsvolle Übung. Mache es dir zur Gewohnheit, dich im Laufe des Tages immer wieder mal zu dehnen und zu räkeln – ganz genüsslich wie eine Katze. Wenn du dich dehnst, wirst du bemerken, dass dein Atem ganz von alleine einfließen will. Wenn du loslässt, nimm gewahr, dass dein Atem ausfließt. Nach einem Moment der natürlichen Atemruhe lass dich von deinem Körper in die nächste Dehnung führen. Lass Atem und Bewegung sich finden. Gönne dir viel Zeit.

Welche Gegenden deines Körpers rufen dich, verlangen nach Raum und Belebung? Deine Gelenke – Hand-, Ellbogen- und Schultergelenke, Fuß-, Knie- und Hüftgelenke, Kiefergelenke, die einzelnen Wirbel der Wirbelsäule? Vielleicht auch Rücken, Schultern und Nacken, die sich gewöhnlich zusammenziehen, wenn wir gestresst sind. Es mag dir guttun, Teile des Gesichts und den Innenraum des Mundes zu dehnen (spürst du dabei Auswirkungen im Rest deines Körpers?). Achte darauf, dich nicht zu überstrecken; dies würde deinen Körper verfestigen. Kleine Dehnbewegungen können sogar wirkungsvoller sein als ganz ausladende – und diese Minibewegungen kannst du sogar mit Baby an der Brust machen. Probiere es mal aus.

Lass das Dehnen aber nicht zu einem Automatismus werden, sondern nimm ganz achtsam die Stelle wahr, wo du dich gerade dehnst. Und ganz wichtig: Gönne dir nach dem Dehnen – so, wie nach jeder der folgenden Übungen – noch Zeit, um in deinen Körper hineinzuhorchen. *Fühlst du dich lebendiger, entspannter, ruhiger? Ist ein Empfinden von mehr Raum in dir entstanden? Fließt der Atem freier und leichter?* Falls dein Körper weitere Bedürfnisse signalisiert, gib ihnen nach. Wenn du beim Dehnen oder anderen Bewegungsübungen zu gähnen beginnst, unterdrücke dies nicht. Im Gegenteil, lass das Gähnen aus der Tiefe deines Seins zu und lass deinen Mund sich weit öffnen. Gähnen ist ein Zeichen von Lösung und sehr regenerierend.

Durch **Schütteln** oder **Federn** kannst du deinen Atem und Kreislauf anregen und Belastung von dir abfallen lassen. Stell dich hin, mit den Füßen beckenbreit oder so, wie es sich am bequemsten anfühlt. Mach dich locker in den Knien und verlagere dein Gewicht ein wenig nach vorn, zunächst über einem Fuß. Beginne, leicht und rhythmisch über dieser Seite zu federn – lasse deine Fersen sich leicht heben und weich zum Boden zurückkommen, die Ballen bleiben auf dem Boden. (*Wichtig*: Wenn du Krämpfe in den Waden bekommst, dann wahrscheinlich, weil die Fersen nicht auf den Boden zurückkamen.) Lasse dich dabei locker in den Gelenken, versuche, dich in Fußgelenk, Kniegelenk, Hüftgelenk, Wirbelsäulengelenken, Schultern, Nacken und auch im Kiefergelenk freizugeben.

Verlagere nun während des Federns allmählich dein Gewicht auf den anderen Fuß – und wieder zurück – in rhythmischem Wechsel von einer Seite zur anderen. Was entspricht deinem Bedürfnis heute – große oder kleine Bewegungen, meditative oder lebendige? »Schüttele ab«, was dich überfordert.

Lass dir Zeit zum Nachspüren. Frage dich: *Ist es mir etwas leichter geworden? Konnte ich etwas von der Belastung abschütteln, die durch all das Ungewohnte, durch mangelnden Schlaf usw. da sein mag?* Übrigens: Ein sanftes, rhythmisches Schütteln mögen auch viele Babys gern. Du kannst es ja ausprobieren.

Bei der nächsten Übung, dem **Sich-tragen-Lassen,** kannst du erfahren, wie sich unsere gedankliche Einstellung – gepaart mit innerer Anwesenheit – auf Körper und Atem auswirken und wie sich diese Erfahrung auf kraftvolle, symbolische Weise auf unsere Gefühle und unser ganzes Sein übertragen lässt. Nach zehn Minuten dieser Übung kannst du dich so frisch fühlen wie nach einigen Stunden Schlaf. Auf diese Weise kannst du nächtlichen Schlafmangel ausgleichen (oder dich damit nachts beim Wiedereinschlafen unterstützen, falls dich das Aufwachen »schlaucht«).

Lege dich auf einer kuscheligen Decke mit dem Rücken auf den Boden (oder auch auf das Bett). Die Arme liegen seitlich vom Körper mit den Handflächen nach unten. Platziere ein kleines Kissen unter deinen Kopf, und zwar so, dass deine Nasenspitze zur Decke zeigt. Das Zimmer soll warm sein, wenn nicht, decke dich zu. Finde ganz zu dir. Wenn du magst, schließ die Augen, um noch intensiver zu empfinden. Nimm deinen Atem wahr, ohne ihn verändern zu wollen. Spüre dann durch Haut, Kleidung und Unterlage hindurch den Kontakt zur Unterlage und sage dir: »Ich, … (eigener Name), lasse mich tragen.«

Bei der nun folgenden kleinen Wanderung durch den Körper – beginnend mit einem Fuß – nimm dir Zeit, wirklich zu spüren, wie du getragen bist. »Ich lasse mich in meinem rechten Fuß tragen … ich lasse mich in meinem Fußgelenk tragen (auch wenn dies nicht den Boden berührt – stell dir vor, der Boden kommt dem Gelenk entgegen und schmiegt sich sanft an) … ich lasse mich in meinem rechten Unterschenkel tragen, … in meinem Knie (der Boden schmiegt sich an), … in meinem rechten Oberschenkel. Ich lasse Bein und Fuß tragen vom Boden, auf dem ich liege.« Spüre einen Moment nach. *Wie fühlt sich dieses Bein im Vergleich zum anderen an? Fühlt es sich wärmer oder größer an? Schwerer oder leichter? Lebendiger?*

Wende dich nun der anderen Seite zu: »Ich lasse mich in meinem linken Fuß tragen (der Boden schmiegt sich an), … im Fußgelenk, … in meinem linken Unterschenkel, im Knie, … im linken Oberschenkel, … in meinem linken Bein insgesamt.« *Wie fühlt sich diese Seite jetzt an? Wie fühlen sich die Beine an im Vergleich zum Rest des Körpers? Sind die Beine nun wieder ausgeglichen?*

Fahre fort: »Ich lasse mich in meinem Kreuzbein tragen – dieser breiten Knochenplatte am unteren Rücken, … in meinem Becken insgesamt, … in meinem Lendenbereich (der Boden schmiegt sich auch hier an). Meine Rippen werden getragen (der Boden schmiegt sich an), … mein ganzer oberer Rücken mit den Schulterblättern, … die Wirbelsäule. Ich lasse mich in meinen Schultern tragen vom Boden oder Bett, auf dem ich liege. Ich lasse mich in meinem rechten Oberarm tragen, meinem Ellbogen, meinem rechten Unterarm, meinem Handgelenk, meiner rechten Hand (*vergleiche beide Arme*), … meinem linken Oberarm, meinem Ellbogen, meinem linken Unterarm, meinem Handgelenk, meiner linken Hand. Auch meinen Nacken lasse ich tragen – der Boden schmiegt sich an … Ich lasse meinen Kopf tragen und bergen vom Boden oder vom Kissen, auf dem ich liege – er darf wie in einer Schale ruhen. Ich lasse mich tragen von Kopf bis Fuß und von Fuß bis Kopf.«

Nimm dich nun als Ganzes wahr, getragen von der Unterlage. Du kannst dich fragen: *Wie ist mein Atem jetzt? Kann er sich mehr Raum in mir nehmen, ist er ruhiger, vielleicht gelassener geworden? Kann ich beobachten, wie der Atem kommt … geht …?* Und vielleicht merkst du sogar eine kleine Pause, bevor der nächste Atem in dich einfließt – *ein … aus … Pause* – ewiger, beständiger Atemfluss. Mag sein, dass du dich jetzt regeneriert fühlst; die Nerven, die bloßgelegt waren, haben sich etwas besänftigt. Wenn du genügend nachgespürt hast, dehne dich und räkle dich und stehe langsam und behutsam auf. Schau, ob du dir diesen Zustand ein Weilchen erhalten kannst, indem du dich immer wieder daran erinnerst.

Achtsame Berührung und Massage

Eine weitere Möglichkeit, zu dir zu kommen, ist die Kraft *achtsamer Berührung*. Sie wird immer wieder an vielen Stellen dieses Buches erwähnt. Wenn du eine Hand oder beide Hände auf bestimmte Stellen deines Körpers legst und dort ganz anwesend bist, kann so etwas wie eine »Körperkommunikation« entstehen: Die Hand wendet sich einer Stelle zu, und diese »antwortet«. Durch die Berührung schickst du automatisch Atembewegung an diese Stelle, und dort, wo der Atem sich ausbreitet, beginnen Spannungen sich zu lösen. Je mehr du dich innerlich deinen Händen zuwenden kannst, desto wirkungsvoller das Resultat. Deine Empfindungsfähigkeit wird ständig wachsen.

Für diese Übung setzt du dich am besten ganz vorn auf die Kante eines flachen Stuhls oder Hockers. Lasse deine Füße, die in kleinem Abstand voneinander flach auf dem Boden stehen, sich mit dem Boden wie »verwurzeln«. Lasse dich mit deinen Sitzknochen ganz auf der Sitzfläche nieder und lass dein Rückgrat, Wirbel für Wirbel nach oben »wachsen« – wie eine Blume, die sich zur Sonne hindehnt. Wenn du dies auf sanfte Weise tust, wird sich dein Rücken sanft aufrichten und sich dabei nicht verfestigen, sondern lebendig und vom Atem bewegt bleiben. Der Kopf mit dem Scheitel als höchstem Punkt sitzt dann ganz selbstverständlich auf den Halswirbeln. (Du kannst auch die Übung machen, während du bequem liegst.)

Übung

Bring Energie in deine Hände, indem du sie zunächst reibst und dann achtsam und bewusst eine Handfläche mit dem Daumen oder Handballen der anderen Hand von der Mitte aus sternförmig ausstreichst. Dann gib mit dem Daumen der einen Hand einen Druck in die Handmitte der anderen oder vollziehe mit festem und dennoch wohltuendem Druck spiralenförmige Bewegungen, so, als ob du immer tiefer in die Mitte der Hand eintauchen könntest. Drücke auch deine Fingerkuppen. Nimm dir einen Moment Zeit, um nachzuspüren, wie sich die so berührte Hand anfühlt, bevor du dich deiner anderen Hand auf dieselbe Weise widmest. *Wirkt sie lebendiger, wärmer, weiter? Wie spürst du deine Handmitte?*

Mit deinen lebendigen Händen wirst du nun **nacheinander verschiedene Stellen berühren** – wobei du dich innerlich ganz auf deine Hände konzentrierst. Lass dir immer viel Zeit für die Berührung selbst und dafür, nachzuspüren, was sich verändert hat. Wenn du dich wirklich auf die Berührung einlässt, werden vielleicht deine Augen feucht oder deine Nase beginnt zu laufen – ein Zeichen dafür, dass die Berührung sehr in die Tiefe gegangen ist. Wahrscheinlich beginnst du auch zu gähnen. Und du spürst – vielleicht zuerst nur zaghaft an manchen Stellen – ein Weit- und Schmalwerden unter deinen Händen – den Rhythmus deines Atems. *Mache dies aber nicht, lass es geschehen.* Sei nur ganz achtsam, wo immer du gerade berührst – der Atem stellt sich dann von selbst ein.

Lege als Erstes **deine Hände** breit und satt links und rechts **auf deinen Unterbauch**, so als ob du von den Handflächen und -mitten Ruhe in deinen Körper ausstrahlen wolltest. Können die so »angestrahlten« Stellen sich anschmiegen an die Hände, wie es eine Katze bei Berührung tut? Kommt von dort eine Reaktion, vielleicht in Form von Wärme, Kribbeln oder Gurgeln der Därme?…

Dann lege deine **Hände auf dein Kreuzbein** (möglicherweise ist dort eine Berührung mit den Handrücken bequemer). Kann das Kreuzbein sich an deine Hände ankuscheln?… Vielleicht zieht es dich als Nächstes zur Nierengegend, eine Gegend, die bei Stress oft sehr eingezogen ist. Wird es warm unter deinen Händen? Spürst du Bewegung? Weit, schmal?… Lass dir Zeit.… Wandere weiter zu den vorderen unteren Rippen … Lege dann eine Hand in die Achselhöhle, dann die andere … dann berühre nacheinander links und rechts die kuhlige Gegend unterhalb des Schlüsselbeins. Lass dir immer wieder Zeit zum Nachspüren … Dann kuschele deine Handhöhlen wie ein kleines Nestchen nacheinander um deine Schulterkuppen.

Vielleicht schaffst du es auch, deine **Hände auf die Wirbelsäule** zu legen – die eine Hand mit dem Handrücken in die Lendenwirbelsäule, die andere Hand liegt breitflächig, vom Nacken kommend, auf der oberen Wirbelsäule. (Wenn die Arme ermüden, kannst du tauschen.)

Auch tut es gut, deinen **Kopf zwischen deine Hände** zu nehmen, eine Hand auf dem Hinterkopf, die andere auf der Stirn. Möglicherweise melden sich noch andere Stellen, denen Berührung gut täte – Nacken, Gesicht, Augen, Ellbeuge, Handgelenk, Knie. Lege dann deine Hände sanft auf deine Brüste. Spüre, wie deine Handflächen sich zu den Brüsten hin »öffnen«, und wie diese darauf reagieren.

Zum Abschluss lege **eine Hand** ruhig und gesammelt **auf das Dreieck zwischen »Nabellinie« und Rippenbögen** – in deine Körpermitte, die Mitte deines Seins. Platziere die andere Hand mit dem Handrücken genau dieser Hand gegenüber im Lendenbereich. Lass die anfangs angeregten Handmitten direkt in der Mittellinie deines Körpers ihren Platz finden. Kannst du dich zwischen deinen Händen wahrnehmen? Kannst du das Weit und Schmal deines Atems spüren? Geborgen zwischen deinen Händen, kann sich dein Atem ohne dein direktes Zutun verändern. Außerdem regt dies mit der Zeit

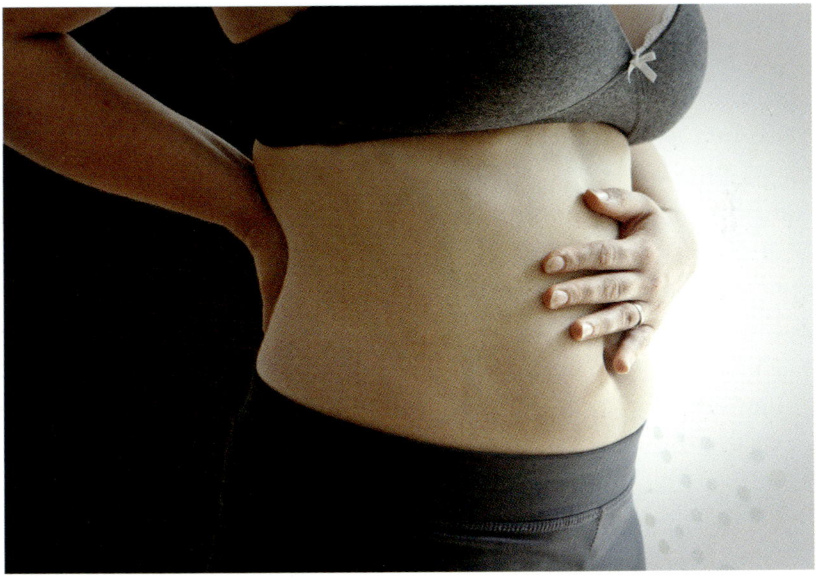

Der Atem fließt in deine Körpermitte

die zentrale Atembewegung in deiner Mitte mehr an, so dass sie sich dann von dort in dir ausbreiten kann. Du kannst dich fragen:

Wie fühle ich mich jetzt in meinem Körper, wie sind meine Gefühle, meine Gedanken, meine Stimmung? Empfinde ich mehr Ruhe und Gelassenheit, mehr Raum, mehr Kraft – bin ich mehr in Verbindung mit meinen inneren Kraftquellen? Wie und wo ist mein Atem jetzt?

Wahrscheinlich durchströmt dich jetzt eine warme, lebendige Ruhe.

Wenn du einmal mit dieser Form der »achtsamen Berührung« vertraut geworden bist, kannst du sie jederzeit zwischendrin machen – dich mal kurz einem Handgelenk oder einer Schulterkuppe zuwenden – oder eine Hand in die Achselhöhle legen – was immer dir guttut. Das geht sogar mit Baby im Arm. Auf diese Art kannst du dich beruhigen und lernen, den »Stresszyklus« zu durchbrechen. Du wirst bald merken, wie wohltuend diese Berührung ist und wie körperliche Gesundheit und seelische Kraft dadurch erwachsen.

Durch diese Eigenberührung wird sich die Qualität deiner Berührung insgesamt verändern, was auch deinem Baby und deinem Partner sehr zugutekommen wird. Dein Baby wird sich von dir wirklich berührt fühlen und wird diesen Händen vertrauen und sich von ihnen gehalten fühlen. Du wirst es mit deiner achtsamen Berührung beruhigen können, ganz zu schweigen von den positiven gesundheitlichen Auswirkungen (siehe Abschnitt »Körperkontakt und Stillen« im Kapitel 1). Während eines wissenschaftlichen Praktikums im Rahmen meines Studiums wurde mir bei Auswertungen von Videos über Eltern-Kind-Interaktionen bewusst, welche Auswirkungen die Qualität von Berührung auf die Beziehungswilligkeit und -freude von Babys hat.

- Nicht nur die direkte, sondern auch die innere Zuwendung allein bewirkt schon viel. Wenn du die nächste Stillzeit bald erwartest, wende dich mit deiner *inneren Aufmerksamkeit zu deiner Brust*, spüre einfach hin. Vielleicht ist dir die Vorstellung angenehm, dass deine Brüste von der Sonne oder einem lauen Wind liebkost werden. *Kannst du dies genießen?* Ein Gefühl von Wärme oder ein Prickeln können in deiner Brust zu spüren sein.

- Vielleicht willst du in dieser Zeit, in der du so viel gibst, selbst einmal Nehmende sein – dich einmal »verwöhnen« lassen durch eine Form ganzheitlicher Körperarbeit (siehe Abschnitt »Körperliche Einstimmung – Hinwendung zum Körper« im Kapitel 3 und Adressen im Anhang). Dies kann zum Beispiel durch eine Atembehandlung sein, wobei dir eine ausgebildete Therapeutin über ihre Hände hilft, deinen vielleicht durch Schlafmangel aus dem Rhythmus geratenen oder durch Anspannung flach gewordenen Atem zu harmonisieren.

Weitere Wege, um zu dir zu kommen und deinen Milchfluss zu fördern

Einen besonderen Platz schaffen

Es ist ein menschlicher Grundrhythmus, zu pendeln zwischen dem Sich-der-Welt/Beziehungen/Aufgaben-Stellen und dem »Sich-Einrollen« – dem »Bei-sich-Sein«. Wenn diese Rhythmen in Balance sind, befinden wir uns im Gleichgewicht. In der Partnerschaft müssen wir darauf achten, und auch in Hinblick auf das Baby ist es gut, ein Auge darauf zu halten, dass die Balance so gut es geht stimmt.

Es mag hilfreich sein, einen Platz zu haben, an dem du dich wohl und geborgen fühlst und ungestört sein kannst, und an den du dich bei Bedarf zurückziehen kannst – deinen besonderen Platz. Mach dich auf die Suche nach einem angenehmen Ort in deinem Zuhause, an dem dein Atem tiefer und ruhiger wird und an dem du dich getragen fühlst – ein Ort, der für dich zu einer Oase oder vielleicht zu einer Art Kraftplatz werden kann. Dort kannst du hingehen, wenn du zu dir finden willst, und auch, um harmonisierende Körper- und Atemübungen zu machen.

Richte es dir so ein, dass du dich dort wohl fühlst und gegebenenfalls auch einige Zeit bequem aufrecht sitzen kannst. Gut wäre auch, dass du Bewegungsspielraum hast. Für die Körperübungen sind ein

Hocker, eine Decke und ein kleines Kissen sinnvoll, für das Sitzen in der Stille ein Sitzkissen oder was immer *dir* entspricht.

Vielleicht magst du die Besonderheit des Ortes für dich hervorheben, indem du eine Blume, eine Kerze, ein Duftlämpchen oder Objekte und Symbole hinstellst oder -legst, die für dich bedeutungsvoll sind oder die dir helfen, ruhig zu werden und dich zu zentrieren. Vielleicht willst du ein Tagebuch, Malblock und Farben mit viel Ausdruckskraft und einem breiten Farbenspektrum bereithalten.

Finden, was du gerade brauchst

Wann immer du das Bedürfnis hast, zu dir zu kommen – zu innerer Harmonie, Ruhe, Belebung oder Kraft zu finden –, oder dir einfach Zeit für dich selbst nehmen willst, gehe zu deinem »Kraftplatz«. Betrachte die Liste unten, die einen Überblick über die in diesem Kapitel enthaltenen Anregungen gibt. Schließe deine Augen und konzentriere dich ganz auf deinen Atem. Sei ein Weilchen einfach bei deinem Atem – seinem Kommen und Gehen – ganz ohne Absicht. Öffne dann deine Augen, schau auf die Liste und lasse dich anziehen von einem Punkt, der für dich in diesem Moment gut und machbar ist. Vertraue deiner inneren Stimme, die dich das finden lässt, was für dich jetzt richtig ist. Was immer du wählst, *beginne jedes Mal mit dem Dehnen* – der ersten Übung im Abschnitt »Atem«.

Kreative Möglichkeiten

- Vielleicht hast du auch zwischendurch Lust zu *tanzen*, so ganz allein für dich. Lasse dich von der Musik locken und von deinem Körper führen. Tanze deine Sanftheit und deine Kraft, deine Leichtigkeit und deine Schwere, deine Freude und deine Traurigkeit, deine Unbeschwertheit und deine Frustration, deinen Stress und deine Harmonie, deine Sicherheit und deine Zweifel, deine Liebe und deine Ängste. Werde zu Wasser, zu Feuer, zu Luft, zur Erde, die dich trägt … einer Wolke, einem Fels in der Brandung, einem Baum, bewegt vom Wind, einer Blüte, die sich zu ihrer vollen Schönheit entfaltet – was immer dir gerade zufällt. Dann spüre im

Körper	Innere Quellen	Natur
Sich dehnen	Malen	Spazieren gehen/ Natur
Federn	Mandala ausmalen	Naturbetrachtung
Sich tragen lassen	Visualisierung	Aromatherapie
Achtsame Berührung	Singen/Summen	Bach-Blüten
Bad mit ätherischen Ölen	Tanzen	Homöopathie
Dusche – Wechsel-dusche	Tönen	Meditativ gehen
Fußbad	Musik hören: meditative anregende	
Sich verwöhnen lassen: (Aroma)massage Klopfmassage Sonstige Wege	Tagebuch schreiben	
	Engelkarten	
	Zum Kraftplatz gehen	

Stehen mit geschlossenen Augen in dich hinein. Konnte die Kraft der Bewegung und des Tanzes dich auf irgendeine Weise verwandeln?

- *Summen und Singen* kann beruhigen oder beleben, kann Freude und Leichtigkeit verstärken. Sie besänftigen auch dein Baby.
- Vielleicht möchtest du dich intensiver mit *Tönen* beschäftigen. Bewusstes Tönen kann sehr meditativ, sehr zentrierend, sehr harmonisierend, sehr kräftigend sein. Unterschiedliche Töne haben unterschiedliche Auswirkung im Körper. Selbst stimmloses Tönen (in dir) kann nach einiger Übung eine starke Wirkung haben. Wenn du neugierig darauf bist, wähle zum Ausprobieren und Beginnen eine Zeit, wo du möglichst ungestört sein kannst. Dich achtsam zu berühren, wie weiter vorn beschrieben, eignet sich gut zur Vorbereitung und Einstimmung auf das Tönen. Achte zunächst aufmerksam auf deinen Atem (vielleicht mit geschlossenen Augen): Lasse den Atem kommen und gehen, und warte, bis er von selbst

wieder kommt. Je weniger wir Atem »machen«, umso besser … – Geschehen lassen, wie er ist … Töne – singe – zuerst nur in deinem Inneren: Während dein Einatem einfließt, begleite ihn mit einem stimmlosen Vokal – ein A, ein U, ein O, ein E, ein Ä oder was sich sonst gut anfühlt. Wenn dein Atem ausfließt, lasse ihn von demselben Vokal begleiten, zunächst ebenfalls stumm – *aber nur solange dein Ausatem ganz natürlich andauert* (nicht überziehen). Nach einigem lautlosen Tönen lasse – wenn du magst – im Ausatem den Ton hörbar erklingen – jedoch ohne Druck und ohne Bemühen, laut singen zu wollen.

Mit der Zeit wirst du merken, dass die Vokale in verschiedenen Gegenden deines Körpers Raum entstehen lassen. Gemäß der Gesetzmäßigkeit, dass ein Vakuum nicht ungefüllt bleibt, wird dort, wo Raum ist, Atembewegung angezogen: Nach einiger Übung wirst du merken, dass zum Beispiel ein *U* Raum im Becken schafft, ein *O* in deiner Mitte, ein *Ä* im ganzen Rumpf; das *A* hat sein Zentrum in deiner Mitte und umhüllt dich wie eine Schale.

Mit den Tönen sind auch unterschiedliche Gefühlsqualitäten verbunden. Lasse den Ton aus deinen Körperräumen aufsteigen. Sicher will zwischen Aus- und Einatem eine kleine Atemruhe entstehen, bevor der nächste Einatem, begleitet vom stimmlosen Ton, einfließt. Lasse den Ton seine Tonlage finden. Wenn du genug hast, spüre nach innen und nimm Veränderungen in deinem Körper oder in deiner seelischen Verfassung wahr. (Tönen kann auch während des Gebärens sehr hilfreich sein.)

- **Meditative Musik** (siehe Anhang) kann harmonisierend deine Atmung beeinflussen und darüber eine ausgleichende Wirkung auf Körper und Seele haben.
- **Lebhafte Musik** dagegen kann dir wieder Schwung geben und dich aufmuntern.
- Vielleicht hast du Lust, ein **Mandala** auszumalen.

Die Natur genießen

- Die **Natur** hat eine wohltuende, erneuernde Wirkung. Versuche, so oft wie möglich hinauszugehen und Licht und Luft zu genießen. Es wird dir und deinem Kind guttun. Spaziergänge mit dem Baby, in einem Tragetuch eng an den Körper geschmiegt, sind manchmal der einzige Weg, wie ein Kind mit Koliken zu Ruhe, Schmerzfreiheit und Schlaf kommen kann.
- Zu **gehen** und dabei ganz bewusst mit deinen Füßen den Kontakt zum Boden zu spüren, wahrzunehmen, wie er dich trägt, hilft dir, zu dir zu kommen. Hilfreich ist es auch, sich auf den Atem zu fokussieren. Dein Atem harmonisiert sich mit deinen Schritten. Durch bewusstes Gehen findest du zu deinem eigenen Rhythmus zurück, in einer Zeit, in der du häufig sehr fern von deinem Rhythmus lebst, da du dich auf die Bedürfnisse deines Babys einstellen musst (und willst). Gehen kann sehr meditativ sein. Bei langen Spaziergängen in der Natur fallen dir vielleicht Antworten zu manchen Fragen zu, die dich als neue Mutter beschäftigt haben.
  Vielleicht magst du auch zwischendrin einmal anhalten, um eine bunte Blume, ein zartes Blatt oder bizarre Wolkenformationen zu betrachten oder einem Schmetterling, einem Vogel oder sanft fallenden Schneeflocken zuzuschauen.

Visualisierungen

Wenn du nicht die Möglichkeit hast, die Natur sozusagen *in natura* zu genießen, benutze deine Vorstellungskraft, um dich an einen Ort der Schönheit und des Friedens zu versetzen. Sammele dich einige Minuten und lasse dich auf deinen Atem ein. Dann lasse einen Ort vor deinem inneren Auge entstehen, einen, den du kennst oder auch nicht – ein einsamer Strand, ein anmutiger Platz in einem Park, eine blühende Bergwiese, ein duftender Rosengarten, ein Refugium unter einem eindrucksvollen Baum mit ausladenden, beschützenden Ästen, ein Rastplatz an einem plätschernden Fluss – oder irgendeine angenehme Szene, die in deinem Bewusstsein auftaucht.

Nimm diesen Ort mit all deinen Sinnen wahr: den Geruch der

Blumen oder der Tannennadeln, das Geräusch des Wassers oder der Bäume im Wind, den Geschmack der Salzluft, den lauen Wind oder die Wärme der Sonnenstrahlen auf deiner Haut. Spüre den weißen, feinen Sand unter deinen Füßen. Wenn du wieder in deinen Alltag zurückkommen willst, dehne und räkle dich. Du wirst dich sicherlich erholt und gestärkt fühlen.

Wasser als Helfer

- Wasser – das mütterliche Element, das mit unseren Gefühlen verbunden ist – kann unsere innere Lösung unterstützen. Nachdem der Wochenfluss geendet hat, kannst du dich vom Wasser »tragen lassen« in einem **warmen Bad mit ätherischen Ölen** (siehe unten), womöglich noch bei Kerzenlicht und angenehmer Musik. Dies entspannt Körper, Seele und Geist und vermittelt einen Hauch von Mutterleib. Durch ein solches Bad kannst du dich selbst ein wenig bemuttern bzw. vom Wasser »bemuttern« lassen.
- Auch eine **warme Dusche** kann helfen, Belastungen von dir abrieseln zu lassen. Wärme fördert die Durchblutung, was oft Milch in Fontänen aus der Brust sprühen lässt. Wenn du für eine Dusche oder ein Bad nicht genügend Zeit hast, kannst du deine Brüste in warmes Wasser tauchen oder einen feuchtwarmen Waschlappen auflegen und die Wärme genüsslich aufnehmen.
- Wenn du erschöpft bist, versuch's einmal mit einer **Wechseldusche**, die dich gleichzeitig entspannen und beleben kann. Beginne mit warm, auf der Rückseite an dem Punkt, der am weitesten entfernt von deinem Herzen ist, also am rechten Fuß. Sprühe zweimal rechts und zweimal links an Armen und Beinen von unten nach oben, am Rücken hinten über die Schulter nach unten. Dann auf der Vorderseite dieselbe Prozedur, durchgehend von unten nach oben. Du besprühst dich in insgesamt vier Durchgängen, beginnend mit warm, dann kalt, dann wieder warm, zum Abschluss kalt.
- Eine **kalte Abwaschung** kann dich in Zeiten großer Erschlaffung ebenfalls aufmuntern.
- Eine reine Wohltat ist auch ein bis über die Knöchel gehendes **Fuß-**

bad. Zwischen den Stillzeiten kannst du es mit ätherischen Ölen angereichert genießen. Über die Füße erreichst du den ganzen Körper, da sich dort Reflexpunkte für alle Körperteile befinden. Stelle beide Füße in ein Wännchen, das mit körperwarmem Wasser angefüllt ist, und wärme es vorsichtig mit heißem Wasser auf 41° an. Vielleicht magst du auch deine Hände eintauchen. *Kannst du spüren, wie die wohlige Wärme den Körper weit werden lässt und Lösung bringt?*

Andere natürliche Helfer

Insbesondere die **Aromatherapie** – zum Beispiel ätherische Öle als Badezusatz oder in der Duftlampe verdampft – kann sehr zu deiner Harmonisierung beitragen (siehe Abschnitt »Aromatherapie – mit ätherischen Ölen harmonisieren und stabilisieren« im Kapitel 14). Folgende ätherischen Öle sind gut geeignet, dich selbst zu verwöhnen und deine Stimmung positiv zu beeinflussen: Sandelholz, Honig, Jasmin, Vanille, Rosengeranie, Narzisse, Clementine, Petit Grain, Mandarine, Mairose und Koriander.

Mimose, Ginster, Benzoe, Tonka und Kakao vermitteln ein besonders heimeliges, kuscheliges Gefühl – ein »Nestgefühl«.

Vanille, Zeder, Neroli und Melisse wirken Angst lösend.

Für das Baby eignen sich in den ersten Lebenswochen nur die Essenzen von Rose, römischer Kamille oder Myrte, weil andere Düfte in der Phase der Geruchsprägung zu stark sein können. Je feiner der Duft, umso tiefer die Wirkung auf seelische Schichten. Anwendungsanleitungen findest du in Kapitel 14.

Bach-Blüten oder ein **homöopathisches Mittel** können ebenfalls helfen.

Der Partner (oder eine Freundin) als Helfer

- Bitte deinen Partner, dich während des Stillens ein bisschen zu verwöhnen, indem er dir ein **Fußbad** bereitet. Zum Einsatz von Essenzen in der Gegenwart des Babys eignen sich nur wie weiter oben erwähnt Rose, Myrte oder römische Kamille.

- Falls du deinen Partner in die »Kunst« der **achtsamen Berührung** eingeführt hast, kann er dir damit ebenfalls eine gute Hilfe sein. Leite ihn an, wie er seine Hände beleben kann, und bitte ihn, seine Hand (ohne zu belasten) auf einer Stelle ruhen zu lassen, die gerade bedürftig ist – vielleicht Schulterblätter oder Wirbelsäule oder Schultern. Schmiege dich in seine Hand von innen heraus ein. Sei ganz bei dieser Berührung. Vielleicht spürst du, wie Spannungen unter seiner Hand wegschmelzen, während Wärme und Lebendigkeit dort einkehren. Ist da sogar Atembewegung spürbar?
- Vielleicht mag dein Partner (selbst gut gestützt) sich hinter dich setzen und dich und euer Baby liebevoll in seinen Armen geborgen halten, während du stillst. Öffne dich großflächig mit deinem ganzen Rücken der Berührung seines Körpers, schmiege dich an. **Lasse dich von ihm »tragen«**. Dein Partner wird so ein wenig am Stillen teilhaben können, und der Körperkontakt wird euch allen dreien guttun.
- Während das Baby schläft, lasse dich ab und zu von deinem Partner oder einer Freundin mit einer **Aromamassage** (siehe Abschnitt »Aromatherapie – mit ätherischen Ölen harmonisieren und stabilisieren« im Kapitel 14) verwöhnen. Dadurch kommen deine Lebenskräfte in dieser sehr fordernden Zeit wieder ins Fließen.
- Auch eine **Klopfmassage** ist ein Weg, um dich zu beleben. Bitte deinen Partner, deinen Rücken von unten nach oben mit seinen Handflächen oder Fäusten zu beklopfen. Wichtig ist für ihn, dass seine Handgelenke federnd und locker bleiben. Am Kreuzbein und Po kann er stärker klopfen, ganz zart in der Nierengegend, und der obere Rücken liebt meistens wieder kraftvolleres Betrommeln. Gib deinem Partner Rückmeldung, wo und wie es dir gut tut.

  Er kann auch mit den Fingerspitzen klopfen – und mit entspannten Handgelenken, leicht und rhythmisch (von unten nach oben) über den Rücken wandern, so, als ob leichte Regentropfen darauf fallen. Anschließend lässt er eine Hand auf dem Kreuzbein ruhen, die andere zwischen den Schulterblättern oder er kann beide Hände auf die Schultern oder Schulterblätter legen (wieder ohne zu belasten).

Frage dich: *Wie fühlt sich der Rücken jetzt an? Was hat es mir gegeben? Kann ich die Bewegung meines Atems im Rücken spüren?* – Ihr könnt ja auch mal tauschen. Geben kann so gut sein wie Nehmen.

- Da über die Füße der ganze Körper erreicht werden kann, tut auch eine **Fußmassage** sehr gut.

Zugang zu den inneren Quellen finden

In den ersten Wochen wirst du bestimmt öfter verunsichert sein. Du willst das Beste für dein Kind, aber verstehst seine Botschaften nicht deutlich und bist dir nicht sicher, was ihm am zuträglichsten ist. Ratschläge von anderen können dich noch mehr verwirren. *Die Antworten liegen in dir*, doch der Stress schneidet dich davon ab, sie zu hören. Es braucht Zeit, still zu werden, um Zugang zu dieser leisen inneren Stimme zu finden, die mit großer Klarheit zu dir sprechen kann. Die wahre Autorität, die du dadurch gewinnen kannst, wird dir nicht nur jetzt zugutekommen, sondern wird ein wahres Geschenk für deine Kinder sein, während du sie durch das Leben geleitest. Zu Zeiten, in denen dein Baby schläft, nimm dir ein wenig Zeit, um mit dieser Quelle in deinem tiefsten Inneren in Verbindung zu kommen.

- Gehe zu deinem **Kraftplatz**. Mache zuerst eine der in diesem Kapitel geschilderten Atemübungen, um in deinem Körper »anzukommen«. Lege dann dein Tagebuch aufgeschlagen vor dich und halte einen Schreibstift bereit. Wenn du magst, zünde eine Kerze an und setze dich aufrecht hin, auf den Hocker oder auf ein Sitzkissen. Schließe die Augen. Werde still, folge deinem Atem – der deine Verbindung ist zu einer höheren, tieferen Quelle in dir, die auf alle deine Fragen Antworten hat. Du wirst vielleicht immer ruhiger dabei. Lege eine Hand in deine Herzgegend und spüre dorthin. Vielleicht magst du deine Aufmerksamkeit auch auf einen Punkt oberhalb deines linken Auges sammeln.

  Wenn du ein Problem hast, für das du Lösungen oder Antworten suchst, lasse jetzt eine Frage in dir aufsteigen. Wenn die Frage in dir sehr klar und konkret geworden ist, öffne die Augen, schreibe sie nieder und schließe die Augen erneut. Gehe mit deiner inne-

ren Aufmerksamkeit wieder zu der Stelle über deinem linken Auge und zu deinem Herzen. Stelle deine Ohren auf Hören. Warte geduldig und sei offen für das, was kommt. Zensiere in keinster Weise. Schreibe die Worte auf, die in dir aufsteigen. Schließe immer wieder die Augen, und gehe ins Hören, bis du das Gefühl hast, dass es gut ist. Danke deiner inneren Quelle.
Dann öffne die Augen und lies noch einmal, was du aufgeschrieben hast. Ist dir etwas klarer geworden? Vielleicht musst du die Worte noch eine Weile in dir bewegen, bevor du begreifst, was sie bedeuten.

- Manche Menschen kommen zu ihren eigenen Antworten am besten bei langem **Gehen**.
- Die Bach-Blüte **Cerato** hilft, Vertrauen zu der inneren Stimme zu finden.
- Ein weiterer Weg, zu Antworten zu kommen, ist das **Malen**. Dazu braucht es keinerlei Talent oder Malkenntnisse. Du benötigst nur einen Zeichenblock und eine Fülle ausdrucksvoller, leuchtkräftiger Farben (zum Beispiel Ölpastellkreiden, Pastellkreiden oder Aquarellfarben). Gehe zu deinem »Kraftplatz«, um dich dem Malen zu widmen. Lege eine Hand in deine Herzgegend, sammele dich dort eine Weile und lasse dann ein Thema oder eine Frage in dir aufsteigen, die dich bewegt – zum Beispiel »Was brauchst du, Kind?«, »Wo stehst du in deiner Entwicklung, Kind?«, »Was sind deine Bedürfnisse in der Nacht?«, »Soll ich abstillen?«, »Partnerbeziehung?« – usw. Du kannst entweder jeweils ein Bild entstehen lassen oder dir vornehmen, zu einem Themenkomplex jeweils eine Serie von sechs bis zehn oder mehr Bildern entstehen zu lassen.
Lasse eine Zeit der Meditation oder zumindest ein Schließen der Augen, einen Moment der Stille, ein inneres Schauen dem Malbeginn vorausgehen und erlaube Bildern, in dir aufzusteigen. Öffne dann die Augen und greife zu den Farben. Lasse dich von innen führen in der Auswahl der Farben (welche ziehen dich an?). Dann beginne zu malen – Linien, Formen, Symbole, Farben, so, wie es entstehen will. Gib dich innerlich ganz frei, male intuitiv ohne

großes Nachdenken und ohne Ansprüche an dich selbst – und versuche vor allem, dich möglichst nicht zu zensieren, – gerade so, als ob du neben dir stehen und dir selbst zuschauen würdest. Wenn du fertig bist, stelle das Bild ein wenig entfernt von dir auf und lasse es auf dich wirken. Du kannst dich fragen: *Was sehe ich da? Was könnte das für mich und mein Leben, meine Situation, meine Frage bedeuten? Wie stark ist dieser Teil in mir? Welche Gefühle und Gedanken löst es in mir aus, wenn ich das Bild betrachte?* Oder frage in einem »Dialog« mit dem Bild oder bestimmten Elementen oder Farben daraus, was sie dir zeigen oder nahe bringen wollen. Du wirst erstaunt sein, was sich dir durch solche spontan gemalten Bilder offenbart! Sie überbringen dir Botschaften aus dem Unterbewusstsein, die für den Umgang mit deinem Kind richtungweisend sein können oder für dein Leben überhaupt.

- Vielleicht hast du dich auf einen spirituellen Weg begeben und suchst gerade auch bei deinem Muttersein spirituelle Hilfe. In Buchhandlungen findest du dazu sicherlich entsprechende **Bücher**. Insbesondere Literatur über Engel kann dir dabei helfen, zu einer tiefen Verbindung und großen inneren Ruhe zu finden.
- Vielleicht magst du täglich oder für bestimmte Situationen eine **Engelkarte** ziehen und diese in dir wirken lassen. Durch einen Vorgang, den der weise Schweizer Psychoanalytiker C. G. Jung »Synchronizität« nannte, scheinen wir immer genau die Karte anzuziehen, die wir gerade brauchen. Die Engelkarten können uns helfen, uns mit unseren spirituellen, transpersonalen Eigenschaften in uns selbst zu verbinden – Liebe, Hingabe, Annahme, Toleranz, Flexibilität, Demut und vielen anderen (siehe auch Literatur). Bevor du eine Karte ziehst, sei eine Weile bei deinem Atem.

4

Einstimmen und vorbereiten auf unser Kind

Neun Monate Schwangerschaft lassen dir Zeit, dich auf dein Kind, die Geburt und das Elternwerden vorzubereiten. Wie schon erwähnt, bietet dir diese Übergangszeit die Chance, dich auf einen ruhigeren, gelasseneren Lebensstil umzustellen, zu lernen, auf dich zu achten, dich zu »nähren« und nähren zu lassen. Später, wenn dein Kind all deine Aufmerksamkeit fordert, wirst du diese Fähigkeit, zu dir selbst zu finden und zu entspannen, brauchen.

Schon während der Schwangerschaft wächst die Bindung zu deinem Kind in kleinen Schritten. Gib dem Raum. Je intensiver der »Kontakt« schon mit dem Baby in deinem Bauch, desto vertrauter wird es dir sein, wenn du es endlich in deinen Armen hältst. Als Frau bist du dabei deinem Partner gegenüber im Vorteil, weil du es unmittelbar in dir spüren kannst. Er ist erst einmal »außen vor«. Du kannst ihm aber eine Brücke bauen, indem du ihn intensiv an dem teilhaben lässt, was in deinem Bauch vorgeht. Nehmt euch beide gemeinsam immer wieder Zeit, euch eurem Baby zuzuwenden.

Versucht, es schon im Bauch näher kennen zu lernen. Nehmt euch einen Moment Zeit, um erst einmal ganz bei euch selbst anzukommen, indem ihr auf euren Atem lauscht und ihn zulasst (siehe auch Kapitel 3). Dann wendet euch mit großer Offenheit und Neugierde innerlich eurem Baby zu und fragt euch:

- Was ist das für ein Wesen, das sich da im Verborgenen entwickelt?
- Ist es eher ein ruhiges oder ein lebhaftes Kind?
- Wie ist sein Rhythmus? Wann ist es besonders munter? Wann schläft es?
- Wie gefällt ihm die eine oder andere Art von Musik?
- Nehme ich eine Reaktion auf meine Stimme, vielleicht mein Singen oder Summen, wahr – auf die meines Partners?
- Worauf scheint es besonders zu reagieren?
- Wann und wie drückt es Missfallen, wann und wie Wohlbehagen aus?
- Wie wird es sich jetzt wohl gerade fühlen?

Wird euer Kind allmählich wirklich, konkreter für euch? Es ist erstaunlich, wie viel wir durch unsere Kräfte der Empfindung und der Intuition »wissen« können. Diese Kräfte wachsen, je mehr wir sie nutzen und ihnen Raum geben zur Entfaltung.

Wenn euer Kind wach und aufmerksam ist, wollt ihr vielleicht mit euren Händen Beziehung zu ihm aufnehmen. Über die Berührung könnt ihr mit ihm kommunizieren, ihm mitteilen, wie wichtig es euch ist. Mal sehen, vielleicht spürt ihr sogar eine Reaktion … Habt ihr schon selbst die wohltuende Kraft eurer Hände durch Berührung erfahren? Ansonsten probiert es doch mal aus, unter »Achtsame Berührung und Massage« im Abschnitt »Den Atem harmonisieren« (Kapitel 3) findet ihr die Anleitung. Spürt eure Hände, regt sie an, wie dort beschrieben, und legt sie breit, warm, offen und ganz achtsam auf deinen Bauch. Vielleicht wollt ihr eure Augen schließen, um noch gesammelter und mehr anwesend sein zu können. Spürt vertrauensvoll hin. Was nehmt ihr wahr? Was wollt oder könnt ihr eurem Baby mit euren Händen vermitteln? Gibt es eine »Antwort«? Es kann sehr bewegend sein, wenn da plötzlich von innen ein kleiner Schubs kommt, so, als ob es Hallo sagen wollte. Daraus kann sich sogar ein Spielchen entwickeln, eine erste Interaktion zwischen euch und eurem Baby.

Vielleicht könnt ihr nach einer Weile in etwa erkennen, welchen Körperteil des Babys ihr gerade berührt. Mag dein Mann einmal mit seinem Ohr an deinem Bauch nach dem Herzschlag lauschen?

Vielleicht möchte dein Partner euer Kind »wiegen«. Dafür legt er seine Hände auf beide Seiten des Bauches und spürt zu eurem Baby hin. Dann kann er beginnen, es sanft und rhythmisch hin- und herzubewegen, vielleicht im Rhythmus seiner Atemwelle, wenn dies angenehm ist. Gibt es irgendeine Reaktion, die euch erkennen lässt, ob es dem Baby gefällt, gewiegt zu werden?

Wenn euer Kind einmal erregt scheint, kannst du es auch selbst wiegen, indem du in den Vierfüßlerstand gehst und deinen Körper von einer Seite zur anderen bewegst und dich dann auf die linke Seite legst. Oder dein Mann kann hinter dir stehend deinen Bauch halten, und ihr könnt sanft hin- und herschaukeln und euer Baby gemeinsam wiegen. Auf diese Weise bereitet ihr es darauf vor, dass jetzt Schlafenszeit ist. Durch Streicheln könnt ihr ihm dann abschließend gute Nacht sagen. Vielleicht erinnert es sich an dieses Ritual, wenn es geboren ist, und es hilft ihm bei der Schlafenszeit.

Ihr könnt eure angeregten Hände auch in einer kleinen Entfernung vom Bauch halten und besonders von den Handmitten aus Energie und Wärme zu eurem Kind schicken. Probiert es doch zuerst einmal an euch selbst oder am anderen aus, indem ihr mit den Händen das Gesicht »anstrahlt«. Wie spürt ihr die Kraft eurer Hände? Auf ähnliche Weise wird euch euer Kind auch durch die Bauchdecke hindurch wahrnehmen.

Vielleicht wollt ihr es auch durch die Bauchdecke hindurch liebevoll streicheln, massieren. Reagiert es? Und wie? Wann gefällt ihm das Streicheln am besten? Auch durch regelmäßiges Massieren zu einer bestimmten Zeit könnt ihr vielleicht einen Rhythmus schaffen, der beruhigende und strukturierende Auswirkungen auch noch nach seiner Geburt hat.

Wenn euer Baby wach ist, versucht einmal zu tönen. Singt oder summt eine Weile lang einen Ton – ein M, U, O, E, A, L. Gibt es eine Reaktion? Probiert auch einen anderen Ton. Ist da vielleicht eine Veränderung in seinen Bewegungen, seiner Stimmungslage zu erkennen?

Es ist ganz natürlich, Zwiegespräche mit eurem Baby zu halten, sowohl in Gedanken als auch laut. Erzählt, was immer euch einfällt und am Herzen liegt: von euch selbst, eurer Familie, der Welt, die es empfangen wird – von euren Hoffnungen und guten Wünschen … Ihr könnt ihm in eurem Inneren Fragen stellen und still werden und wahrnehmen, welche »Antworten« euch kommen. So könnt ihr schon während der Schwangerschaft ein wenig wie »in seine Haut schlüpfen«. Mit der Zuwendung wachsen Vertrautheit, »Verstehen« und Bindung.

Ein Kind verändert unser Leben

Mit der Ankunft eures Kindes wird sich euer Leben sehr verändern. Ihr seid auf einmal gemeinsam für ein kleines Wesen verantwortlich, das voll und ganz auf euch angewiesen ist und euch eine Weile lang rund um die Uhr braucht. Manche Eltern wachsen problemlos und selbstverständlich in ihre neue Rolle hinein, die meisten jedoch benötigen Wochen, um sich auf ihr Baby einzustellen. Ihr braucht euch nicht zu wundern, wenn eure Gefühle in den ersten Wochen zwischen totalem Glücksgefühl und großer Verunsicherung oder tiefster Erschöpfung schwanken.

Wenn ihr euch auch auf die eigentliche Erfahrung des Elternseins kaum vorbereiten könnt, so lassen sich zumindest die äußeren Umstände überdenken und bis zu einem gewissen Grad planen. Macht euch gemeinsam Gedanken über eine mögliche Umstrukturierung eures Lebens im Interesse des Kindes. Wenn ihr Prioritätenverschiebungen gemeinsam beschließt, ist es weniger wahrscheinlich, dass sich der Vater zurückgesetzt fühlt. Folgende Anregungen können bei euren Überlegungen helfen.

- Um euch eure jetzige Situation und die zu erwartenden Veränderungen noch konkreter vor Augen zu halten, habt ihr vielleicht Lust, auf einem großen Stück Papier unabhängig voneinander einen Kreis zu zeichnen, auf dem ihr durch unterschiedlich große »Tortenscheiben« einzeichnet, *mit welchen Aktivitäten, Handlungen und Inhalten eure Zeit jetzt ausgefüllt ist.* Auf einem weiteren Stück Papier teilt dann den Kreis so auf, wie ihr es euch für die Zeit nach der Geburt eures Kindes vorstellt. Vergleicht dann eure Vorstellungen und sprecht darüber. Wo seid ihr einer Meinung? Wo unterscheidet ihr euch? Wie könnt ihr eure unterschiedlichen Vorstellungen unter einen Hut bringen?

Wie sollte die Umsorgung eures Kindes zwischen euch aufgeteilt sein?

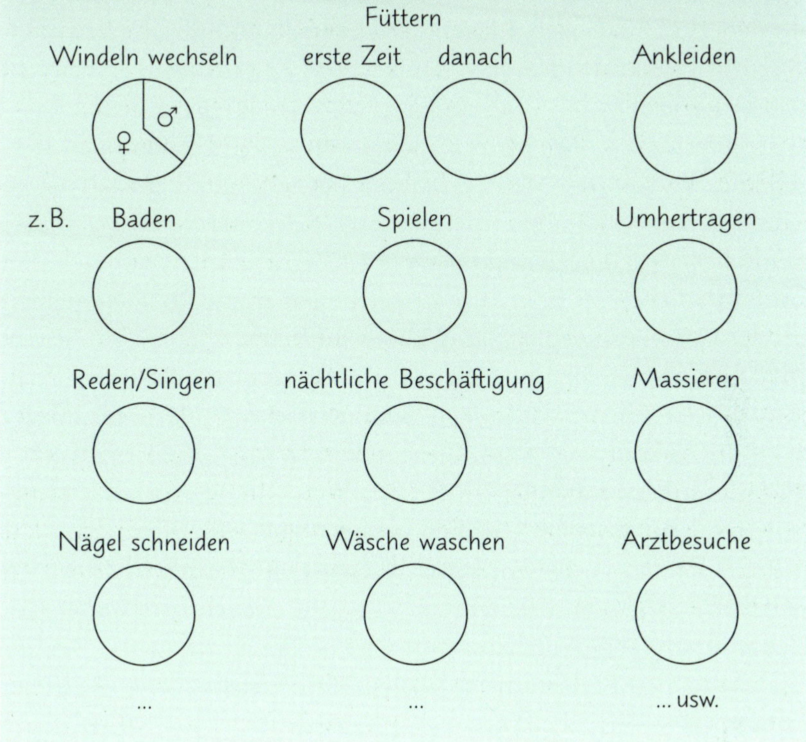

- Ein Baby erfordert sehr viel Zeit. Versucht, euch diese Zeit zu schaffen, indem ihr euren Lebensstil neu überdenkt:
  - Was lässt sich umorganisieren?
  - Was lässt sich vereinfachen?
  - Was kann ganz wegfallen?
  - Wie können wir uns entlasten?
  - Wobei brauchen wir Hilfe?
  - Wie und woher können wir uns Hilfe holen?

Viele Konflikte und Enttäuschungen nach der Geburt beruhen darauf, dass Partner Erwartungen aneinander haben, die sie sich nicht gegenseitig mitteilen; sie hoffen, dass der/die andere ihnen die Wünsche von den Augen abliest. Nur wenn die Erwartungen ausgesprochen werden, sind Austausch, Klärung, Verhandeln und Absprachen möglich. Aber zunächst müssen wir uns unsere Erwartungen erst einmal selbst klarmachen.

In einer Zeit, in der wir uns nicht mehr auf alte Traditionen stützen können, sondern Mann und Frau, Mutter und Vater nach einem neuen Rollenverständnis suchen, kann die konkrete *Beschäftigung mit Rollenerwartungen und Rollenverteilungen* immens hilfreich und konfliktreduzierend sein. Eure Erwartungen an die Rollenverteilung bei der Umsorgung eures Babys könnt ihr bildlich veranschaulichen. Legt euch beide Papier und Bleistift zurecht, malt darauf Kreise nach dem Muster auf der vorherigen Seite und schreibt darunter Pflegehandlungen und -aufgaben, die anfallen werden. Markiert dann – Mann und Frau *getrennt* – in den Kreisen, wie ihr euch die Aufgabenteilung im jeweiligen Bereich vorstellt. Stellst du dir vor, dass ihr manche Jobs 50:50 teilen werdet? Wirst du das Nähren in der ersten Zeit zu 100 Prozent übernehmen? Tauscht danach eure Bilder aus. Hattet ihr ähnliche Vorstellungen? Gab es Überraschungen? Bei unterschiedlichen Erwartungen – fallen euch Wege ein, wie ihr einen Kompromiss erreichen könnt?

Ideal wäre es, diese Übung im Kreis anderer werdender Eltern zu machen, zum Beispiel im Rahmen eines Geburtsvorbereitungskurses. Der anschließende Austausch darüber in der Gruppe – zunächst getrennt in Väter- und Mütter-Gruppe –, die dann einander ihre Gedanken mitteilen, kann durchaus fruchtbar sein und zu gegenseitigem Verständnis beitragen.

Ein weiterer Weg, euch entweder als Paar oder innerhalb einer Gruppe auf die Ankunft eures Babys vorzubereiten, ist das gemeinsame Lesen des »Briefes eines Babys an seine Eltern« von Dr. Donna Ewy:

Liebe Eltern,

ich komme zu euch als ein kleines, unreifes Wesen mit der mir ganz eigenen Persönlichkeit. Ich bin nur kurze Zeit bei euch – genießt mich.

1. Nehmt euch Zeit herauszufinden, wer ich bin, wie ich mich von euch unterscheide und was ich euch geben kann.
2. Bitte gebt mir Nahrung, wenn ich hungrig bin. In deinem Bauch, Mama, habe ich Hunger nicht gekannt, und Zeit und Uhren sind mir noch fremd.
3. Bitte haltet mich nah an eurem Körper, liebkost mich, streichelt mich, küsst mich, sprecht mit mir. In deinem Bauch, Mama, fühlte ich mich immer getragen und ganz nah bei dir. Ich war da nie allein.
4. Hoffentlich seid ihr nicht zu enttäuscht, wenn ich nicht das perfekte Baby eurer Träume und Hoffnungen bin. Seid auch nachsichtig und großzügig mit euch selbst, wenn ihr nicht die perfekten Eltern seid, die ihr so gern wäret.
5. Erwartet nicht zu viel von mir neugeborenem Baby, und habt auch nicht zu hohe Erwartungen an euch als Eltern. Gebt uns beiden sechs Wochen – sozusagen als Geburtstagsgeschenk. Sechs Wochen für mich, dass ich reifen kann, mich stabilisiere und meinen Rhythmus finde, und sechs Wochen für euch, dass ihr allmählich wieder zu euch kommen und mich in euer Leben integrieren könnt.
6. Bitte vergebt mir, wenn ich viel weine. Habt Geduld mit mir. Mit der Zeit werde ich immer weniger weinen und euch mit meiner Gesellschaft erfreuen.
7. Bitte achtet gut auf mich – schaut mir aufmerksam zu, denn ich kann euch auch ohne Worte sagen, was ich brauche, wie ihr mich trösten könnt und was mich zufrieden macht. Ich bin wirklich kein Tyrann, der zu euch gekommen ist, um euch euer Leben zu vermiesen. Aber der einzige Weg, wie ich euch momentan zu verstehen geben kann, dass mir etwas fehlt, ist durch Weinen.

8. Bitte denkt daran, dass ich ganz schön zäh und widerstandsfähig bin. Ich kann schon viele Fehler aushalten, die ihr anfangs aufgrund eurer Unerfahrenheit natürlicherweise machen werdet. Solange ihr mich lieb habt, kann eigentlich gar nichts schiefgehen.
9. Bitte achtet auch auf euch. Seht zu, dass ihr euch ausgewogen ernährt und genügend Ruhe und Bewegung bekommt, damit ihr euch in den Zeiten, in denen wir zusammen sind, gesund und kräftig fühlt. Versucht, zwischen »unwichtig« und »wichtig« zu unterscheiden, nehmt die Dinge etwas gelassener – dann könnt ihr mich viel besser genießen.
10. Und bitte hegt und pflegt auch eure Beziehung zueinander, weil diese mein Nährboden ist und ich dadurch lerne, wie Menschen sich lieb haben.

Wenn ich auch momentan euer Leben ein bisschen durcheinander gebracht habe, so bedenkt, dass es nur vorübergehend ist.

Ich danke euch beiden

Euer Kind

Gemeinsames Vorarbeiten für die Zeit »danach«

Im Alltag nach der Geburt ist vieles ungewohnt und braucht deshalb am Anfang mehr Zeit als erwartet. Das Wickeln eines Babys zum Beispiel erfordert Übung. Bis man eine gewisse Fertigkeit darin entwickelt hat, landet meist die ganze Kleidung, vom Body angefangen bis zu den Strampelhosen, in der Waschmaschine, weil der dünne Muttermilchstuhl in alle Richtungen entweicht. Auch viele Männer, die beschlossen haben, ihre kleine Familie in den ersten Tagen allein zu versorgen, sind überrascht, wie anstrengend das ist.

»Ich hätte nicht gedacht, dass ein kleines Kind zu haben so viel Arbeit macht. Ich hatte alle Hände voll zu tun mit Waschen, Einkaufen, Verrichten der Hausarbeit. Meistens dachte ich gar nicht ans Essen oder kam nicht dazu, etwas Vernünftiges zu kochen.«

Über all der Arbeit passiert es leicht, dass die Mahlzeiten zu kurz kommen. Unausgewogene, einseitige Ernährung im Wochenbett kann jedoch die Situation verschlimmern und sogar zu Depressionen führen. Auch die Nerven können leiden. Besonders in einer Zeit großer Anstrengung durch körperliche (hormonelle) und seelische Umstellungen brauchst du regelmäßige, vollwertige Mahlzeiten.

Setze dich mit deinem Partner oder einer erfahrenen Freundin zusammen und überdenkt, wie es einzurichten ist, sich regelmäßig und gesund zu ernähren, selbst in Zeiten von Hektik. Wie und wo könnt ihr euch in eurem Umkreis mit qualitativ hochwertigen, nahrhaften Nahrungsmitteln versorgen? Was lässt sich gut vorkochen und portionsweise einfrieren? Gibt es einen Bioladen oder Supermarkt in eurer Nähe, der die Einkäufe liefert? Über das Internet kann man verschiedenste Lieferdienste buchen, manche bieten auch Bioqualität an. Wer könnte zeitweise für euch mit einkaufen? Macht auf jeden Fall vor der Geburt einen Großeinkauf an haltbaren Dingen.

Bittet Nachbarn und Freunde der Familie, ein nahrhaftes Gericht mitzubringen, wenn sie den Neuankömmling bestaunen kommen.

Hilfe für den Haushalt

In der allerersten Zeit nach der Geburt braucht eine Mutter Unterstützung. Von der »Doula«, die es in anderen Kulturen gibt, haben wir bereits im Kapitel 2 gesprochen (Abschnitt »Ein soziales Stütznetzwerk aufbauen«). In Holland kommen zusätzlich zur Hebamme in den ersten zehn Tagen nach der Geburt Wochenbettpflegerinnen in die Familien, die bei der Versorgung des Babys und des Haushalts helfen. Mehr und mehr Väter entscheiden sich oft ganz bewusst dafür, in dieser Zeit für ihre kleine Familie da zu sein, sie selbst zu versorgen, damit sie ungestört von äußeren Einflüssen zusammenwachsen und sich finden kann. Die Fürsorge des Mannes in dieser Zeit kann für eine Frau herzerwärmend sein.

Vielleicht findet sich auch in eurer Verwandtschaft oder Bekanntschaft jemand, der Freude daran hat, dich und dein Kind in den ersten Tagen zu verwöhnen. Ist dies ein Mensch, den ihr gern habt, zu dem ihr Vertrauen habt, in dessen Gegenwart ihr offen und ihr selbst sein könnt, dann nehmt diese Hilfe bedenkenlos an. Und für diejenigen, die diese Zeit mit euch teilen, kann es eine ebenso große Bereicherung sein, wie es euch eine enorme Hilfe ist.

Auch die eigene Mutter oder Schwiegermutter kann dir als »Doula« dienen. Wenn ihr eine liebevolle, unkomplizierte Beziehung habt – wunderbar. Ansonsten sind hier einige Gedanken dazu: Oft ist gerade die erste Schwangerschaft eine Zeit, in der Töchter Verständnis für ihre Mütter entwickeln, Dinge aus ihrer eigenen Lebensgeschichte mit ganz anderen Augen sehen und sich mit ihren Müttern aussöhnen. Alte Konflikte werden begraben, Verletzungen werden vergeben, alte Wunden können endlich heilen.

Aber dies ist nicht immer der Fall. Manchen Müttern fällt es schwer, ihre erwachsenen Kinder ihren eigenen Weg gehen zu lassen, selbst wenn diese nun auch Eltern geworden sind. Manchmal können Großmütter mit wohl gemeinten Ratschlägen und Besserwisserei einer jungen Frau, die noch nach ihrer Mutterrolle sucht, in ihrem Selbstvertrauen eher schaden als nützen. Wenn ihr in Betracht zieht, Mutter oder Schwiegermutter nach der Geburt für einige Zeit bei euch zu haben, bedenkt deine bzw. eure Beziehung zu ihr und schätzt sie realistisch ein.

- Würde ihre Anwesenheit euch entlasten und euch für euer Baby und füreinander Zeit geben und euch helfen, als Familie zusammenzuwachsen?
- Würde ihre Liebe und Zuwendung euch bestärken und euch Sicherheit geben?

- Würde sie dich bemuttern und deine Bedürfnisse nach Unterstützung auf gesunde Weise erfüllen?
  Oder:
- Würden alte, unverarbeitete Gefühle wieder an die Oberfläche kommen?
- Würdest du es ihr recht machen wollen?
- Würdest du dich in der Gegenwart deiner Mutter vielleicht wieder klein und unbeholfen fühlen?
- Fürchtet ihr, dass sie sich zu sehr einmischen und euch »gute Ratschläge« geben oder Vorwürfe machen würde?
- Würde die ständige Klärung eurer Beziehung zu sehr im Vordergrund stehen, wo doch eigentlich alle Energie dem Wachsen der Beziehung zu eurem Kind gelten sollte?

Oft können uneingestandene oder auch offensichtliche Konflikte solcher Art sogar Auslöser für Brustentzündungen sein. Wenn ihr Konflikte befürchtet, denen ihr euch jetzt nicht gewachsen fühlt, dann seht im Moment lieber von einem ausgedehnten Aufenthalt ab. Bietet mit Herzenstakt und Liebe, jedoch mit Klarheit und ohne Schuldgefühle, jenes Ausmaß von Kontakt an, das euch in der ersten Zeit richtig erscheint. *Es ist keine Entscheidung gegen Mutter oder Schwiegermutter, sondern für euch*, damit ihr als kleine Familie harmonisch zusammenwachsen könnt.

Vielleicht ist auch ein Austausch möglich: Eine Frau im Anfangs- oder gar im Planungsstadium einer Schwangerschaft mag sehr daran interessiert sein, dich zu unterstützen, um dadurch Erfahrungen im Zusammenleben mit einem Neugeborenen sammeln zu können und dessen Bedürfnisse und Verhaltensweisen kennen zu lernen.

> Traut euch ruhig, von anderen Hilfe anzunehmen, wenn sie großzügig und unkompliziert angeboten wird und ihr einen guten, klaren Kontakt zu diesem Menschen habt. Irgendwie gleicht es sich immer aus.

Die Stillgruppen-Treffen sind ein guter Ort, um schwangeren Frauen zu begegnen. Möglicherweise kannst du auch

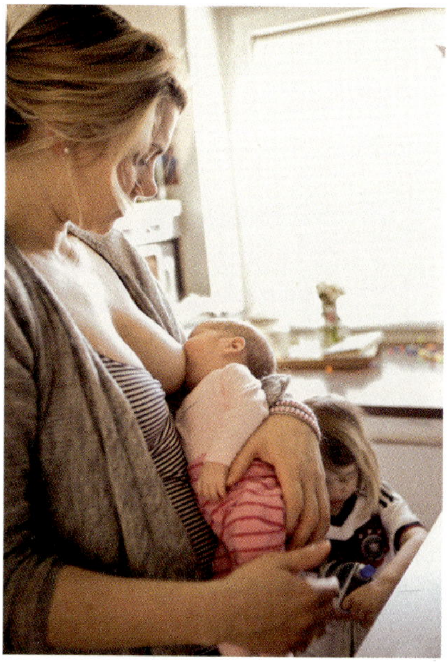

Die Versorgung von Haushalt und Kindern kann in der ersten Zeit mit Baby sehr fordernd sein

in Elternschulen, in einem Nachbarschaftshaus, im Naturkostladen, in einem Café oder im lokalen Supermarkt am schwarzen Brett einen Anschlag machen oder deine Anfrage online verbreiten. Sicher wird dir nicht jede Frau zusagen, die Kontakt mit dir aufnimmt. Schaut, ob ihr euch gegenseitig sympathisch seid, tauscht offen eure Einstellungen und Erwartungen aus. Entscheidet euch gegebenenfalls auch freundlich und bestimmt gegen ein Zusammenwirken.

Vorbereitung eines Geschwisterchens auf das neue Baby

Erstgeborene genießen noch die ungeteilte Zuwendung ihrer Eltern. Es stellt schon eine ungeheure Anforderung an sie dar, plötzlich die Liebe ihrer Eltern mit einem winzigen Baby teilen zu müssen, das diese in den ersten Wochen ganz schön auf Trab hält. Da braucht das ältere Kind unsere Hilfe. Es wird aber auch viel Schönes durch sein Brüderchen oder Schwesterchen erfahren.

Kinder haben eine große Vorstellungskraft und können sich mit unserer Unterstützung dem Geschwisterchen im Bauch bereits vor der Geburt annähern.

»Anna freute sich sehr auf ihr Geschwisterchen. Wir zwei führten häufig Gespräche mit ihm. Sie schob meinen Pulli hoch und flüsterte ganz leise in meinen Bauchnabel hinein. In einer verstellten Babysprache gab

ich Antwort. Sie stellte ihm Fragen über das Leben im Bauch; aber das Baby stellte auch Fragen an Anna, die diese geduldig beantwortete: Fragen über unser Haus, unsere Familie, unseren Hund, sein zukünftiges Zimmer usw. Anna sang dem Baby Lieder vor, brachte ihm die Zahlen bis zehn bei, kommentierte Bilderbücher für es und meinte vor allem, es brauche keine Angst davor zu haben, geboren zu werden – sie würde sich schon um es kümmern.«

Kinder sind sehr neugierig, was im Bauch vorgeht. Es gibt ausgezeichnete Kinderbücher (siehe Anhang), die in einer kindgemäß lustigen Art das Wachstum des Babys im Bauch darstellen und zeigen, wie es Purzelbäume schlägt, Daumen lutscht, Schluckauf hat usw.

Beim Einrichten und Dekorieren des Kinderzimmers können wir uns von unserem kleinen »Experten« beraten lassen. Wer ganz mutig ist und im eigenen Haus wohnt oder es mit den Vermietern abspricht, kann mit dem Kind zusammen die Wände bemalen.

Vorbereitungen zusammen mit einem Kleinkind zu treffen, geht zwar bedeutend langsamer, aber es macht Spaß und verstärkt das Gefühl der Zusammengehörigkeit: Wäsche herauskramen, die Wiege ausstatten usw. Die gemeinsamen Vorbereitungen eignen sich herrlich für Gespräche darüber, dass unser jetzt schon so großes Kind auch einmal so klein war, dass es in diese Wiege und in diese winzigen Kleidungsstücke passte. Kinder finden es unglaublich faszinierend zu erfahren, dass sie auch einmal so klein waren, und wollen ganz genau über ihre kurze Vergangenheit Bescheid wissen.

Wie wäre es, mit deinem Kind zusammen andere Frauen zu besuchen, die gerade ein Baby bekommen haben? So kann es eine Vorstellung von seinem Geschwisterchen entwickeln. Auch bei Stillgruppen-Treffen, deren Besuch schon während der Schwangerschaft empfehlenswert ist, hat dein Kind die Möglichkeit, viele Babys aller Altersstufen zu erleben. Es wird dann selbst sehen, dass ganz winzige Babys am Anfang möglicherweise noch viel schlafen oder an der Brust liegen, doch dass man zunehmend mehr mit ihnen machen kann: ihnen den Finger hinhalten, nach dem sie greifen, Töne von sich geben, die ältere Babys nachahmen; zur Belustigung der Kleinen Fratzen schneiden; zusammen lachen …

Dein Kind kann dort auch zusehen, wie Babys an der Brust trinken. Der Imitationsdrang ist bei kleinen Kindern sehr stark: Wenn du ihm – ob Junge oder Mädchen – eine Puppe gibst, die jetzt sein »eigenes Baby« ist, wird es diese wahrscheinlich optimal versorgen, indem es sie wickelt (vielleicht mit richtigen Windeln), sie im eigenen Tragetuch umherträgt, sie in der Wiege schaukelt und sie nach Vorbild »stillt«, wenn nicht jetzt, dann sicher nach der Geburt des Geschwisterchens. Einige Geburtshäuser oder Hebammenpraxen bieten mittlerweile auch Vorbereitungskurse für Geschwisterkinder an.

Dem älteren Kind zu helfen, sein Brüderchen oder Schwesterchen lieben zu können, sollte vor allem anderen Vorrang haben. Aber natürlich ist Eifersucht auch ein Teil der Geschwisterbeziehung. Licht und Schatten gehören zusammen. Geschwisterrivalität und -Streitigkeiten sind ein normales Phänomen, wodurch Kinder im Schutz ihrer kleinen Welt schon ein Stück für die große Welt erproben und Durchsetzungskraft und Nachgeben, Kooperations- und Kompromissverhalten in der Auseinandersetzung in der Familie einüben können.

Der Abstand von Kind zu Kind in einer Familie beträgt durchschnittlich zwei bis drei Jahre. In einem Alter, in dem ein Kind noch sehr auf die Mutter fixiert ist, kann es Trennungsängste erleiden, wenn es etliche Tage von ihr getrennt wird. Es könnte dadurch möglicherweise nicht unbedingt gut auf sein Geschwisterchen zu sprechen sein, da dies ja der Grund dafür ist, dass die Mutter es für eine scheinbar unendlich lange Zeit verlassen hat. Wenn medizinisch bei Mutter und Baby alles in Ordnung ist, entscheiden sich viele Familien mit Kindern für eine ambulante Entbindung, bei der die Familie bereits kurz nach der Entbindung wieder zu Hause beisammen ist. Manche Eltern entscheiden sich des Geschwisterchens wegen sogar für eine Hausgeburt. Falls du einige Tage in der Klinik bleibst, achte darauf, dass auch kleinere Geschwister ungehindert »ihr« Baby sehen dürfen – auch, um die besten Grundlagen für einen guten Beziehungsstart zwischen den Kindern zu schaffen.

Der Start in eine besondere Beziehung

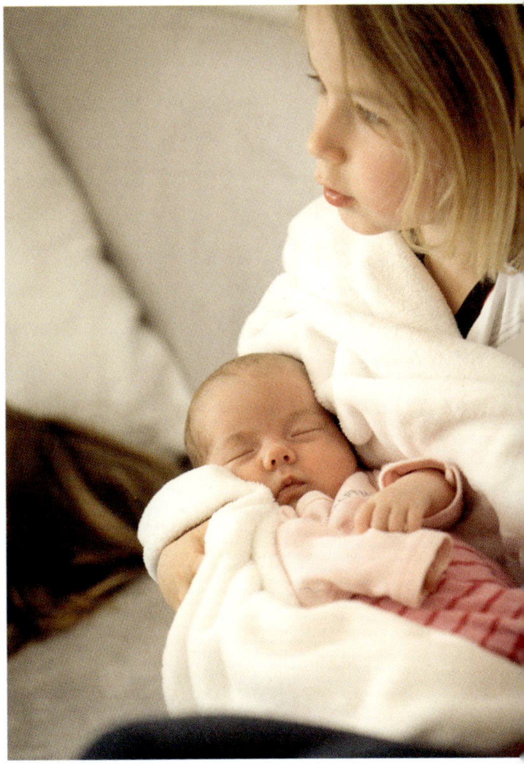

In einigen Kliniken dürfen inzwischen ältere Kinder bei der Geburt dabei sein, wenn die Eltern das wünschen. Familien haben damit ähnlich gute Erfahrungen gemacht wie bei Hausgeburten. Die Geschwister verfolgen mit Interesse und Anteilnahme die Geburt und sind weniger eifersüchtig auf das Baby. Allerdings sollte eine Person anwesend sein, die ausschließlich für das ältere Kind da ist, die sich in seine Gefühlswelt einspüren kann, ihm Situationen begreifbar macht, es im Arm hält, wenn es vielleicht einmal verschreckt oder beunruhigt ist. Kinder sollen nach ihren Bedürfnissen kommen und gehen können.

Vermeidet möglichst, die älteren Kinder zum Beispiel zu Oma und Opa »wegzugeben«, wenn das neue Geschwisterchen kommt und die Mutter durch das Wochenbett nicht voll belastbar ist. Besonders Kleinkinder sind noch sehr an ihre gewohnte Umgebung und an vertraute Menschen gebunden. Wenn sich der familiäre Rahmen grundlegend ändert, ist es gut, wenigstens eine Konstante zu bewahren und Kinder in ihrem täglichen Umfeld zu belassen. Sollte aus einer medizinischen Notwendigkeit deinerseits heraus eine anderweitige »Unterbringung« unausweichlich sein, ist es wichtig, dass euer Kind mit Menschen zusammen sein kann, bei denen es sich wohl fühlt.

Am besten ist es natürlich, wenn der Vater sich in dieser Situation den Großen widmen kann. Vielleicht findet sich aber auch jemand im Freundeskreis oder in der Verwandtschaft, der die älteren Kinder eine Weile zu Hause betreut. Ist das nicht der Fall, kann der »Notmütterdienst« (Adresse siehe Anhang) behilflich sein. Diese bundesweit tätige Organisation vermittelt Ersatzmütter, zumeist ältere familienerfahrene Frauen, die für ein paar Tage oder Wochen ins Haus kommen. Die Ersatzmutter kann Tag und Nacht in der Familie bleiben (sofern ein Zimmer zur Verfügung steht) oder auch nur stundenweise. Wenn sie im gleichen Ort wohnt wie die Hilfe suchende Familie oder nicht zu weit entfernt, kann sie die Kinder schon vor der Geburt kennen lernen. Verschiedene Träger wie Caritas oder Diakonie vermitteln Familienpflegerinnen, die nach der Geburt hilfreich zur Seite stehen, den Haushalt führen und Geschwisterkinder betreuen. Die Kosten können privat getragen oder von der Krankenkasse bezuschusst werden, wenn medizinische Gründe verhindern, dass die Hausarbeit innerhalb der Familie geleistet werden kann.

Formalitäten erledigen

Ein Teil des nach der Geburt notwendigen Papierkrieges lässt sich schon vorher erledigen. Der Kinder- und der Elterngeldantrag kann online ausgedruckt werden und schon vorab so weit wie möglich ausgefüllt werden.

Die Geburtsurkunde stellt das Standesamt aus. Für die Vorsorgeuntersuchungen hält der Arzt bzw. die Krankenkasse das Untersuchungsheft bereit. Die Vorsorgeuntersuchungen werden über die Krankenversicherung des Babys vorgenommen, die nach der Geburt beantragt werden kann. Der Antrag dafür kann schon vor der Geburt angefordert werden.

Wenn du in einem Arbeitsverhältnis stehst, wird während der Zeit des Mutterschutzes (sechs Wochen vor und acht Wochen nach der Geburt) von der Krankenkasse ein laufendes Mutterschaftsgeld gezahlt, das sich an der Höhe des Nettogehalts orientiert.

Die genauen Bestimmungen für das Elterngeld unterliegen immer wieder Veränderungen, so dass es sich empfiehlt, vorher bei eurer Bezugsstelle nachzufragen.

Auch im Internet gibt es zahlreiche Seiten, auf denen du dich im Vorfeld über die jeweils aktuellen Bestimmungen informieren kannst.

Elternzeit zur Betreuung und Erziehung des Kindes bis zum Tag vor dem dritten Geburtstag des Kindes können sowohl die Mutter als auch der Vater nehmen. In dieser Zeit ruhen die Hauptpflichten des Arbeitsverhältnisses, welches aber bestehen bleibt. Die Elternzeit kann von Paaren in bis zu vier Zeitabschnitte aufgeteilt, also dreimal gewechselt werden. Detaillierte und aktuelle Informationen zur Elternzeit findest du auf zahlreichen Internet-Seiten (siehe Anhang).

Während der Elternzeit besteht für versicherungspflichtig beschäftigte Mütter Beitragsfreiheit in der Krankenversicherung. Nicht versicherungspflichtig beschäftigte und nicht erwerbstätige Frauen brauchen mindestens so lange keinen Beitrag zu zahlen, wie Elterngeld in Anspruch genommen wird. Die Krankenkasse klärt darüber auf.

Wenn die Mutter in der Klinik ist, ein Kind unter zwölf Jahren zu Hause zurücklässt und keine andere Person den Haushalt weiterführen kann, tragen Krankenkassen eventuell die Kosten für eine Haushaltshilfe. Dies kann zur Versorgung von Mutter und Baby (zusätzlich zur Hebamme) in Anspruch genommen werden, wenn und solange Krankenhauspflege dadurch vermieden wird – wie das bei der ambulanten Entbindung der Fall ist. Es empfiehlt sich, Haushaltshilfen bereits rechtzeitig vorher zu beantragen. Eventuell können die karitativen Verbände, der Hausfrauen-Verband oder der Jugendamt-Sozialdienst Adressen von Haushaltshilfen vermitteln. Für Verwandte und verschwägerte Ersatzkräfte bis zum zweiten Grad werden keine Kosten übernommen. Allerdings können Kosten für ausgefallenes Nettoarbeitsentgelt sowie sonstig entstandene Kosten (zum Beispiel unbezahlter Urlaub des Ehemannes, Reisekosten von auswärtigen Verwandten etc.) erstattet werden. Genauere Angaben über die Höhe der Kostenerstattung erteilt die jeweilige Krankenkasse.

Was brauchen wir für ein kleines Kind?

Im Folgenden möchte ich einiges nennen, was dem Baby Geborgenheit geben oder das Leben für alle Beteiligten angenehmer machen kann.

Wo kann unser Baby schlafen?

Vor Jahrzehnten besuchte ich eine deutsche Freundin in Kanada, die gerade zwei Wochen zuvor ihr erstes Baby bekommen hatte. Es war ein typisch nordamerikanischer Sommertag – entsetzlich heiß und schwül –, und das Neugeborene lag leicht bekleidet in seinem großen Babybett und weinte jämmerlich. Obwohl meine Freundin ihr Kind in die Mitte des 1,40 m langen Bettes gelegt hatte, krümmte es sich wie üblich (so berichtete die Mutter) in der äußersten Ecke.

Damals verstand ich noch nichts von Kindern und deren Bedürfnissen. Heute ist mir klar, dass die abrupte Umstellung von der Geborgenheit des Mutterleibes auf ein großes Babybett, dessen Begrenzungen außer Reichweite sind, zu groß ist. In den ersten Wochen braucht ein Kind eine kleinere Schlafstelle. Es braucht Grenzen.

Wenn man ein Baby fragen würde, wo es die ersten Wochen schlafen möchte, würde es sicherlich sagen, dass es am liebsten im Bett ganz in Mamas Nähe liegen möchte – dem Ort übrigens, wo die meisten Babys dieser Welt ihre erste Zeit verbringen. Ethnologische Beobachtungen aus anderen Kulturen lassen darauf schließen, dass dies entscheidend zur Bildung von Vertrauen und Sicherheit beiträgt. (Ist es Zufall, dass diese Qualitäten in unseren westlichen Kulturen immer mehr abnehmen?) Als nächstbeste Möglichkeit würde das Baby wahrscheinlich wählen, zu Anfang in einer Wiege in Mamas Nähe zu liegen. Babys lieben Wiegen. Sie haben nicht nur die richtige Größe, sie können auch bewegt werden. Vielleicht finden Babys das so beruhigend, weil es sie ein bisschen an die Zeit erinnert, als sie im Bauch der Mutter gewiegt wurden.

Es leuchtet deshalb auch ein, dass für die werdende oder bereits stillende Mutter ein Schaukelstuhl ein brauchbares Geschenk ist: Denn nicht nur das Baby kann durch das Wiegen und Schaukeln besänftigt werden, auch eine nervöse, angespannte Mutter wird dadurch meistens ruhiger und gelassener.

Die meisten Eltern verwenden heutzutage ein Beistellbettchen, auch Babybalkon genannt, das direkt mit der offenen Seite mit deinem Bett verbunden wird.

Eine weitere Schlafmöglichkeit als erstes Bettchen ist ein Korb, mit Stoff ausgekleidet, in den du eine *feste* Matratze hineinlegst. Es gibt ihn auch ausgestattet als *Hängekorb* (Federwiege, zum Beispiel von Nonomo). Ein Korb ist beweglich und lässt sich mitnehmen, wenn ihr mal mit Baby außer Haus übernachtet. Euer Kind hat somit seine vertraute Umgebung und ist in der Regel zufrieden.

Viele Babys schlafen in den ersten Monaten deutlich ruhiger, wenn sie gepuckt werden, also durch eine dünne gewickelte Decke oder einen praktischen Pucksack (zum Beispiel von *SwaddleMe*) eine enge Begrenzung spüren, die sie an die Verhältnisse im Mutterleib erinnert. Du kannst dir das Pucken von deiner Hebamme zeigen lassen, auch bei Youtube finden sich entsprechende Anleitungen. Wichtig ist nur, dass das Baby nicht mehr gepuckt wird, sobald es sich selbstständig auf den Bauch drehen kann, denn dann könnte die Atmung deines Kindes gefährlich behindert werden.

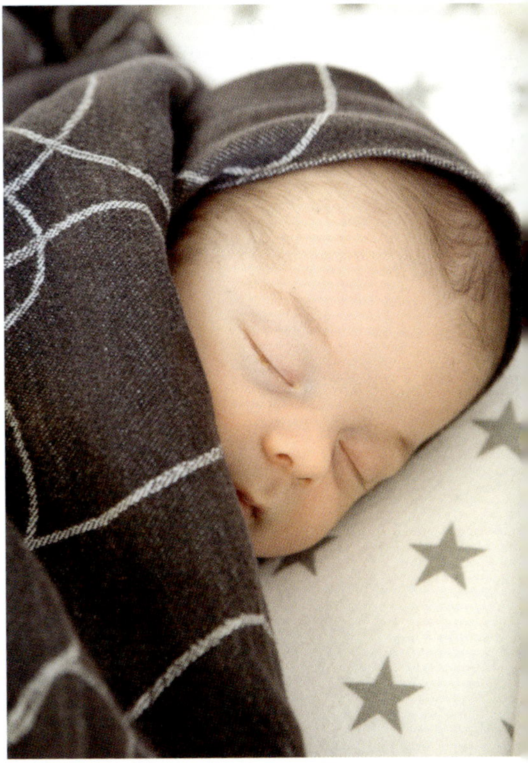

In vertrauter Umgebung schlafen viele Babys am besten

Babys sollen *nicht* auf dem Bauch liegen, sondern in Rückenlage. Es ist wichtig, dass sie nicht überwärmt schlafen, dass das Zimmer gut gelüftet und auf jeden Fall rauchfrei ist! Kinder brauchen die ersten Jahre noch kein Kopfkissen und auch keine Federdecke, unter die sie aus Versehen rutschen können. Ein Kinderschlafsack in der passenden Größe ist am günstigsten.

Weiche waschbare Felle junger Lämmer sind eine gute Unterlage im Kinderwagen oder wenn das Baby auf dem Boden spielt. Auch auf Reisen erinnert das Fell an zu Hause. Achte darauf, dass das Fell nicht chemisch behandelt ist. Ein Lammfell sollte wie ein Lamm riechen, und nicht anders.

Wie immer die erste Schlafstätte aussieht, idealerweise ist sie im ersten Jahr nicht weiter als eine Armeslänge von dir entfernt. In wiederholten Experimenten mit Erwachsenen in meinen Atemkursen stellten diese immer wieder erstaunt fest, wie der Atem eines anderen Menschen in der Nähe die eigene Atembewegung stimulierte. Ich bin sicher, dass Babys besser gedeihen, wenn sie in »Atemweite« von uns schlafen.

Mit dem Kind unterwegs

Tragetücher und Tragehilfen sind eine herrliche Einrichtung, die für manche Eltern den Kinder- oder Sportwagen vollkommen ersetzen. In innigem Körperkontakt mit dir fühlt dein Kind sich wohl, sicher und behütet. Es spürt deine Körperwärme, die ihm vertrauten Rhythmen deiner Bewegungen, wodurch sein eigener Körper und Atem in Schwingung bleiben (siehe auch Literatur: *Ein Baby will getragen sein* von Evelyn Kirkilionis). Auch für dich bedeutet dies größere Bewegungsfreiheit. Wenn dein Baby quengelig ist, trägst du es nahe bei dir, während du trotzdem notwendige Arbeiten verrichten kannst. Auch unterwegs kann ein Tragetuch nützlich sein.

»Als Anya fünf Wochen alt war, machten wir eine Wanderung, die unerwartet zum Abenteuer wurde. Unser Wanderweg in einem von Sumpf durchzogenen Naturschutzpark in Virginia war plötzlich zu Ende, weil

Das Baby im Tragetuch, ganz eng bei seiner Mutter

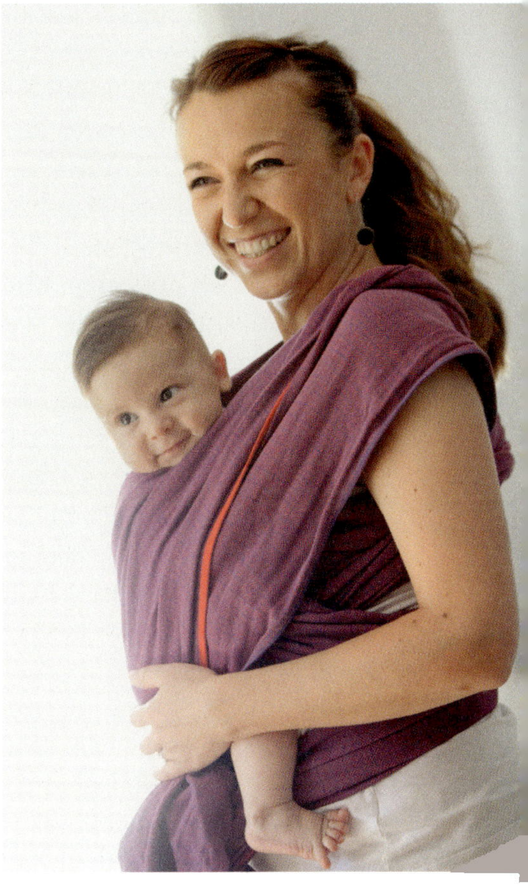

Biber einen Damm gebaut hatten, der unseren Weg versperrte. Gott sei Dank war Anya im Tragetuch eng an meinen Körper geschmiegt, so dass ich beide Hände frei hatte, um mich an Ästen und Zweigen über das Hindernis hinwegzuhangeln. Anya schaute sich erstaunt und interessiert um. Als sie im weiteren Verlauf unserer Wanderung hungrig wurde, stillte ich sie während des Gehens. Unser erstes Abenteuer zu dritt!«

Achtet auf einwandfreie, schadstofffreie Materialien, wie sie zum Beispiel von Didymos bei der Verwendung ihrer Tragetücher garantiert werden. Diesen Tüchern liegt auch eine genaue Gebrauchsanweisung bei, wie sie für unterschiedliche Altersstufen geknotet und von Anfang an benutzt werden können. Bei fertigen Tragehilfen achtet ebenfalls auf Variierbarkeit für unterschiedliche Alters- und Entwicklungsstufen und dass anfangs der Kopf eines kleinen oder eingeschlafenen Babys gestützt wird. Das Baby wird zunächst vor dem Bauch von Mutter oder Vater getragen, später auf dem Rücken. Eine gute Tragehilfe oder Tragetechnik bringt das Baby immer in eine Anhockspreizhaltung, bei der Tuch oder Tragehilfe von Kniekehle zu Kniekehle gehen und der Po etwas tiefer als die Knie sitzt. Das Baby sollte immer mit dem Gesicht zum Tragenden schauen, damit es eine physiologische Haltung einnimmt und vor Überreizung geschützt ist. Achtet ebenfalls auf guten, komfortablen Sitz und gepolsterte Träger, damit das Tragen eurem Rücken gut bekommt.

In allen größeren Städten findet man mittlerweile geschulte Trageberaterinnen, die einfache Bindetechniken zeigen und die Vorteile der verschiedenen Tragehilfen erklären können. Auch deine Wochenbett-Hebamme kennt sicher geeignete Bindevarianten.

Wenn ihr mit eurem Kind im Auto unterwegs seid, ist es zu seiner Sicherheit ganz wichtig, dass es in einem Autositz untergebracht ist, der seinem Alter und Gewicht angemessen ist und aktuellen Sicherheitsanforderungen entspricht. Neugeborene sollten in einem nach hinten gerichteten Kindersitz auf dem Rücksitz transportiert werden.

Das Baby wickeln

Hier noch einige Gedanken zum Wickeln des Babys. Wenn wir Kinder in diese Welt bringen, beginnen wir oft für unsere Umwelt mehr Sorge zu tragen. Vielleicht wird uns bewusst, wie sehr Riesenberge von Wegwerfwindeln unser Ökosystem belasten, und wir überlegen, umweltschonende, unbelastete und noch dazu kostengünstige Wickelsysteme zu benutzen (Bezugsquelle siehe Anhang) oder einen Windelservice zu beauftragen, der uns regelmäßig mit frisch gewaschenen Stoffwindeln versorgt. Falls wir Wegwerfwindeln benutzen müssen, können wir wenigstens solche wählen, bei denen ein Teil aus recycelbaren Materialien hergestellt ist (»Ökowindeln«).

5

Die Geburt unseres Kindes

Geburt ist eine Urerfahrung unseres Frauseins. Wir können wählen, ob wir dieses Erlebnis passiv über uns ergehen und uns »entbinden« lassen oder ob wir uns auf diese Erfahrung vorbereiten, sie mitgestalten, sie bewusst durchleben wollen. Im Schmerz des Gebärens können wir ungeahnten Kräften in uns begegnen.

Wenn wir uns während der Schwangerschaft – vielleicht gemeinsam mit unserem Partner – auf die Geburt vorbereiten, können wir unter günstigen Bedingungen mit dem Schmerz so umgehen, dass die Geburt zwar anstrengend, aber überaus lohnend sein wird. Der Triumph und die Freude des »Ich habe dich aus eigener Kraft geboren« sind unbeschreiblich.

Geburtsvorbereitung für Paare

Die meisten Männer entscheiden sich heutzutage, ihre Frau bei der Geburt ihres Kindes zu unterstützen und es mit ihr zusammen auf dieser Welt zu begrüßen. Die Anwesenheit der Väter bei der Geburt scheint eine Auswirkung auf ihre Beziehung zu ihrem Kind (siehe auch Kapitel 6) und ihr Engagement als Vater zu haben. Besonders wenn ihr euch zusammen in einem Kurs für Paare auf die Geburt vorbereitet habt, kann dein Partner dir eine große Hilfe sein. In einem solchen Kurs werdet ihr mit den faszinierenden Vorgängen beim Gebären vertraut und erlernt Wege, den Körper bei seiner Aufgabe zu unterstützen und mit dem Schmerz umzugehen. Körperwahrnehmungs- und partnerschaftliche Entspannungsübungen bringen euch euch selbst und einander näher. Dein Partner verfeinert seine Antennen für deine körperlichen Signale und kann üben, darauf einfühlsam einzugehen. Nähe und Intimität wachsen. Vorbereitung und Unterstützung lassen auch Medikamente, die Auswirkungen auf euer Baby und den Beginn des Stillens haben können, oft überflüssig werden. Das »Bonding« (siehe Kapitel 6), die Entwicklung der Bindung zwischen euch und eurem Kind, kann ihren natürlichen, unbehinderten Lauf nehmen.

Ganzheitliche Geburtsvorbereitungskurse sind darüber hinaus ein Forum, wo sich werdende Eltern im Gespräch mit anderen Paaren ihrer oft unbewussten Gefühle gewahr werden und sie somit verarbeiten können, damit sie der Geburt und dem Leben mit dem Baby nicht im Wege stehen. Ihr könnt dort:

- euch damit auseinandersetzen, was es bedeutet, ein Kind zu haben, und wie sich euer Leben verändern wird;
- eure eigenen Werte klären und überlegen, was euch wichtig ist;
- gemeinsam reflektieren, was es braucht, um ein Kind zu einem liebenswerten und lebenstüchtigen Menschen mit gutem Selbstwertgefühl heranzubilden.

Ihr werdet sehen, dass viele Paare von ganz ähnlichen Fragen bewegt werden wie ihr: Können wir alles schaffen? Was für Eltern werden wir sein? Was übernehme ich von dem, wie ich als Kind behandelt wurde, was werde ich anders machen wollen und wie? Werden wir noch Zeit für uns selbst und füreinander finden? Oft besteht in solchen Gruppen eine Atmosphäre, in der es leicht fällt, anderen und auch sich selbst offener als im Alltag zu begegnen und sich eigene Schwächen und Unsicherheiten ehrlich einzugestehen. Im Spiegel der anderen lernen wir uns selbst besser kennen. Dies ist förderlich fürs Elternwerden, da wir sonst allzu leicht unsere eigenen »Macken«, Ängste und mögliche unverarbeitete Schmerzen auf unsere Kinder projizieren.

Wo keine umfassenden Vorbereitungskurse für Paare angeboten werden (Adressen über die GfG, siehe Anhang), kann gemeinsames Lesen von Büchern eure Gespräche beleben. Das Gruppenerlebnis kann allerdings durch das Lesen von Büchern nicht ersetzt werden. Oft bleiben während der Schwangerschaft formierte Gruppen lange über die Geburt hinaus bestehen und wachsen mit den Kindern (siehe auch Broschüre *Eltern helfen Eltern*, erhältlich über die Bundeszentrale für gesundheitliche Aufklärung, Adresse siehe Anhang). Uns als Eltern zu vernetzen macht unseren Job sehr viel leichter.

Wie kann der Partner helfen?

Ein Kind zur Welt zu bringen, ist ein totales Körpererlebnis, in einer Intensität, wie du sie zuvor sicherlich nie erlebt hast. Diese Geburtserfahrung zu machen mit Respekt für ihre Bedeutung und einem tiefen Bewusstsein deiner körperlichen und emotionalen Rolle kann ein unbeschreibliches Gefühl von Leistung und Stolz hinterlassen, das Gefühl, etwas ganz Großes vollbracht zu haben.

Gegen Ende der Geburtsarbeit versagt die Sprache als Kommunikationsmittel. Während du dich ganz der Geburt hingibst, rückst du ab in ein »Land«, wo du mit Worten kaum mehr zu erreichen bist. Männer sind oft ganz überwältigt und voller Ehrfurcht vor der Intensität der weiblichen Erfahrung bei der Geburt. Es ist gut, wenn dein Mann vorbereitet ist auf das, was mit dir während der Geburt geschieht, und es ist wunderbar, wenn dein Partner Wege kennt, deinen Schmerz zu erleichtern. Aber noch wichtiger als »Techniken« ist, dass du weißt und er dir vermitteln kann, *dass es in deinem Schmerz jemanden gibt, der unerschütterlich und zuverlässig für dich da ist.* Er kann sich mit seinem ganzen Körper und seinem Atem dir zuwenden. Dies gelingt umso leichter, je besser ihr euch körperlich kennt, je mehr Vertrauen zwischen euch gewachsen ist und je erfüllter eure sexuelle Beziehung ist.

Lust und Liebe haben das Kind in dir entstehen lassen, Lust und Liebe können helfen, es zur Welt zu bringen. Schmusen, Kuscheln, Streicheln und sinnliches Berühren der Brust können Wunder der Entspannung vollbringen, besonders zu Beginn der Geburtsarbeit. Wenn dein Mann die »achtsame Berührung« erlernt hat, wie sie im Abschnitt »Den Atem harmonisieren« in Kapitel 3 beschrieben ist, so kann er dir mit seiner Berührung Linderung und Lösung bringen und Spannungen schmelzen dahin. Voraussetzung ist, dass es für dich angenehm ist. Werden die Wehen kräftiger, kann dein Partner dich mit seinem Atem begleiten und Ruhe und Gelassenheit übertragen, indem er seinen Ausatem durch einen Ton (vielleicht ein M, ein tiefes U, ein breites E oder ein helles A) hörbar macht – wenn dir das angenehm ist.

In fast allen Kreißsälen sind die herkömmlichen schmalen Kreißbetten mehr und mehr den bequemeren und der Natur mehr entgegenkommenden Gebärmöglichkeiten und -hilfen gewichen: einem breiten Bett, einem Gebärhocker, einer weichen Matte auf dem Fußboden, einem beweglichen Pezzi-Ball, einem Seil oder Tuch, an dem sich Gebärende festhalten und hängen lassen können … Das unphysiologische, dem Geburtsvorgang ganz und gar nicht förderliche Liegenmüssen während der Wehenzeit gehört hoffentlich inzwischen überall der Vergangenheit an. Gestützt von deinem Mann kannst du anfangs umherlaufen. Später kann er sich hinter dich setzen, dich mit seinen Armen umfangen, damit du dich in der Geborgenheit seiner Umarmung und seiner Berührung ganz dem hingeben kannst, was in dir geschehen will.

Für eine »sanfte Geburt«

Wie erlebt ein Kind die Geburt, und wie können wir ihm den Weg ins Leben erleichtern? Auch dein Kind begegnet bei seiner Geburt dem Schmerz. Frédérick Leboyer hat dies in seinem Buch *Geburt ohne Gewalt* (siehe Anhang) eindrucksvoll beschrieben. Früher wurden Neugeborene offensichtlich für blind und empfindungslos gehalten, anders ist nicht begreifbar, wie man mit kleinen Menschen so roh umgehen kann, wie dies jahrzehntelang bei der Geburt geschah.

Für ein Kind ist die Geburtsarbeit ein Zustand zunehmender Enge, die Geburt selbst eine Explosion in einen grenzenlosen Raum. Für ein Neugeborenes ist alles neu, und es hat sehr große Angst. Wir alle kennen sie, die Angst vor dem Unbekannten. Wer jemals mit den Augen des Herzens ein neugeborenes Kind betrachtet hat, wer seinen Augen begegnet ist und seine Angst gespürt hat, wer gesehen hat, wie es sich nach der Geburt erst langsam entspannt und entfaltet, der weiß, dass er hier einen wachen und empfindenden Menschen vor sich hat. Darum braucht das kleine Lebewesen Hände, die es hier auf unserer Erde in Empfang nehmen. Hände, die es wohltuend berühren und sicher halten, wenn es auf dem Bauch der Mutter liegt. Hände, die es langsam und kräftig am Rücken massieren und die ihm sagen: *Du bist nicht allein, du kannst dich dem Neuen, der Welt ruhig öffnen.* Dich – seine Mutter – kennt dein Kind; deine Stimme, deine Rhythmen, deine Energie sind ihm vertraut. Du bist seine ganze Vergangenheit – und du bleibst ihm, auch wenn sich sonst alles verändert hat.

»Als mir Mona auf den Bauch gelegt wurde, erschrak ich, als ich meine Hände auf sie legte. Ich hatte noch nie eine solche Ausstrahlung gespürt. Ich habe dafür keine Worte. Ich glaube, sie hatte totale Angst. Dieses Gefühl verging schnell. Noch bevor sie den ersten Ton von sich gab, umklammerte meine Tochter meinen Zeigefinger. Sie machte die Augen auf und schaute mich mit ihren tiefen, schwarzen, leuchtenden Augen an. Da sie längs auf meinem Bauch lag, musste ich den Kopf recken – ich hätte sie lieber von Angesicht zu Angesicht gesehen. Ich habe mich in diesem Moment vollkommen offen gefühlt. Alle Begebenheiten in diesem frühen Stadium unserer Beziehung prägten sich tief ein. Der erste Anblick meiner Tochter, das Gefühl ihres Körpers, ihre Augen – alles kann ich mir sofort wieder jederzeit ganz klar und lebendig vergegenwärtigen.«

In deinem Bauch kannte dein Kind deinen Herzschlag, das Gurgeln deiner Därme, und es nahm die Schwingungen deiner Stimme wahr. Die Außengeräusche drangen nur gefiltert zu ihm durch. Nach seiner Ankunft soll es deshalb nicht mit lauten Geräuschen überflutet werden. Besprecht mit euren GeburtsbegleiterInnen, dass sie sich zurückhalten und möglichst wenig Lärm machen. Der Rhythmus *eurer* Stimmen jedoch ist eurem Kind vertraut – deshalb begrüßt es, erzählt ihm nach Herzenslust.

Auch Licht ist für das Baby neu. Wer schon einmal aus einer dunklen Höhle in den hellen Sonnenschein hinausgetreten ist, weiß, wie weh die plötzliche Lichtflut den Augen tut. Für euer Baby ist es ähnlich. Bittet deshalb darum, dass der Raum etwas abgedunkelt wird, damit seine Augen sich allmählich an das Licht gewöhnen können.

»Kürzlich durfte ich bei einer Geburt das Neugeborene baden. Mit zusammengekniffenen Augen blinzelte es ins Licht und war ganz verkrampft. Ich schaltete das Licht über dem Becken aus – welch ein Unterschied! Das Kind entfaltete sich wie ein Schmetterling, streckte die Arme aus, öffnete die Händchen und machte die Augen auf. Langsam drehte es den Kopf, schaute sich mit großen Augen um und wirkte plötzlich ganz zufrieden.«

In deinem Bauch wurde dein Baby durch die Nabelschnur von dir mit Sauerstoff versorgt. Auf der Welt angekommen, müssen sich seine Lungen entfalten, damit es eigenständig atmen kann. Wenn die Nabelschnur direkt nach der Geburt durchtrennt wird, ist es schlagartig auf sich gestellt und muss nach Luft schnappen. Es ist gut, wenn beide Systeme der Sauerstoffversorgung eine kurze Weile parallel laufen können und die Nabelschnur erst durchtrennt wird, wenn sie aufgehört hat zu pulsieren.

Manche Babys weinen, auch wenn sie auf dem Bauch ihrer Mutter liegen, und beruhigen sich erst langsam unter ihren Händen. Bei anderen hat man den Eindruck, dass sie wohlig hinüberträumen von der Geburt ins Leben, doch an ihren Bewegungen, ihrem Seufzen, dem ruhigen Atem, manchmal auch an den geöffneten Augen sieht man, dass es ihnen gut geht, auch wenn sie »verdächtig ruhig sind«. Wenn wir aufmerksam sind für die Regungen des kleinen neuen Erdenbürgers, werden wir

> Wenn wir eine gewaltlose Welt erschaffen möchten, wo Respekt und Freundlichkeit Angst und Hass ersetzen, müssen wir am Lebensanfang damit beginnen. Denn zu jenem Zeitpunkt werden die tief greifendsten Muster geprägt. Aus diesen Wurzeln erwachsen Angst und Entfremdung – oder Liebe und Vertrauen.
>
> *Suzanne Arms, in: Immaculate Deception II*

ihn so behandeln, dass er Vertrauen schöpft und gerne hier auf der Welt ist.

Es gibt aber Situationen, in denen ein Baby Startschwierigkeiten hat und sofortige Hilfe braucht, zum Beispiel nach einer langen, schweren Geburt, nach Medikamenteneinnahme der Mutter, aufgrund von Komplikationen oder manchmal auch aus anderen, unerfindlichen Gründen. Keine gewissenhafte Hebamme wird in solch einer Situation sanften Geburtsumständen den Vorrang geben, sondern tun, was medizinisch getan werden muss – und jede Mutter wird dafür Verständnis haben.

Bei Diskussionen um die »sanfte Geburt« erhitzen sich leider immer noch die Gemüter mancher Geburtshelfer. »Sentimentaler Hokuspokus«, sagen die, die ihre Augen verschließen und tausend kleinliche, angeblich medizinische Argumente finden, um die sanfte Geburt zu diskreditieren. Das spätere Abnabeln bringt sogar Vorteile für das Baby mit sich, wie zum Beispiel höhere Eisenwerte im Blut. Und ein Auskühlen des Babys auf dem Bauch kann verhindert werden, indem es mit warmen Tüchern zugedeckt oder eine Wärmelampe über der Entbindungsstätte angebracht wird – technische Kleinigkeiten, die sich leicht lösen lassen, wenn ein Team begriffen hat, wie viel befriedigender Entbindungen für *alle* Beteiligten sind, wenn sie in einer Atmosphäre der Ruhe stattfinden. »Jetzt macht Ge-

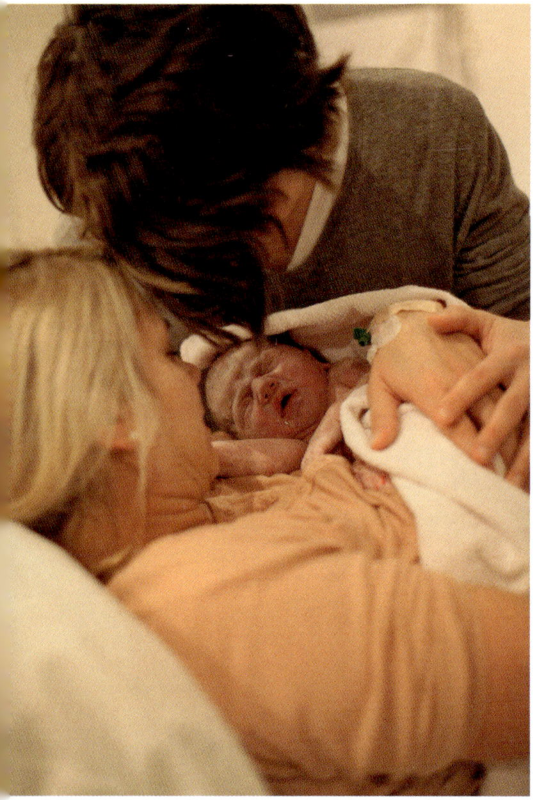

Die Eltern können in Ruhe ihr Baby begrüßen

burtshilfe wieder Spaß«, begeisterte sich ein Geburtshelfer mit jahrzehntelanger Erfahrung, nachdem er seinen Klinikbetrieb auf eine menschlichere Geburtshilfe umgestellt hatte.

Die Emotionalität, mit der die Diskussion geführt wird, zeigt, dass es hier um mehr geht – nämlich um Liebe, um Freude, um tiefe Offenheit. Das fällt vielen sehr schwer und löst tiefe Ängste aus, die zu einer irrationalen Abwehrhaltung führen.

Wo soll unser Kind zur Welt kommen?

Dort, wo du dich am sichersten und wohlsten fühlst, wirst du dich am besten entspannen können, und dort ist auch der beste Ort, dein Kind zur Welt zu bringen. Es gibt eine medizinische und eine menschliche Verantwortung für dich und dein Kind bei der Geburt. Wenn du wählen kannst, trage bei der Wahl des Geburtsortes beiden Aspekten Rechnung.

Wie euer Kind zur Welt kommt, hat Auswirkungen auf sein Leben und eure Beziehung. Lasst euch Zeit, euch umzuschauen, mit anderen Eltern über ihre Geburtserfahrungen zu sprechen und herauszufinden, welche Möglichkeiten euch offenstehen. Nehmt an öffentlichen Veranstaltungen von Kliniken und Geburtshäusern teil, besichtigt sie, nehmt die Atmosphäre auf. Informiert euch, ob es in eurem Einzugsgebiet Hebammen gibt, die Hausgeburten begleiten. Erkundigt euch bei infrage kommenden ÄrztInnen, Hebammen, Schwestern nach ihren Einstellungen in Bezug auf Geburt und Stillen und nach den üblichen Praktiken. Sprecht darüber, was euch am Herzen liegt, was euch wichtig ist, wie ihr euch vorstellt, euer Kind zur Welt zu bringen, und wie ihr es behandelt wissen möchtet. Achtet auf die Reaktionen: Empfindet ihr, dass eure Wünsche und Gedanken ernst genommen und mit Achtung angehört werden? Gibt es Resonanz? Nachdem ihr euch genügend umgeschaut habt, vertraut auf eure Intuition, wenn ihr entscheidet, wo euer Kind geboren werden soll.

Zu Hause

»Meine beiden ersten Kinder waren in Holland ganz selbstverständlich zu Hause zur Welt gekommen. Als ich nach unserem Umzug nach Deutschland auch unser drittes Kind zu Hause gebären wollte, wurde ich von meinem Gynäkologen sehr eingeschüchtert und bekam auch aus meinem sozialen Umfeld sehr viele negative Bemerkungen zu hören.

Dort war Hausgeburt etwas ganz Normales gewesen, hier war ich eine ›unverantwortliche Mutter‹. Nur aufgrund der Tatsache, dass ich selbst Ärztin bin und mich außerdem ›wehren‹ konnte mit Statistiken rund um die Hausgeburt, und weil ich mich mit dem Thema auseinander gesetzt hatte, blieb mir Schlimmeres erspart. Wäre es mein erstes Kind gewesen, ich hätte mich sicherlich nie getraut, es zu Hause zur Welt zu bringen.«

Ob man es »verantworten« kann, ein Kind zu Hause zur Welt zu bringen, wird mit noch größerer Hitzigkeit diskutiert als das Thema »Sanfte Geburt«. Warum entscheiden sich Eltern für eine Hausgeburt? Manchen Paaren sind die Geborgenheit der häuslichen Umgebung und die Nähe von Menschen, denen sie absolut vertrauen können, wesentlicher als die »technische Sicherheit eines gut ausgerüsteten Kreißsaales«. Während Schwangerschaft und Geburt haben viele Frauen eine erhöhte körperliche wie auch seelische Sensibilität und empfinden so tief, dass sie dadurch emotional sehr verletzlich werden. Fremde, unvorhersehbare Einflüsse von außen (eine unsensible Hebamme, zu wenig Personal, Hektik im Kreißsaal, ein ungeduldiger Geburtshelfer), mit denen man in einer Klinik immer rechnen muss, können möglicherweise so irritieren, dass dadurch der natürliche Geburtsverlauf erheblich gestört wird.

Keine Institution kann jene Intimität, Integrität und Wärme bieten, die das eigene Zuhause ermöglicht. Während der Geburtsarbeit kann die Frau ganz und gar den Impulsen ihres Körpers folgen. Sie kann ungeniert mit ihrem Mann ins Bett kriechen, schmusen oder sich an ihn lehnen, um seinen Atemrhythmus aufzunehmen. Zu Hause können Eltern ihr Kind so empfangen, wie sie es möchten, ohne dabei auf eine Klinikroutine Rücksicht nehmen zu müssen. Sind schon Kinder da, können sie auf Wunsch bei der Geburt dabei sein und ihr Geschwisterchen gleich begrüßen. Zwischen der betreuenden Hebamme und der Familie, die sie durch Schwangerschaft, Geburt und Wochenbett kontinuierlich begleitet, entstehen oft tiefe Beziehungen, die über diese Zeit hinaus anhalten.

Da nicht mit Routinemaßnahmen in die Geburt eingegriffen wird, kann sie sich auf ihre Weise entfalten – alles mögliche Gründe für das Ergebnis vieler Studien, dass Hausgeburten genauso sicher sind wie Klinikgeburten. Manche Hausgeburtsergebnisse übertrafen sogar die Klinikzahlen.

Für eventuelle Notsituationen ist die betreuende Hebamme ausgerüstet. Es ist eine zusätzliche Beruhigung, wenn sie die Zusage eines Arztes oder einer Ärztin hat, dass diese bei Bedarf ins Haus kommen. Für den raren Fall einer Komplikation, die zu Hause nicht handhabbar ist, sollte ein fahrbereites Auto bzw. ein Rettungswagen für den Transport in eine nahe gelegene Klinik verfügbar sein. Eine Hausgeburt sollte nur ins Auge gefasst werden, wenn alles normal läuft (Frühgeburten, Zwillings- und andere Risikogeburten sowie Geburten aus Beckenendlage gehören in die Klinik), und wenn ihr euch zu Hause sicher und souverän fühlt, egal, was andere dazu sagen.

Im Geburtshaus

Zwischen Hausgeburt und Klinikgeburtshilfe ist eine gute Alternative entstanden – die Geburtshäuser. In freundlich eingerichteten wohnlichen Räumen können dort Frauen in gelassener, gewährender Atmosphäre ihr Kind unter Begleitung einer Hebamme gebären. Oberstes Gebot sind ein großes Maß an menschlicher Zuwendung und die Ein-

> Sicher ist gerade die emotionale und somit auch körperliche Offenheit, die in vertrauter Umgebung und im Kreise naher Menschen möglich ist, der wesentlichste Grund dafür, dass Hausgeburten meist komplikationslos und ohne Notwendigkeit von Schmerzmitteln verlaufen.

stellung auf die Bedürfnisse der Gebärenden und deren Familie. Meistens ist auch da, wie zu Hause, eine fortlaufende Begleitung durch ein und dieselbe Hebamme gewährleistet. Technik (CTG, Absauger, Sauerstoff) ist zwar vorhanden, wird aber nur bei wirklicher Notwendigkeit eingesetzt. Bei sich anbahnenden Komplikationen unter der Geburt wird in eine mit dem Geburtshaus kooperierende Klinik verlegt.

In den Geburtshäusern werden Frauen bzw. Paare rund um die Geburt mit einer breiten Palette von Angeboten umfassend betreut: Feststellen der Schwangerschaft, Schwangerenvorsorge, Geburtsvorbereitung (zum Beispiel für Paare, Mehrgebärende, Alleinerziehende, Yoga und Bauchtanz für Schwangere), Geburt, Säuglingspflege, Rückbildung, Wochenbettbetreuung, Stillberatung und vieles mehr. Zum Angebot der Geburtshäuser gehört mancherorts sogar eine kleine Wöchnerinnenstation oder ein Familienzimmer (siehe auch Adressen im Anhang), obwohl die Familien in der Regel wenige Stunden nach der Geburt nach Hause gehen.

In einer Klinik

Bei weitem die größte Anzahl der Geburten findet in Kliniken statt. Auch dort bemühen sich inzwischen viele geburtshilfliche Abteilungen verstärkt um eine familien- und babyfreundliche Geburtshilfe. Manchmal geschieht das u. a. deshalb, weil Entbindungsabteilungen sowohl einer starken Konkurrenz untereinander als nun auch mit den Geburtshäusern ausgesetzt sind. Sie sind mehr oder weniger darauf angewiesen, die Wöchnerinnen zufrieden zu stellen, um ihre Geburtenzahl zu halten.

Diese Situation erleichtert es den Eltern, ihre Vorstellungen auch bei einer Klinikentbindung einzubringen und mit ihren Wünschen gehört zu werden. Dazu könnte zählen: keine Routineeingriffe, Achtung der natürlichen Vorgänge, Medikamente im Normalfall nur nach Absprache, Einsatz von Homöopathie, Bach-Blüten und Aromatherapie (zum Beispiel das sehr kostbare Rosenöl – beruhigend, ausgleichend, »Begrüßung« für das Kind), Musik oder die Möglichkeit, sich bei der Geburtsarbeit frei bewegen zu können, Gebärhaltung nach Wunsch, »sanfte Geburt«, ausgiebige Möglichkeit zum Bonding bei der Geburt, Rooming-in oder Bedding-in danach. In vielen Kliniken können Babys auch im Wasser zur Welt kommen.

Mancherorts sind Änderungen allerdings nur formale Zugeständnisse. Wo jedoch ein konkretes Konzept für positive Veränderungen von oberster Stelle befürwortet und getragen wird und das Team entsprechend zusammengestellt ist, kann auch eine Klinikgeburt zu einem sehr befriedigenden Erlebnis werden. Da lohnt es schon, sich sehr genau umzusehen.

Im Verlauf des Buches beziehe ich mich größtenteils auf die Situation von Frauen, die in der Klinik geboren haben, weil dies – wie erwähnt – der größte Prozentsatz ist. Frauen, die zu Hause oder im Geburtshaus entbinden, haben meist wesentlich seltener Probleme, da die natürlichen Abläufe nicht gestört werden.

Ambulante Entbindung

Die ambulante Entbindung ist ein möglicher Kompromiss zur Klinikentbindung. Das Baby kommt in der Klinik zur Welt und verlässt diese – wenn die Geburt komplikationslos verlaufen ist – zusammen mit Mama und Papa schon nach wenigen Stunden der Überwachung, um sein Zuhause kennen zu lernen. Dort werden Mutter und Kind dann anfangs täglich, später in größeren Abständen bis zu zwölf Wochen nach der Geburt von einer freiberuflichen Hebamme betreut.

Kontinuierliche Begleitung durch eine Hebamme

Wo und wie auch immer du entbinden magst – es ist in jedem Fall günstig, während der Schwangerschaft Kontakt mit einer freiberuflichen Hebamme in deiner Nähe aufzunehmen (siehe Anhang). Die Hebamme kann deine kontinuierliche Bezugsperson während Schwangerschaft, Geburt, Wochenbett und Stillzeit sein. Während der Schwangerschaft kannst du dich von ihr bei dir zu Hause untersuchen und beraten lassen. Hebammen nehmen sich immer viel Zeit, weil sie wissen, wie wichtig die Fragen und Gefühle werdender bzw. junger Mütter sind.

Wenn du dich für eine Beleghebamme entschieden hast, kannst du sie mit Wehenbeginn zu dir rufen. Sie wird dich später in die Klinik begleiten und die ganze Geburt über dabei betreuen.

Bei ambulanter Entbindung oder nach der Entlassung betreut sie dich, wie oben erwähnt, zu Hause. Bei ihren anfangs täglichen Hausbesuchen wiegt sie dein Kind, versorgt den Nabel und achtet darauf, dass es gesund ist und gedeiht. Bei dir schaut sie, ob der Uterus sich normal zurückbildet und eine eventuelle Dammnaht gut verheilt. Sie hilft auch, falls du Schwierigkeiten mit dem Stillen hast. Bei Stillschwierigkeiten, Gedeihstörungen, Rhythmusstörungen, Nabelproblemen oder im Falle von Mehrlings- oder Frühgeburten kann die Wochenbettbetreuung mittels einer ärztlichen Anordnung auch noch länger als die üblichen zwölf Wochen nach der Entbindung ausgedehnt werden.

6

»Bonding« – Bindung zwischen Eltern und Kind

Die Bindung, die ihr zu eurem Kind entwickelt, erleichtert es euch, ein Leben lang liebevoll für es da zu sein und es zu versorgen. Die Bindung des Babys zu euch wiederum schafft eine gute Voraussetzung für seine optimale Entwicklung. Wahrscheinlich ist seine Bindung zu euch – seinen Eltern – sogar Modell für alle weiteren Bindungen in seinem Leben. Dr. John H. Kennell und Dr. Marshall H. Klaus, deren bahnbrechende Forschung über das »Bonding« geholfen hat, unser Bewusstsein für die Vorgänge zwischen Kind und Eltern direkt nach der Geburt zu schärfen, und die zu Veränderungen in unseren westlichen Kreißsälen geführt hat, gewinnen immer mehr Einsichten in die Komplexität der stattfindenden Prozesse. Ihre Erkenntnisse sind in dem Buch *Der erste Bund fürs Leben* aufgeführt.

Sie sehen das Bonding jetzt nicht mehr als einen isolierten, zeitkritischen Prozess direkt nach der Geburt an, sondern als ein Kontinuum von Erfahrungen, durch viele Faktoren beeinflusst – angefangen von eigenen Kindheitserfahrungen über Schwangerschaft, Geburt, Wochenbett bis hin zu den ersten Lebensmonaten des Babys.

Besonders förderlich für die Entstehung der Beziehung einer Mutter zu ihrem Kind ist es, wenn sie selbst während der Geburtsarbeit auf liebevolle Weise umsorgt und unterstützt wird.

Was geschieht bei der Geburt?

Nehmen wir doch *ein* wichtiges Segment aus dem Kontinuum der Entwicklung der Eltern-Kind-Bindung heraus und schauen uns an, was direkt nach der Geburt geschieht.

Nun ist der ersehnte Moment also endlich da, euer Baby ist hier auf dieser Erde »gelandet«. Wenn du es vielleicht in der Hocke geboren hast, wirst du es wahrscheinlich selbst hochheben und an deinen Körper bringen wollen.

Ansonsten willst du es bestimmt auf den Bauch gelegt bekommen, wo es Haut auf Haut mit dir und gewärmt durch deine Körpertemperatur seine erste Lebensstunde verbringen kann. (Falls du selbst von der Anstrengung der Geburt her frierst – das ist manchmal so –, kann man euch zusammen ein wenig zudecken.) Nach der Geburt ruht sich das Kleine angeschmiegt an dich auf deinem Bauch von den Anstrengungen der Geburt aus. Seine Augen sind weit geöffnet und glänzen. Mit den Händen fühlt es deine Haut. Es ist in einem *Zustand ruhiger Wachheit und erhöhter Aufmerksamkeit.* Seine ganze Energie ist darauf ausgerichtet, zu sehen, zu hören, zu spüren und mit all seinen Sinnen die Welt aufzunehmen, in der es gerade angekommen ist. Dies gilt besonders dann, wenn du keine Schmerzmittel genommen hast und die Geburt nicht zu schwer war.

Um das Kennenlernen eures Babys und das Erfahren seiner Umwelt nicht zu stören, soll man euch drei möglichst in der ersten Stunde in Ruhe lassen. Routinemaßnahmen, wie Wiegen, Messen oder Waschen – aber auch die erste Untersuchung oder die prophylaktische Verabreichung von Vitamin K in den Mund des Kindes –, sind störend und können und sollen warten. Nur abgetrocknet muss es werden. Babys reagieren sowieso ungehalten, wenn sie von ihren Müttern getrennt werden. Auch dein Geruch soll durch Waschen nicht verändert werden.

Vielleicht wirst du dein Kind zuerst ganz zaghaft berühren – mit deinen Fingerspitzen, bevor du es mit der ganzen Handfläche streichelst. Dann ziehen dich wahrscheinlich seine Augen an. Fast alle Mütter mögen ihrem Kind in die Augen sehen und wünschen sich, dass ihr Kind ihren Blick erwidert – und das tut es auch – sehr intensiv …

Es ist wichtig, dass Neugeborene nahe genug dem Gesicht ihrer Mutter sind, da sie anfangs kurzsichtig sind. Eine Entfernung von etwa 20 bis 25 Zentimetern ist optimal – die übliche Entfernung zwischen den Augen von Mutter und Kind beim Stillen. Sicher schaut es dich erst einmal forschend an, aber vielleicht schaut es sich auch um. In dieser ersten Lebensstunde kann es schon einen Gegenstand mit den Augen verfolgen.

Und was geschieht mit dem Baby, wenn es in die Augen seiner Mutter schaut? Der englische Psychiater Dr. Donald Winnicott, der Mutter-Kind-Aktionen erforscht hat, beschreibt, dass das Baby

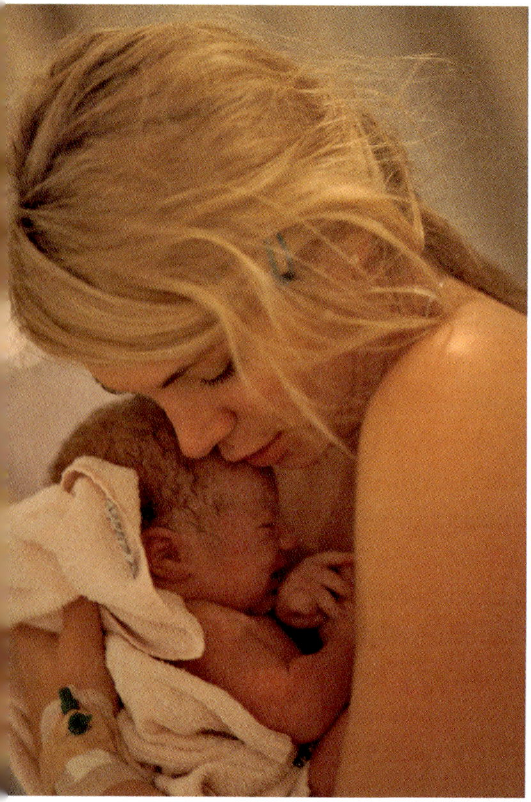

sich selbst im Gesicht seiner Mutter sieht. Diese ahmt den jeweiligen Gesichtsausdruck ihres Kindes nach und spiegelt ihn ihm somit – seine erste Lektion in der Formung seines Selbstbildes. (In einer Studie, in der Müttern aufgetragen wurde, ein »Pokergesicht« zu bewahren, wurden die Babys unruhig, wendeten sich ab, und viele begannen zu weinen.) Aber es kann auch schon gleich deinen Gesichtsausdruck nachahmen und es reagiert bereits auf deine Stimme.

Vielleicht wirst du »Liebe auf den ersten Blick« spüren, vielleicht aber auch nicht. Manche Mütter empfinden sofortige Zuneigung zu ihrem Kind, andere schauen es zunächst ganz erstaunt an und fragen sich: »Das soll mein Kind sein, das ich jetzt über alles lieben soll?« Du brauchst dich nicht als »Rabenmutter« zu fühlen, wenn dieses »allumfassende Muttergefühl« (was immer das auch sein mag) nicht auf Anhieb oder nicht immer da ist. Es kommt schon! Manche Eltern fühlen sich gestört und abgelenkt durch den Betrieb eines geschäftigen Kreißsaals und berichten, dass sie sich erst »in ihr Kind verliebten«, als sie zu dritt ungestört in Ruhe zusammen waren. Manchmal gelingt dies erst zu Hause.

> Die erste Lebensstunde hat sich als eine besonders sensible Phase in dem Entstehen von Bindung erwiesen – als eine Zeit erhöhter Empfindsamkeit.

Das erste Saugen an der Brust während der sensiblen Phase ist eine wichtige Zeit für dich und dein Baby (mehr darüber in Kapitel 7). Untersuchungen haben gezeigt, dass ausgedehnter Kontakt nach der Geburt sich positiv auf Stillwunsch, -dauer und -erfolg sowie auch längerfristig auf das Bemutterungsverhalten auswirkte. Während dein Baby an der Brust saugt, steigt u.a. dein Oxytozinspiegel. Oxytozin wird als Kuschel- und Bindungshormon bezeichnet. Es hat eine beruhigende Wirkung, lässt die Schmerzschwelle ansteigen und erzeugt so etwas wie ein Hochgefühl. Dieses Hormon wird auch ausgeschüttet, wenn wir eine Massage bekommen oder uns lieben.

> In die Augen eines Neugeborenen zu schauen ist einer der mächtigsten Auslöser für elterliches Verhalten und elterliche Liebe.

Krankenhäuser erkennen mehr und mehr, wie wichtig die ausgiebige, frühe, intime Zeit der Eltern mit ihrem Baby ist. Gott sei Dank sind die klassischen Kinderzimmer in vielen Kliniken mittlerweile abgeschafft. Rooming-in – das Untergebrachtsein des Babys im Bettchen neben der Mutter – oder Bedding-in – die Möglichkeit, dass es auf Wunsch der Mutter die erste Zeit im engen körperlichen Kontakt mit ihr zusammen in ihrem Bett verbringt – erlauben Anpassung der Rhythmen aneinander und ständige Kommunikation zwischen Mutter und Kind.

Mütter reden gern mit ihrem Baby – meistens in einer hohen Stimme, auf die Babys in der Tat am besten reagieren. Dein Neugeborenes erkennt deine Stimme. Von Anfang ist ein klarer und harmonischer Dialog zwischen euch beiden möglich: Wenn du zu deinem Baby sprichst, bewegt es sich im Rhythmus deiner Stimme. Durch seine Bewegun-

> Besonders für Frauen, die – vorgeprägt durch negative Lebenserfahrungen oder ungünstige familiäre oder soziale Lebensbedingungen – vielleicht dazu neigen, etwas mehr Schwierigkeiten mit ihrer Mutterschaft zu haben, kann früher, ungehinderter Kontakt das natürliche Entstehen einer liebevollen Beziehung zu ihrem Baby wesentlich erleichtern. Wenn Mütter bei der Geburt von einem frühgeborenen oder kranken Kind gleich getrennt werden, sollte ausgedehnter Kontakt so früh und so oft wie möglich besonders gefördert werden.

gen und auch über seine Augen gibt es dir wiederum ein Signal, dass es dich vernommen hat. Da seine Bewegungen dir Freude machen, wirst du ermuntert weiterzusprechen, und so entsteht so etwas wie ein gemeinsamer »Tanz« zwischen euch beiden.

Babys bevorzugen zwar Frauenstimmen, doch sie erkennen und reagieren auch auf die Stimme ihres Vaters. Besonders deutlich wurde das durch die Beschreibung der Geschichte eines Opernsängers, der seinem Baby während der Schwangerschaft vorgesungen hatte. Als der Vater seine Tochter nach der Geburt mit einer Willkommensarie begrüßte, drehte diese sich langsam zu ihm hin und hörte aufmerksam zu. Als er ihr am Ende der ersten Lebensstunde noch einmal etwas vorsang, wendete sie sich wieder seinem Gesicht zu und gab sogar die Laute »Ah, ah, ah« von sich.

Die meisten Untersuchungen über die nachgeburtliche Phase weisen ohne Zweifel darauf hin, dass alle Eltern – sofern keine medizinischen Gründe dagegen sprechen – auf Wunsch die Möglichkeit zu uneingeschränktem Kontakt mit ihrem Neugeborenen haben und nicht von ihm getrennt werden sollen. Es ist das Natürlichste der Welt, dass Mutter und Baby nahe beieinander sind und bleiben! Mutter und Kind sollten unmittelbar nach der Geburt nicht getrennt werden – auch nicht für kurze Zeit.

Wenn ausgedehnter Kontakt am Anfang nicht möglich ist

Es stimmt, dass Bonding in der ersten Stunde extrem wertvoll ist, aber manchmal ist eine Trennung unumgänglich. Anders als bei Tieren, wo die Zeit direkt nach der Geburt oft von entscheidender Wichtigkeit für das Überleben der Jungen ist, haben wir Menschen viele Wege, Beziehungen herzustellen und sichere Bindungen aufzubauen. Wenn du diese intime Zeit in der ersten Lebensstunde verpasst – sei es, weil du einen Kaiserschnitt bekommen hast oder unter starkem

Medikamenteneinfluss standest oder dein Kind eine besondere Pflege brauchte oder wie immer die Situation sein mag –, kannst du auf jeden Fall mit der Zeit noch eine sichere Bindung zu deinem Kind aufbauen. Zwar dauert es dann gewöhnlich etwas länger, aber die Bindung wird genauso stark wachsen. Schließlich ist das Aufbauen von Beziehung eine lebenslange Angelegenheit. Im Zusammensein mit deinem Kind – in häufigem Kontakt mit ihm – werden deine Liebe und deine Mütterlichkeit wachsen.

Jede Person entwickelt Liebe für ihr neues Baby auf ihre eigene Weise und in ihrem eigenen Tempo.
Am Ende werden die meisten Eltern einen ausreichenden Grad an bedingungsloser Liebe für ihr Kind empfinden.

Die Bewusstseinszustände Neugeborener

Dein Kind kann dir anfangs noch nicht sagen, was seine Bedürfnisse sind. Es ist angewiesen darauf, dass du es mit großer Aufmerksamkeit beobachtest und mit offenem Herzen wahrnimmst, was es gerade braucht und was seinem natürlichen Rhythmus entspricht.

Der vorher beschriebene ruhige Wachzustand ist nur einer von mehreren dezidiert unterschiedlichen Bewusstseinszuständen des Neugeborenen, die es auch im Mutterleib schon eingeübt hat. Sensibel zu werden für deren unterschiedliche Anzeichen hilft dir, seine Rhythmen besser erfassen und unterstützen und deinem Kind gerecht werden zu können. Das bewusste Beobachten wird deine mütterliche Intuition wunderbar ergänzen, es ist vielleicht sogar Voraussetzung dafür – und es wird dich sicherer machen.

In der ersten Lebenswoche verbringt dein Kind etwa ein Zehntel jedes Tages im *ruhigen Wachzustand*, indem es neugierig seine Umwelt erspürt, ja sogar schon zu erfühlen versucht! Im *aktiven Wachzustand*, der vor dem Essen oder bei Aufregung auftritt, bewegt es sich häufig, zuckt mit Körper, Armen, Beinen oder dem Gesicht und will vielleicht Aufmerksamkeit auf sich und seine Bedürfnisse lenken. Auch beim

Schlafen, mit dem Neugeborene den Großteil ihrer ersten Lebenszeit zubringen, gibt es einen ruhigen und einen aktiven Zustand. Diese machen jeweils die Hälfte der Schlafzeit aus und wechseln etwa alle halbe Stunde. Dem Schlaf geht ein Zustand der *Schläfrigkeit* voraus, in dem der Blick glasig und die Lider schwer werden und die Augäpfel kurz vor dem Schließen nach oben rollen. In den ersten drei Lebensmonaten schlafen die Kinder gewöhnlich an der Brust ein.

Im *ruhigen Schlafzustand* befindet sich dein Kind im Tiefschlaf, es ist unbewegt (von winzigen Zuckungen abgesehen) und atmet ganz gleichmäßig. Im *aktiven Schlafzustand*, dem REM-Schlaf-Zustand, rollt dein Kind die Augen unter den geschlossenen Lidern, blinzelt manchmal; Körper, Arme und Beine bewegen sich, und der Atem ist unregelmäßig und schneller. Es zieht Grimassen, lächelt, runzelt die Stirn, macht plötzlich Saugbewegungen – vielleicht träumt es gerade. Dieser aktive Schlafzustand geht dem Aufwachen voraus. Wenn du um diesen Zustand weißt, wirst du nicht gleich dein Kind hochheben, wenn es sich ein bisschen hin und her bewegt, sondern du wirst abwarten, bis es einen aktiven Wachzustand erreicht hat, in dem es immer wieder den Mund öffnet, anfängt zu suchen und seine Händchen zu Fäusten zusammenballt. Auch das Hin- und Herbewegen des Kopfes zeigt an, dass dein Baby nach der Brust »sucht«. Beim *Weinen*, mit offenen oder geschlossenen Augen und rot anlaufendem Gesicht und »rudernden« Armen und Beinen, hat es schon längst Hunger oder kündigt sonst ein Bedürfnis an. Häufig ist es dann auch schon zu aufgeregt, um gut an der Brust trinken zu können und du musst es zunächst erst einmal wieder beruhigen. Meist beruhigt sich ein weinendes Baby gleich und wechselt in einen aktiven Wachzustand, wenn du es hochnimmst. Wenn dein Kind beim Stillen vom aktiven in den ruhigen Wachzustand überwechselt, hält es oft mit dem Saugen inne, wird sehr ruhig und schaut dich intensiv an.

Diese Beschreibungen wollen deine Beobachtungsfreude wecken und dich sensibilisieren. Mehr über die unglaublichen Fähigkeiten Neugeborener findest du beispielsweise in dem Buch *Das Wunder der ersten Lebenswochen* von Marshall H. und Phyllis H. Klaus, welches die beschriebenen Zustände durch unzählige anrührende Fotos belegt, die ihrem Film *The Amazing Newborn* entnommen sind.

»Primäre Mütterlichkeit«

Gegen Ende der Schwangerschaft und in den ersten Wochen nach der Geburt kann man bei Müttern eine erhöhte Sensibilität beobachten, die Dr. Winnicott als »primary maternal preoccupation« – »primäre Mütterlichkeit« – bezeichnete:

»Während der letzten Schwangerschaftswochen war ich sehr geistesabwesend, verlor in Gesprächen oft den Faden, und es fiel mir schwer, Gedanken zu Ende zu denken. Ich hatte das Gefühl, die Kontrolle über mich zu verlieren, und so machte mir dieser Zustand Angst. Ich konnte ihn erst akzeptieren, als ich in Gesprächen mit anderen Frauen feststellte, dass es ihnen ganz ähnlich ging.«

Damit einher geht eine von großer Offenheit und Aufnahmefähigkeit begleitete Ausrichtung auf das Baby. Dieser Zustand des Entrücktseins, der totalen Konzentration auf das Baby dauert auch noch einige Wochen nach der Geburt an. Offensichtlich erleichtert es die Natur damit uns Müttern, uns eine Zeit lang mit all unseren Sinnen vollständig unserem Baby zuzuwenden und ganz für es da zu sein. Nach einer Zeit der totalen Symbiose geht dieses Befinden wieder vorüber. Selbstverständlich ist dies keine gute Zeit, um viel Energie in andere Projekte zu stecken.

Ein Wort an die Väter

Viele Männer bereiten sich heute zusammen mit ihrer Frau auf die Ankunft ihres Kindes vor (siehe auch Kapitel 5) und wollen gemeinsam mit ihr die Geburt erleben. Neugeborene haben unmittelbar nach der Geburt eine sehr starke Ausstrahlung – sehr ernst, sehr wissend, sehr total. Vielleicht sind darum die ersten Stunden mit ihnen so eindrucksvoll. Manche Väter sind vom ersten Augenblick an verzückt von dem kleinen Lebewesen, das Teil von ihnen ist, und spüren Liebe auf den ersten Blick.

Sollte es bei dir nicht so sein, sei nicht zu enttäuscht. Du hast dein Baby in den letzten Monaten ja nicht so unmittelbar spüren können wie deine Frau, und selbst wenn du dich während der Schwangerschaft bewusst mit ihm beschäftigt hast, bist du in deiner Bindung zu ihm wahrscheinlich dennoch ein wenig »im Rückstand«. Da tut ausgiebiger Kontakt jetzt gut, damit die Bindung weiter wachsen kann. Eine erste gemeinsame Elternzeit ist hilfreich dafür. Viele Väter legen auch ihren Jahresurlaub in die Zeit nach der Entbindung, um die ersten Wochen mit dem Neugeborenen möglichst intensiv und nah erleben zu können. Zu dritt die ersten Schritte gemeinsam zu tun, bietet euch eine große Chance, als kleine Familie zusammenzuwachsen. Außerdem – dir jetzt Zeit für dieses kleine Wesen zu nehmen, ist auch eine große Chance für dich. Im Zusammensein mit deinem Baby kannst du nämlich deine sanfteren und fürsorglicheren Anteile in dir entdecken und entwickeln, und dies trägt zu deiner Ganzheit und Rundheit als Mensch bei.

Genieße diese ersten Tage zu Hause mit eurem Baby. Wenn euer Kind gestillt wird, ist das Nähren natürlich deiner Frau vorbehalten. Gleichzeitig bist du ihre wichtigste Unterstützungsperson in der Stillzeit und kannst viel zu einer gelungenen Stillzeit beitragen. Doch gibt es so viele andere Wege für dich, eine intensive, warmherzige Beziehung zu deinem Kind zu gestalten. »Ich habe vor, mein Kind viel zu halten, es zu massieren, zärtlich zu streicheln, es meine Liebe spüren zu lassen. Ich werde auch viel mit ihm sprechen«, sagte ein werdender Vater in einer meiner Geburtsvorbereitungsgruppen. Dein Kind zu baden, es umherzutragen, es mit deinen Händen liebevoll zu berühren (siehe Kapitel 3, Abschnitt »Den Atem harmonisieren«, dort unter »Achtsame Berührung und Massage«), ihm zu erzählen oder etwas vorzusingen, seinem Blick zu begegnen – *deinem Kind wirklich zu begegnen* –, dies alles können für dich tief greifende Erlebnisse sein, die die Basis dafür bilden, manche spätere Unbequemlichkeit gelassen in Kauf nehmen zu können.

»Als feststand, dass Feli mit Kaiserschnitt entbinden müsse, bat ich darum, dabei sein zu dürfen. Anna wurde mir sofort in den Arm gelegt – ich badete sie, streichelte sie und redete den ganzen Nachmittag mit ihr. Als Feli aus der Narkose aufwachte, zeigte ich ihr unsere Tochter. Ich verbringe auch jetzt noch jede freie Minute mit Anna.«

Väter, die Kinder als Frauensache abtun, die es als unmännlich betrachten, zu ihrem Neugeborenen zärtlich zu sein, und die lieber warten wollen, »bis man etwas mit ihm anfangen kann«, werden wahrscheinlich enttäuscht werden. Denn es geht ihnen eine wichtige Phase verloren, in der sie ihr Baby kennenlernen können und in der auch ihr Kind eine Beziehung zu ihnen aufbauen kann. Später wird es möglicherweise schwieriger, tiefe Gefühle füreinander zu entwickeln.

Väter können als kreative Spielkameraden den Einfluss der Mutter ideal ergänzen. Oftmals finden sie ihren eigenen Spaß am Spielen

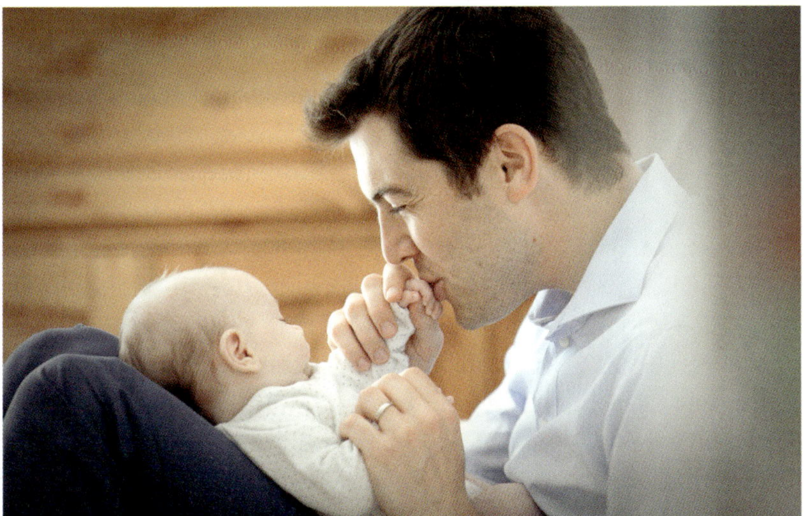

Der Vater spielt zärtlich mit seinem Kind

wieder und toben zur großen Freude ihrer Kinder wild umher, meist ausgelassener und kindgerechter als Mütter. Natürlich ist ein gewisses Minimum an gemeinsam verbrachter Zeit erforderlich. Doch selbst wenn du nicht viel Zeit für dein Kind hast, wichtig ist, wie ihr diese Zeit gestaltet – Qualität geht vor Quantität.

Möglicherweise tauchen aber in der ersten Zeit nach der Geburt nicht nur angenehme Gefühle auf. In welchen findest du dich in Folgendem wieder?

- Vielleicht bist du neidisch auf deine Frau, weil sie eine solch intime Beziehung zu eurem Kind hat und es mit ihrer Brust sofort beruhigen kann?
- Vielleicht fühlst du dich ausgeschlossen?
- Vielleicht bist du aber auch eifersüchtig auf euer Kind, weil deine Frau so stark mit ihm beschäftigt ist und keine Zeit mehr für dich hat?
- Vielleicht fühlst du dich vernachlässigt, weil deine Partnerin ihr Zärtlichkeitsbedürfnis durch euer Baby erfüllt?
- Oder bist du traurig, dass du so wenig von deinem Kind mitbekommst, weil du den ganzen Tag außer Haus arbeitest? (Mutter wie auch Vater können Elternzeit und Erziehungsurlaub nehmen und entsprechend untereinander aufteilen.)
- Du magst deine verlorene Unabhängigkeit betrauern.
- Empfindest du insgeheim, dass die Brust deiner Frau dir allein gehört? Nach dem Motto »Lass noch was für mich übrig«.

Wenn dem so ist, schämst du dich möglicherweise sogar solch »kindischer« Gefühle. Doch Gefühle sind eben Gefühle, und man kann sie trotz aller Rationalität nicht ausradieren. Je mehr du versuchst, sie zu unterdrücken, desto machtvoller können sie werden. Unbewusste Gefühle sind wie bedrohende Gespenster im Dunkeln, die ihre Kraft verlieren, sobald sie ans Licht kommen. Erst wenn dir deine Gefühle bewusst sind, kannst du Wege finden, sie zu verarbeiten, und unproduktive Gedanken durch neue Überzeugungen (zum Beispiel »Es ist genug Liebe da für uns drei«) zu ersetzen.

Sprecht miteinander, bevor Vorwürfe entstehen. Vielleicht könnt ihr euch mit anderen Paaren in derselben Lage zusammenschließen, um Gedanken und Ideen auszutauschen – vielleicht Paare, die ihr von der Geburtsvorbereitung her kennt?

- Wie geht es anderen Männern damit?
- Wie unterscheidet sich eure Situation von der Situation anderer, wo gibt es Parallelen?
- Welche Lösungsmöglichkeiten haben andere gefunden?

Allein schon zu sehen, dass es nicht nur euch so geht, tut gut. Eventuell ziehst du es vor, nur mit Männern zu sprechen. In vielen Städten gibt es Vätertreffs, auch Papa-Café genannt oder du kannst mit etwas Engagement vielleicht selbst einen Vätertreff organisieren. *Das Papa-Handbuch* von Eberhard Schäfer und Robert Richter kann dir dazu Anregungen geben.

Hermann Bullinger schreibt in seinem leider nicht mehr erhältlichen Buch *Wenn Männer Väter werden*:

»Ähnlich wie beim Gebärneid ist es auch beim Stillneid für den Mann wichtig, sich seine unbewußten Gefühle zugänglich zu machen. Dies gilt natürlich nicht nur für den Neid, sondern auch für die anderen halb unbewußten oder verdrängten Gefühle, die sich auf das Stillen beziehen. Dies ist vor allem deshalb wichtig, da der Vater durch sein Verhalten Einfluß darauf ausüben kann, ob und wie lange seine Frau stillt …« (S. 184)

Wenn du ein bisschen in anderen Teilen dieses Buches herumgeschnuppert hast – wirst du schon wissen, dass emotionale Faktoren das Stillen sehr maßgeblich beeinflussen und deine Haltung und deine Unterstützung dabei enorm wichtig sind (siehe Kapitel 2, Abschnitt »Wie der Körper Milch hergibt«, dort unter »Der Einfluss der Umgebung auf den Milchspendereflex«). Ansonsten lies doch bitte einmal Kapitel 2. Bist du gut informiert, so kannst du deiner Frau Rückendeckung geben, wenn sie widersprüchliche Ratschläge bekommt und von ihrer Umwelt verunsichert wird – angefangen vom Klinikaufenthalt bis hin zu den Situationen, in denen jemand anzweifelt, ob euer Kind genug Milch bekommt. Es wird dir sicherlich Genugtuung und Freude bereiten, wenn du siehst, dass deine Frau durch deine liebevolle, fürsorgliche Zuwendung in der Lage ist, sich eurem Baby hinzugeben und somit eine stabile Basis für sein gesundes Wachsen zu schaffen.

Überlegt gemeinsam, wie ihr Zeit zu zweit einplanen könnt, in denen ihr euch lieben und euch gegenseitig Gutes tun könnt. Genießt dann diese Zeiten in vollen Zügen, um Liebe und Kraft aufzutanken, die wieder auf euer Kind ausstrahlen können. Manchmal braucht es gar nicht viel zu sein … eine Umarmung, eine kurze intensive Berührung … eine tiefe Begegnung der Augen … man weiß: »Der andere nimmt mich wahr«, »Ich bin ihm/ihr (immer noch) wichtig«.

Anregungen für eure Beziehung und für eure Gespräche könnt ihr vielleicht in dem Buch von Michael Lukas Moeller *Die Wahrheit beginnt zu zweit. Das Paar im Gespräch* finden.

Eure Beziehung ist der Nährboden, auf dem euer Kind gedeihen kann.

Aber vielleicht zeigt es sich ja, dass eine zu starre, dich ausschließende Fixierung auf euer Kind seitens deiner Frau oder aber eine übergroße Eifersucht deinerseits sich als Ausdruck tiefer liegender Partnerschwierigkeiten entpuppt.

Möglicherweise lassen sich diese dann auch nach vielen Gesprächen untereinander und mit anderen nicht bessern, selbst wenn euer Kind älter wird. Dann scheut euch nicht, eine Eheberatung oder paartherapeutische Hilfe (Kontaktadresse siehe Anhang) in Anspruch zu nehmen, damit die Liebe wieder fließen kann.

7

Der Beginn der Stillbeziehung

Welches sind die »besten Bedingungen für eine Mutter, das Stillen zu lernen«? Sheila Kitzinger, die international bekannte Geburtsvorbereiterin und Stillexpertin, beschrieb das in einem ihrer Bücher einmal so:

»Die günstigen Umstände, die eine junge Mutter braucht, um das Stillen zu lernen, entsprechen am ehesten jenen Bedingungen, die im allgemeinen als günstig für den sexuellen Liebesakt gelten: ein behagliches, warmes Bett, Ungestörtheit, eine entspannte Atmosphäre und ein Gefühl zeitloser Muße. Und genauso wie beim Geschlechtsverkehr kann es auch hier sein, daß die ersten Versuche nicht die erhoffte Wonne oder Befriedigung bringen, und so lernt das Still-Paar erst allmählich die Bedürfnisse des anderen zu verstehen und darauf einzugehen – so wie ein Liebespaar in der sexuellen Liebe –, denn Stillen, ja die ganze Elternschaft ist, wie jede Form des Liebens, ein Prozess des Entdeckens.«

Nach einer Weile auf deinem Bauch beginnt dein Baby, sich zu entspannen und wohl zu fühlen. Bald siehst du es mit seinem kleinen Mund suchen, lutschen und schmatzen, und der ganze kleine Körper scheint auszudrücken: »Da muss es doch noch etwas geben … Irgendetwas gehört doch in diesen Mund hinein …«

Neugeborene erschnuppern die Mutterbrust. Die meisten Kleinen scheinen erst mit der Welt versöhnt, wenn sie sicher wissen, dass es die Brust gibt. Wenn man sie lässt, krabbeln sie zum Erstaunen ihrer Mutter in der Tat selbst zielsicher zur Nahrungsquelle hin. Dort angekommen, saugen sie sich mit weit geöffnetem Mund an der Brust an und scheinen sich dabei sehr wohl zu fühlen. Manche Mutter ist erstaunt, ob der Zugkraft ihres Kindes. Eine solche wunderbare Erfahrung des ersten Stillens – das Natürlichste der Welt und doch so unfassbar – kann das Vertrauen in die eigene Stillfähigkeit sehr stärken. Mutter und Baby sollen sich Haut an Haut möglichst ungestört kennen lernen können, brauchen aber die Versicherung, dass sie bei Bedarf mit kompetenter Unterstützung rechnen können.

Natürlich kannst du deinem Kind zur Brust helfen, unterliege jedoch nicht der Versuchung, dies vorzeitig zu tun. 20 bis 40 Minuten nach der Geburt ist sein Saugreflex am stärksten. Wenn der Höhepunkt des Saugreflexes in den ersten zwei Stunden nach der Geburt verpasst wird, kann es anschließend mehrere Stunden dauern, bis das Baby erneut aktiv nach der Brust suchen wird. Wird der natürliche Rhythmus gestört, d. h. wenn Babys zum ersten Mal angelegt werden, bevor sie bereit sind oder nachdem deren Saugreflex nachgelassen hat, können sie ihre Mütter durch ihr augenscheinliches Desinteresse an der Brust sehr frustrieren. Zu früh angelegt, lecken sie eher an der Brustwarze, als an der Brust zu saugen. Wenn sie aber an die Brust gebracht werden, wenn es ihrem inneren Timing entspricht und sie Aktionsbereitschaft signalisieren, klappt es meistens wunderbar mit dem ersten Stillen: Aus ihrem Instinkt heraus tun die Kinder meist genau das Richtige.

Manchmal kommt es jedoch anders, als du es dir vorgestellt hattest: Die Geburt war vielleicht lang und anstrengend für dich wie auch für dein Kind, und ihr seid beide erschöpft. Eventuell hast du Medikamente bekommen, deren Auswirkung ihr beide fühlt. Vielleicht zieht dein Baby sich zurück, macht kaum die Augen auf und zeigt kein Interesse an der Brust. Lasst euch Zeit. Vielleicht braucht ihr dann erst einmal eine kleine Erholungspause, bevor ihr den nächsten gemeinsamen

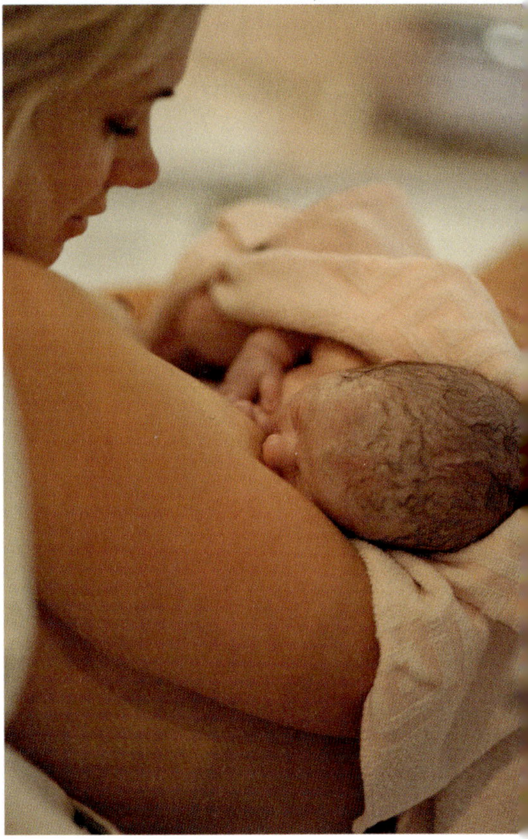

Das erste Stillen wenige Minuten nach der Geburt

Schritt mit dem Stillen unternehmen könnt, aber behalte dein Baby möglichst nahe bei dir. Wenn es den Höhepunkt des Saugreflexes nicht ausnutzen kann, mag es später unter Umständen etwas mehr Geduld für den Stillanfang brauchen, aber mit Vertrauen und Unterstützung wird es trotzdem klappen.

Die Milch »schießt ein«

Bei seiner ersten Mahlzeit von der Brust bekommt dein Baby Vormilch – das Kolostrum (siehe auch Kapitel 2), das ideal auf seine ernährungsmäßigen Bedürfnisse zu diesem Zeitpunkt zugeschnitten ist. Auch für die unreifen Nieren des Babys ist das Kolostrum perfekt, da diese aufgrund seiner hohen Konzentration nicht unnötig mit großen Flüssigkeitsmengen belastet werden. Das Baby soll gerade in den ersten Tagen immer bei der Mutter sein, damit der Hautkontakt und der Duft ihrer Brust es anregt, oft und lange an der Brust zu saugen. Damit regelt es seine ausreichende Versorgung selbst. Je natürlicher der Verlauf der Geburt und der Beginn der Stillbeziehung ist und je häufiger dein Baby an deiner Brust trinkt, desto früher geht das Kolostrum in die reife Muttermilch über.

Irgendwann zwischen dem zweiten und sechsten Tag nach der Geburt »schießt« die Milch ein, auch als initiale Brustdrüsenschwellung bezeichnet. Manche Frauen haben ein sehr starkes und unangenehmes Spannungsgefühl. Dieses kommt aber nicht durch zu große Milchmengen zustande, sondern durch Lymphstauungen im Zwischendrüsengewebe sowie eine erhöhte Durchblutung der Brust. Die Brüste werden hart, schwer, spannen und tun weh. Aber vielleicht zählst du ja zu den Frauen, die den Milcheinschuss kaum wahrnehmen. Ansonsten halte dir vor Augen, dass er eine vorübergehende Angelegenheit ist und dass die Symptome meistens innerhalb von 24 bis 48 Stunden abklingen. Wie kannst du dir die Situation erleichtern?

»Am dritten Tag schoss meine Milch ein – und wie! Meine Brust wurde hart wie ein aufgepumpter Volleyball! Dummerweise schlief meine Tochter ziemlich lange an einem Stück. Als ich mich wegen meiner harten Brüste Hilfe suchend an eine Säuglingsschwester wandte, drückte sie mir eine elektrische Pumpe in die Hand. Da ich vorher bereits einiges über Stillen gehört hatte, wies ich diese dankend ab und ging erst einmal unter die Dusche. Oh, welche Wohltat! Während ich meine Brüste massierte, begann die Milch zu spritzen, und die Spannung ließ nach. So verbrachte ich die nächsten 36 Stunden stillend, duschend und Milch abstreichend. Muttermilch ist übrigens ein gutes ›Gleitmittel‹ beim Milchausstreichen.«

Um Spannung zu mindern, lege dein Baby oft an. Beschränke seine Zeit an deiner Brust nicht. Versuche, so gelassen und entspannt wie möglich zu sein (siehe auch Kapitel 2). Wärme vor dem Stillen und Kühlung in den Pausen mag dir Erleichterung bringen. Warme Kompressen vor den Stillzeiten lassen deine Milch leichter laufen. Deine Brüste in ein warmes Wasserbad einzutauchen oder warmes Wasser über deine Brust rieseln zu lassen und dann deine befeuchteten Brüste sanft zu massieren, kann ebenso förderlich sein. Wenn möglich, stelle dich unter die Dusche. Dies alles lässt deine Milch besser fließen, wenn du dann dein Baby anlegst. Oder aber es erleichtert das Ausstreichen der Milch (siehe Abschnitt »Entnehmen der Milch« im Kapitel 7). Wenn du nur eben so viel Milch ausstreichst, dass der Druck nachlässt, wird die Brust sofort etwas weicher. Vielleicht magst du mit wachen Händen deine Brust achtsam berühren. Dies kann Spannung schmelzen lassen.

Kühle Quarkkompressen können helfen, Schmerzen zu lindern und die Schwellung zurückgehen zu lassen. Auch kühlschrankkalte Umschläge tun gut. Als wirkungsvolles Mittel, um der Schwellung des Gewebes entgegenzuwirken, hat sich das Auflegen von Kohlblättern erwiesen. Wasche und trockne diese Kohlblätter, und kühle sie im Kühlschrank vor. Vor Benutzung zerdrücke besonders die Rippen des Kohls etwas mit deinen Fingern oder einem harten Gegenstand (zum Beispiel einem Nudelholz) und lege dann die Blätter um deine Brust, wo immer nötig. Spare dabei die Brustwarze aus. Lasse sie von deinem BH an Ort und Stelle halten, bis sie nach etwa zwei Stunden verwelken oder bis dein Baby sich meldet. In großen Ausnahmefällen mag sogar einmal ein Schmerzmittel nötig sein. Besprich mit deiner Hebamme oder deiner Stillberaterin, welches Mittel du in welcher Dosierung verwenden kannst.

Fast alle Kliniken hierzulande haben im Laufe der letzten Jahre die Möglichkeit geschaffen, Mutter und Babys zusammen unterzubringen. Dies entspricht dem siebten Schritt der Forderung von UNICEF/WHO (siehe Anhang). Unannehmlichkeiten beim Milcheinschuss werden dadurch reduziert. Aber es gibt immer noch einige wenige Kliniken ohne Rooming-in. Selbst wenn dein Krankenhaus dieses nicht anbietet, muss der freie Zugang zum Kinderzimmer eine Selbstverständlichkeit sein, damit du stillen kannst, wenn du es brauchst – von euren sonstigen beidseitigen Bedürfnissen ganz zu schweigen.

Falls dein Kind jedoch nicht da ist, wenn die Milch einschießt, bringt das Entleeren der Brust mit der Hand oder einer guten Milchpumpe Erleichterung. Zusätzlich reduziert dies das Protein FIL (Feedback Inhibitor of Lactation), das bei zu voller Brust dazu führt, dass die Zellen ihre Arbeit reduzieren und die Milchproduktion einstellen.

Wenn deine Brüste wieder weicher werden, bedeutet das nicht, dass du jetzt keine Milch mehr hast, sondern dass die Milchdrüsentätigkeit sich reguliert.

Stillen nach Bedarf

Stillen nach Bedarf macht Sinn aus verschiedenen Gründen und hat viele Vorteile.

- Der Magen eines gestillten Kindes leert sich schneller als der eines Flaschenkindes, dessen Nahrung schwerer verdaulich ist.
- Die Natur hat es gut eingerichtet, dass gestillte Kinder anfangs oft hungrig werden, weil häufiges Stillen die Milchproduktion erhöht.

- Oft gestillte Babys genießen häufiger menschlichen Kontakt, und den brauchen Babys.

Direkt nach einer natürlichen Geburt ist ein Baby hellwach und aktiv. Nach ein paar Stunden fällt es in einen tiefen, langen Schlaf. Trotzdem solltest du dein Baby auch am ersten Lebenstag mindestens sechs- bis achtmal anlegen. Vielleicht musst du es dafür sanft wecken. So erhält es immer wieder kleine Mengen Kolostrum und die Milchbildung wird optimal angeregt. Am zweiten Lebenstag werden es schon circa acht bis zehn Stillmahlzeiten sein. Ab dem dritten Tag möchten Neugeborene acht- bis zwölfmal oder auch noch häufiger in einem 24-Stunden-Zeitraum trinken, und zwar in Abständen, die zunächst nicht vorhersehbar sind. Vielleicht trinkt dein Kind ein paarmal hintereinander mit nur kurzen Pausen dazwischen und hält dann wieder etwas länger aus, bis sich sein Hungergefühl erneut einstellt. Das ist ganz normal. Mit der Zeit wächst seine Fähigkeit, mehr Milch im Magen aufzunehmen. Je mehr es trinkt, desto mehr Milch entsteht, und desto länger können die Pausen werden. Manche Kinder behalten aber zunächst auch einen recht häufigen Stillrhythmus bei.

Während anfangs wirklich jeweils nur »ein paar Grämmchen« zur Verfügung stehen – und das ist vollkommen normal –, fließt bald schon eine wesentlich größere Menge Muttermilch pro Mahlzeit aus deiner Brust.

In den ersten drei, vier Tagen nach der Geburt können Kinder durch die Ausscheidung überflüssigen Gewebewassers sowie die Entleerung des Mekoniums bis zu sieben Prozent ihres Geburtsgewichts abnehmen und es manchmal erst nach zehn bis 14 Tagen später wieder erlangen. Erstaunlicherweise ist der Gewichtsverlust bei Babys, die Flaschennahrung oder Zuckerwasserlösung (Glucose) zusätzlich zur Muttermilch bekommen, oft größer als bei ausschließlich gestillten Kindern; die Ersteren beginnen auch später wieder zuzunehmen. Häufiges, frühes und ausschließliches Stillen begünstigt eine gute Gewichtsentwicklung, der Gewichtsverlust ist geringer. Wenn du ermitteln willst, wie viel dein Baby zugenommen hat, rechne immer von dem niedrigsten Geburtsgewicht am dritten oder vierten Tag nach der Geburt an hoch, nicht vom Geburtsgewicht selbst.

Jedes Kind ist anders

Stillen ist ein Lernprozess. Dein Kind muss lernen, an deiner Brust zu trinken, und du musst lernen, ihm deine Brust zu geben. Dazu braucht ihr Zeit und Ruhe. Jedes Baby ist ganz einzigartig und möchte von Anfang an in seinem Temperament und seiner Einzigartigkeit respektiert werden.

> Also, weg mit den Uhren! Schau einfach dein Baby an. Es wird dir zeigen, was es braucht.

»Anya trank jeweils in wenigen Minuten die Brust leer, während Kerry ein echter Trödler war – langsam, gemütlich, interessiert an dem, was um ihn herum vorging. Die Temperamentsunterschiede, die sich darin zeigten, kann ich auch heute noch gut beobachten.«

Manche Kinder trinken zaghaft, andere saugen schnell und kräftig. Manche verschlingen ihre Milch so hastig, dass sie anschließend einen Teil wieder ausspucken. Vielleicht dehnt dein Baby seine Mahlzeit über eine Stunde aus und legt öfter mal ein Päuschen ein. Oder es spielt zuerst ein bisschen mit deiner Brustwarze, probiert, leckt sich die Lippen, bevor es dann ernsthaft loslegt. Wenn es anfangs gedrängt wird, wird es »sauer«. Es bleibt dir nichts anderes übrig, als dein Kind so anzunehmen, wie es ist. Idealerweise soll ein Baby in seinem Tempo trinken – beginnen, unterbrechen, aufhören können, wann es will. Du kannst dein Kind gerne sanft locken, aber versuche nicht, es zu bestimmen. Lasse es teilnehmend und gelassen gewähren.

Versuche seinen ureigenen Rhythmus, der sich allmählich herausbildet, zu »erlauschen«, und unterstütze ihn. Die respektvolle Beziehung, die auf diese Weise zwischen dir und der kleinen Persönlichkeit entsteht, setzt sich sicherlich über die Stillbeziehung hinaus fort und bildet eine gute Basis für Toleranz und gegenseitiges Verstehen. Deinem Kind am Lebensanfang zu helfen, zu seinem Rhythmus zu finden und ihn zu leben, *schafft eine wichtige Grundlage für sein ganzes Leben*. Der eigene Rhythmus gibt Halt.

Stillhaltungen

Der Leiterin einer kalifornischen Stillklinik, Kittie Frantz, verdanken wir die Erkenntnis, dass viele Stillprobleme – wie wunde Brustwarzen, Milchmangel und beeinträchtigter Milchspendereflex – hauptsächlich auf falschem Anlegen beruhen. Und so lassen sich diese Probleme auch durch richtiges Anlegen vermeiden. Da dies so wesentlich ist, beschreibe ich die Vorgehensweise im Folgenden mit großer Ausführlichkeit.

Mache es dir bequem

Egal, in welcher Haltung du stillst – wichtig ist, dass du es bequem hast. Achte darauf, dass der Arm, in dem dein Baby liegt, gestützt ist und du ihn dem Bett oder der breiten Lehne eines Sessels, einer Couch, eines Schaukelstuhls oder Kissenpolstern überlassen kannst. Stillkissen (auf Geruchsfreiheit achten!) können dienlich sein. Wenn du sitzt, erhöhe deine Beine durch einen kleinen Fußschemel oder ein oder zwei stabil gefaltete Decken, und lege gegebenenfalls zusätzlich ein Kissen auf die Knie, um deinen Arm zu entlasten. Du solltest den Mund deines Kindes ohne Anstrengung auf die Höhe deiner Brustwarzen bringen können, ohne dich vorbeugen zu müssen. Falls deine Brüste sehr schwer und groß sind, mag es dir das Anlegen deines Babys erleichtern, wenn du sie durch ein zusammengerolltes, darunter gelegtes Handtuch etwas stützt und anhebst. Polstere deinen Rücken mit Kissen ab, damit du dich auch da gehalten und geborgen fühlen kannst. Anspannung gerade im Bereich der Schulterblätter und Schultern behindert leicht den Milchfluss.

Vielleicht hat dein Partner Lust, sich hinter dich zu setzen, zum

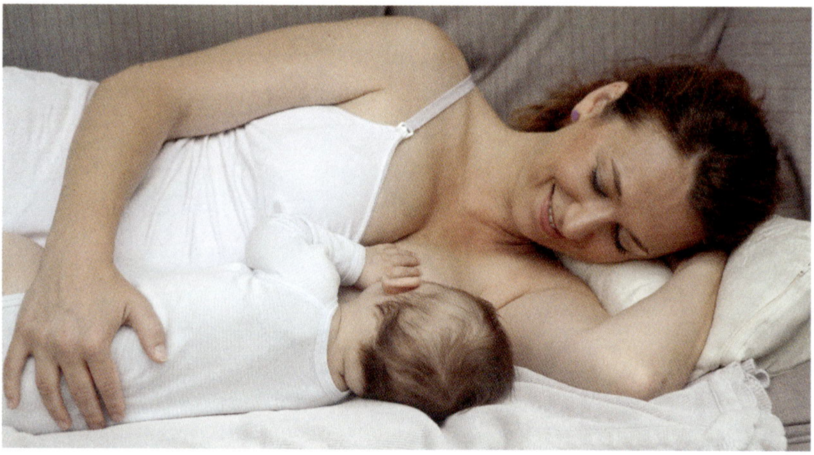

In Seitenlage stillen

Beispiel auf dem Bett. *Du* bekommst dann im wahrsten Sinne des Wortes Rückenstärkung, und *er* ist zusätzlich beteiligt am Stillen. Bei ihm kannst du dich ankuscheln und dich, gestützt von seinen Knien und seinem Körper, ganz dem Stillen hingeben. Wichtig ist, dass er dabei auch für *sein* Wohlbefinden sorgt und sich selbst anlehnt, da sich sonst seine Spannungen auf dich übertragen.

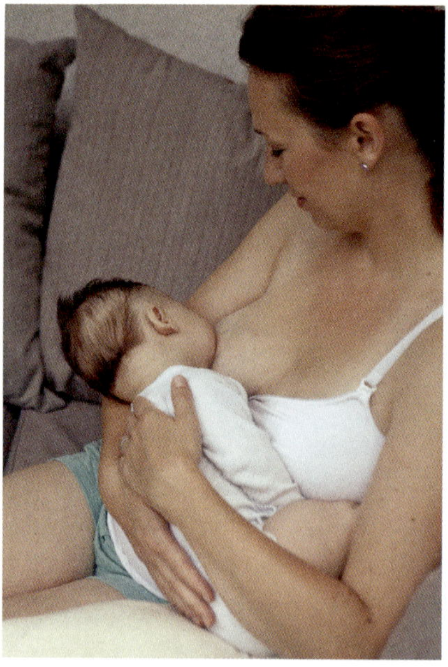

Bergehaltung oder Wiegegriff

Auch beim Stillen in der Seitenlage stütze deinen Rücken gut mit Kissen oder einer Decke ab, damit du dich anlehnen kannst.

Vielleicht magst du vor dem Stillen die Augen schließen und einen Moment auf das Kommen und Gehen deines

Atems achten. Es lässt dich innerlich zunehmend ruhiger und zentrierter werden – und dies hilft dem Milchfluss.

Einige mögliche Stillhaltungen

Du kannst dein Kind stillen, während du *sitzt, seitlich oder rücklings liegst, stehst oder im Schneidersitz bist.* Dabei gibt es verschiedene Haltungen, die dir unter den verschiedensten Bedingungen Variationen erlauben, zum Beispiel, wenn einmal eine Milchdrüse gestaut ist.

- Die üblichste Haltung ist die *Bergehaltung* (auch Wiegegriff genannt). Dabei nimm dein Baby so in deinen Arm, dass sein Kopf in oder nahe deiner Armbeuge und sein unteres Ärmchen um deine Taille oder unter deiner Brust liegt. Dein Unterarm stützt den Rücken des Babys, deine Hand umfasst sicher seinen Po oder Oberschenkel. Ziehe es nun an dich heran. Damit ist es in der besten Position, um leicht die Brustwarze zu finden. Wichtig dabei ist, dass seine Vorderseite, quer zu deinem Körper liegend, vom Kopf bis zu den Füßen dir ganz zugewandt ist. So liegt der Kopf deines Kindes in gerader Linie mit seinem Körper. Probiere einmal zu trinken mit zur Seite gewandtem Kopf, dann weißt du, warum das so wichtig ist.
- Die *Kopfbergehaltung*, bei der du den Kopf deines Babys mit deiner Hand stützt und führst, während dein Unterarm seinen Rücken stützt, ist besonders für Frühgeborene geeignet oder Babys mit einer hypotonen Muskelspannung oder einem schwachen Saugreflex.

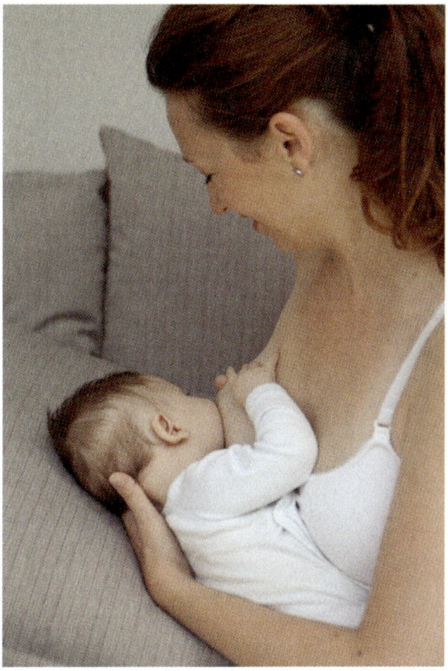

Kopfbergehaltung

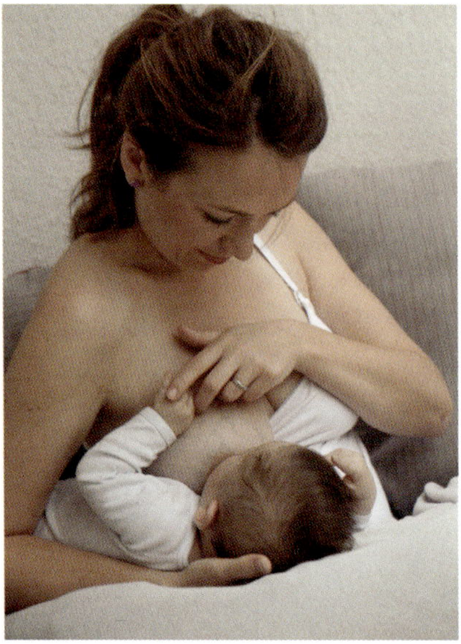

Footballhaltung

- Eine weitere Haltung ist die sogenannte *»Football«-Haltung* (Football-Haltung deshalb, weil sie an amerikanische Football-Spieler erinnert, die ihren elliptischen Ball beim Spiel unter den Arm geklemmt davontragen), auch *Rückengriff* genannt.

Bei dieser Haltung sind Körper und Beine deines Babys nicht an deinen Bauch angeschmiegt, sondern zeigen seitlich an deinem Körper vorbei nach hinten. Halte den Kopf des Kleinen mit breiter, tragender Hand und stütze seinen oberen Rücken durch deinen Vorderarm, der selbst durch Kissen getragen oder durch ein aufgestelltes Bein gestützt ist, gut ab. Da der Unterkiefer des Babys dabei an einer anderen Stelle der Brust zu liegen kommt als bei der Bergehaltung, hilft diese Haltung, wunde Brustwarzen zu vermeiden oder zu entlasten oder zum Beispiel eine gestaute Milchdrüse an der Außenseite der Brust zu erreichen. Gut geeignet ist dieser Griff auch für das Stillen von Zwillingen (siehe Kapitel 15).

Die Football-Haltung hat sich auch beim Stillen von kleinen Zwillingen bewährt, nach einem Kaiserschnitt und wenn Babys, aus welchem Grund auch immer, Schwierigkeiten mit dem Saugen oder Ansaugen haben.

- Möglicherweise liegst du beim ersten Stillen *auf dem Rücken*, Kopf und Knie gut durch Kissen gestützt. Dann liegt dein Kind mit seiner Vorderseite etwas schräg auf deinem Bauch und sein Kopf über deiner Brust. Stütze seine Stirn etwas ab, damit es gut

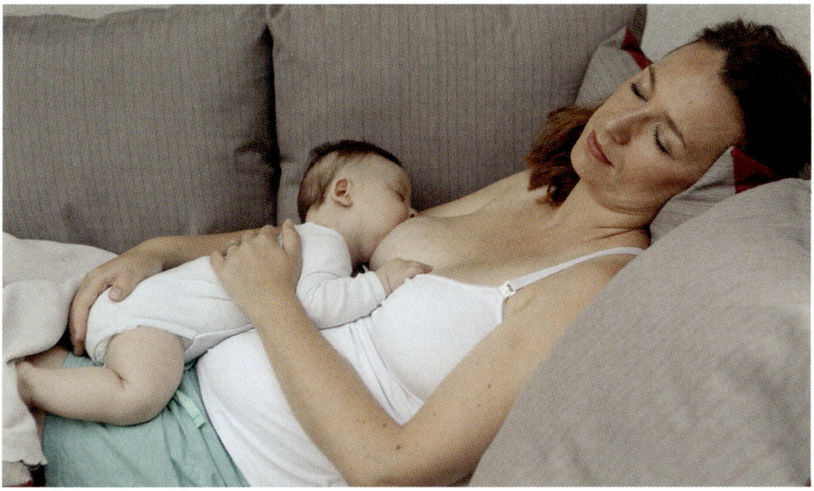

In Rückenlage stillen

atmen kann. (Diese Haltung ist auch günstig, wenn dein Baby mit einem starken Milchschwall nicht zurechtkommt oder Schwierigkeiten hat, die Zunge unten zu lassen, oder es schwer an deiner Brust bleibt.)

- Nachdem dein Baby zu deiner Brust gekrabbelt ist, kannst du auch darum bitten, dass man dir hilft, dich zur Seite zu drehen – das ist für euch beide bequemer. Die *Seitenlage* wirst du sicherlich während der ersten Tage und Nächte oder wann immer du dich während des Stillens ausruhen möchtest, einnehmen wollen, eventuell auch bei Kaiserschnitt. Grundsätzlich wirst du dein Baby an die auf dem Bett aufliegende Brust anlegen wollen, es funktioniert aber auch mit der »oberen« Brust, wenn du dich etwas nach vorn neigst. Dein Baby liegt dicht an deinen Körper geschmiegt, der Mund auf der Höhe der Brustwarze, sein Kopf auf einem Kissen, deinem Arm oder dem Bett. Achte dabei darauf, dass dein Kopf gut abgestützt ist und dein Baby seinen Kopf nicht zu drehen braucht. Es kann vielleicht eine Stütze oder Polsterung im Rücken gebrauchen. Auch für dich selbst kann ein stützendes Kissen im Rücken und vielleicht noch eines zwischen den Knien diese Position noch bequemer machen.

»Als ich einmal eine Verhärtung oberhalb der Brustwarze spürte, legte ich Kerry so an, dass seine Füße über meine Schultern zeigten. Mit seinem Unterkiefer leerte er leicht die betroffene Stelle.«

- Wenn sich dein weinendes Kind nur durch Herumtragen beruhigen lässt, magst du zuweilen *gehend stillen* müssen, idealerweise entlastet von einem Tragetuch in der Bergehaltung. Vielleicht kannst du dich hinsetzen, sobald dein Baby sich richtig angesaugt hat.
- Wenn du einmal *im Stehen stillen* willst oder musst, stelle dich mit den Füßen in einem fußbreiten Abstand hin und »verwurzele« dich mit dem Boden. Lasse dich locker in den Knien (Knie niemals durchgedrückt!), und entspanne ganz bewusst deine Schultern. Vielleicht können dein Partner oder andere Beistehende mit ihren Händen deine Schulterkuppen umschließen oder ihre Handflächen auf deine Schulterblätter oder auf die Gegend direkt zwischen den Schulterblättern legen.

Dein Baby richtig anlegen

In der Bergehaltung liegt dein Baby, wie oben beschrieben, so in deiner Armbeuge oder auf deinem Unterarm, dass die Nase des Babys deiner Brustwarze gegenüberliegt. Stütze jetzt mit der anderen Hand deine Brust – die Handfläche seitlich, die Finger unterhalb der Brust, den Daumen oberhalb (dies wird C-Griff genannt). Achte darauf, dass Finger und Daumen dabei hinter dem Warzenhof liegen, da dein Kind beim Anlegen so viel wie möglich davon erfassen soll. Wenn du deine Brust so hältst, kannst du leicht mit deiner Brustwarze die Unterlippe deines Babys *sanft »kitzeln«*. Kitzele geduldig so lange, bis es den Mund weit aufsperrt, so, als ob es gähnen würde – die Lippen nach außen gestülpt, die Zunge saugbereit unten in der Mundhöhle.

Wenn du die Brustwarze *zu fest* gegen die Lippe drückst, erkennt das Kind den Reiz nicht als solchen und öffnet nicht den Mund. Wenn du dein Baby zu früh an dich ziehst, bevor es den Mund weit geöffnet hat, erfasst es insgesamt nicht genug Brust.

Sperrt es ihn also auf wie ein hungriges Vöglein, nutze die Gunst des Moments: Ziehe dein Baby rasch ganz nah an dich heran, und zwar so, dass deine *Brustwarze geradewegs in der Mitte seines Mundes* oberhalb seiner Zunge zu liegen kommt. Seine Nasenspitze und sein Kinn berühren dabei deine Brust (es wird trotzdem Luft bekommen!), und seine Knie berühren deinen Körper.

Bei einer Variante der *Bergehaltung* – der Kopfbergehaltung – stütze deine Brust mit einer Hand, während die andere Hand den Kopf deines Babys führt.

Mit Hilfe von Zunge, Wangen und Unterkiefer zieht dein Baby die Brustwarze mitsamt Warzenhof (⅓ Warze, ⅔ Brust) bis kurz vor den Übergang zwischen weichem und hartem Gaumen, wobei diese sich länglich verformt und nicht durch Reiben verletzt werden kann. Die Zunge deines Babys muss dafür über der unteren Zahnleiste liegen. Mittels eines so entstandenen Vakuums bleibt die Brustwarze in dieser Position. Durch die Bewegung des Kiefers senken sich weicher Gaumen und die Zunge abwärts. Dies führt zu einer Erhöhung des Vakuums, wodurch sich die Milchgänge weiten. So beginnt die Milch zu fließen. Mit seinen anfänglichen, eher hastigen Saugbemühungen aktiviert es besonders gut den Milchspendereflex. Danach kannst du hören und sehen, wie ein, zwei langsame, andächtige Saugbewegungen von einer Schluckbewegung gefolgt werden. Im Laufe der Mahlzeit schluckt das Baby weniger häufig. *Wenn es Grübchen in den Wangen bekommt oder schnalzende Laute macht, deutet dies darauf hin, dass es nicht wirkungsvoll und richtig saugt.*

Wenn du meinst, dass dein Baby nicht frei atmen kann, ziehe seinen Po noch näher zu dir heran oder hebe deine Brust mit deiner stützenden Hand etwas an.

Drücke aber nicht mit Finger oder Daumen auf die Brust, dort, wo die Nase des Babys liegt; dadurch könnte nämlich die Brustwarze

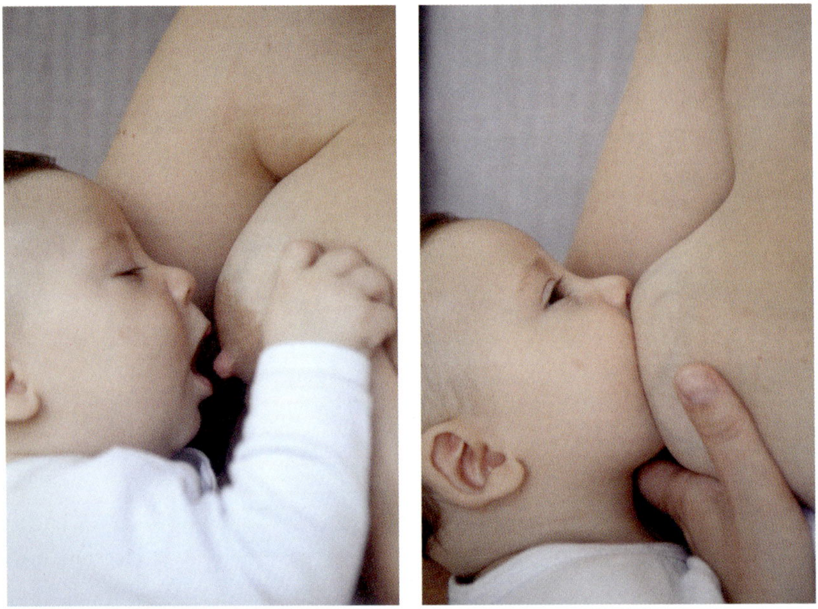

Das Anlegen des Kindes

herausschlüpfen oder verrutschen und dann einseitig belastet werden, mit möglichen unangenehmen Konsequenzen. Oder es könnte ein Milchgang dadurch abgedrückt werden.

Die Brustwarzen können auch wund werden, wenn ein Kind an der Brust saugt, während sein Körper zur Decke zeigt und sein Kopf sich seitlich verdrehen muss. Ohr, Schulter und Oberarm sollen eine Linie bilden.

Manche Babys, die zwischendurch eine Flasche erhalten, haben anschließend große Schwierigkeiten, dann wieder korrekt an der Brust zu trinken. Durch die andersartige Zungenbewegung beim Trinken aus der Flasche öffnen sie möglicherweise den Mund nur weit genug, um die Brustwarze, nicht aber den Warzenhof mit zu erfassen, und verletzen dadurch die Warze. Wenn zwischendurch einmal etwas anderes gegeben werden muss, ist es besser, bei Bedarf mit Löffelchen, Becher, Pipette oder Spritze zu füttern.

Wenn deine Brust zu voll ist und dein Baby Schwierigkeiten hat, deine Warze mit Warzenhof zu erfassen, streiche in einem warmen Wasserbad oder unter der Dusche etwas Milch mit der Hand aus. Wenn nur mühsam Milch aus der Brust fließt, benutze achtsame Berührung oder Massage, um den Milchspendereflex zu stimulieren. Dies gelingt auch durch innere Sammlung und Zentrierung zu deinen Brüsten hin.

Eine oder beide Seiten geben?

In den ersten Tagen und Wochen regt, wie bereits erwähnt, häufiges Saugen an beiden Brüsten die Milchproduktion an und erhöht die Milchmengen.

Lass dein Kind an einer Seite so lange trinken, bis du am Saugen merkst, dass der Milchfluss offensichtlich nachlässt und auch sein Interesse abklingt. Vertraue darauf, dass du die Signale deines Kindes verstehen wirst.

Anfangs kann es ein paar Minuten dauern, bevor der Milchspendereflex ausgelöst wird und die nahrhafte Milch fließt. Wie lange ein Baby an der Brust trinkt ist von Kind zu Kind und von Stillmahlzeit zu Stillmahlzeit unterschiedlich. Lasse dein Baby selbst entscheiden, wann es Pause macht und auch wann es die Mahlzeit ganz beendet.

Nach einer Pause zum Aufstoßenlassen spüre, ob dein Baby noch Interesse an der anderen Brust zeigt. Wenn ja, lass es saugen, so lange es mag und so lange es wirklich saugt. Du brauchst nicht auf die Zeit zu achten. Lasse dich von deinem Baby führen, und lasse es seinen eigenen Rhythmus finden. Indem du dich an ihm orientierst, kannst du sicher sein, dass es die richtige Mischung von durststillender Vorder- und nährender Hintermilch bekommt, wenn die Milch einfließt. Nur bei einem schläfrigen oder an der Brust uninteressierten Baby wirst du selbst die Führung übernehmen müssen, um es ausreichend zu stimulieren. Letztlich entscheidend ist nicht die Gesamtverweildauer an der Brust, sondern wie effektiv das Baby dort getrunken hat.

In der richtigen Reihenfolge
Wenn du beide Brüste gegeben hast, beginne das nächste Mal mit der zuletzt gereichten Brust. Wenn du deine Brust anfasst, wirst du wahrscheinlich spüren können, welche Seite »dran« ist.

In der Vergangenheit wurde empfohlen, Kinder in den ersten Lebenstagen nur kurz anzulegen, um wunde Brustwarzen zu vermeiden. Heute wissen wir, dass richtiges Anlegen diesem Problem besser vorbeugt, als die Stillzeit zu verkürzen. Wenn deine Brustwarzen anfangs etwas empfindlich sind, kannst du dein Baby immer von der Brust nehmen, wenn es satt scheint. Am Ausbleiben der Schluckbewegungen und der Bewegung am Kehlkopf wirst du sehen, wenn der Milchfluss nachgelassen hat.

»Anfangs war ich mir nie richtig sicher, ob Dennis noch trank oder nur noch nuckelte. Er brauchte fast eine Stunde für jede Fütterung. Später war er im Nu fertig – er leert die Brust in fünf Minuten.«

Abnehmen von der Brust

Beim Stillen bildet der Mund deines Babys ein Vakuum. Wenn du nun versuchst, dein Kind von der Brust wegzuziehen, bleibt es trotzdem festgesaugt, und die Warze wird in die Länge gezogen. Das kann ziemlich wehtun! Das Vakuum kannst du leicht durchbrechen, indem du einen Finger zwischen Brust und Mundwinkel schiebst und den Mundwinkel sanft nach außen ziehst. Sobald Luft in den Mund des Babys kommt, lässt es los und du kannst es leicht abnehmen.

Aufstoßen lassen

Stillkinder schlucken meist wenig Luft beim Trinken und somit ist meist gar kein Aufstoßenlassen nötig. Wenn dein Kind aber nach dem Stillen vermehrt Muttermilch spuckt, kann es hilfreich sein, wenn du es zwischendurch oder nach dem Stillen aufstoßen lässt.

Zum Aufstoßen lege es an deine Schulter und klopfe ihm sanft auf den Rücken. Lege eine Windel unter, da manchmal mit der Luft auch etwas Milch hochkommt. Du kannst es auch bäuchlings über deine Knie legen und mit kreisenden Bewegungen im Uhrzeigersinn seinen Rücken massieren. Wenn dein Baby an der Brust einschläft, brauchst du es nicht zu wecken, um es aufstoßen zu lassen.

Spucken

Schon so manche Eltern haben sich sehr gesorgt, wenn die gesamte Mahlzeit ihres Kindes nach dem Stillen in hohem Bogen wieder zum Vorschein kam. Babys, die häufig spucken, haben möglicherweise noch einen unreifen Mageneingangsmuskel, den sie noch nicht so gut kontrollieren und verschließen können. Die Milch bleibt nicht im Magen, sondern kommt durch die Speiseröhre wieder hoch. Diese Art des Spuckens hört gewöhnlich spätestens mit einem halben Jahr auf, wenn die Verschlussfähigkeit heranreift.

Manchmal kann auch ein starker Milchspendereflex, meist kombiniert mit einer »Muttermilchüberproduktion« der Grund sein. »Speikinder sind Gedeihkinder«, besagt eine alte Ammenweisheit. Wenn dein Kind ansonsten einen munteren Eindruck macht und weitertrinkt, an Gewicht zunimmt und gedeiht, musst du dir keine Sorgen machen.

Wenn dein Kind einen kränklichen Eindruck macht, nicht zunimmt oder sogar Fieber hat, lass es immer umgehend ärztlich untersuchen.

Hier einige Tipps:

- Neigt dein Kind zum Spucken, dann lege während des Stillens häufiger eine Pause ein, damit es aufstoßen kann.
- Klopfe nicht zu stark auf seinen Rücken und bewege es nicht zu stark. Halte es nach dem Stillen aufrecht, zum Beispiel an deine Schulter gelehnt.
- Wickele dein Kind vor dem Stillen.
- Es kann hilfreich sein, am Anfang des Stillens etwas Milch mit der Hand auszudrücken, damit der vom Milchspendereflex erzeugte Strahl dein Baby nicht überwältigt.

- Probiere einmal, ob es sich bessert, wenn du ihm nur eine Seite pro Stillmahlzeit gibst oder wenn du in der Rückenlage stillst.
- Lies noch einmal die Hinweise für richtiges Anlegen.

Der Stuhlgang des gestillten Kindes

In den ersten Tagen nach der Geburt wird das schwärzlich grüne Mekonium – auch »Kindspech« genannt – in ein paar großen Stühlen ausgeschieden. Das Kolostrum mit seiner abführenden Wirkung beschleunigt diesen Vorgang, wobei übrigens auch das Bilirubin, das für die Neugeborenengelbsucht (siehe gleichnamiger Abschnitt im Kapitel 13) verantwortlich ist, mit ausgeschieden wird.

Wenn deine Milch reichlich fließt, wird der Stuhl deines Kindes breiig bis dünnflüssig und gelb gefärbt sein. Der Stuhl von Stillbabys hat einen milden, fast süßlich duftenden Geruch. In den ersten sechs Wochen füllen Kinder ihre Windeln meistens drei- bis fünfmal am Tag, oft während des Stillens. Nach zwei bis drei Monaten können sie ihre Nahrung so gut verwerten, dass sie vielleicht nur alle paar Tage Stuhlgang haben. Auch Pausen von bis zu zwei Wochen sind dann bei ausschließlich gestillten Kindern normal. Bei einem gestillten Baby ist alles möglich.

Wenn dein Kind nach dem fünften Lebenstag weniger als zwei Stühle am Tag hat und nicht gut zunimmt, so bedeutet dies möglicherweise, dass es nicht lange genug an der Brust bleibt, um die hochwertige Hintermilch zu erhalten, oder dass der Milchspendereflex nicht funktioniert.

Nicht genügend Hintermilch?

Durchgängig grünlicher, wässriger Stuhl kann darauf hindeuten, dass dein Baby zu viel von der laktosehaltigen Vordermilch bekommt und nicht genug von der hochkalorischen, fettreichen Hintermilch.

Wenn du ein solches Problem vermutest, konsultiere einen Arzt und gegebenenfalls eine Laktationsberaterin oder eine mit dieser Situation vertraute Stillberaterin (siehe auch Abschnitt »Das Baby scheint nicht zu gedeihen« im Kapitel 13).

Eltern und Kinderärzte sind bisweilen besorgt, wenn der Stuhlgang des Babys gar zu dünn ist. Ein mit dem Stillen unerfahrener Arzt mag dann vielleicht anordnen, die Muttermilch vorübergehend durch Heilnahrung zu ersetzen. Dies kann der Anfang vom Ende der Stillbeziehung sein, da dadurch, wie zuvor erwähnt, das Gleichgewicht zwischen Nachfrage und Angebot gestört wird. Wirklicher Durchfall kommt bei gestillten Kindern übrigens selten vor. »Wenn ein Baby überhaupt etwas mit dem Mund aufnehmen kann, dann sollte es Muttermilch sein«, ist dann der Rat der La Leche Liga. Selbst etwas Schleim im Stuhl ist kein Grund zur Aufregung, solange das Kleine ansonsten munter ist und keinen kranken Eindruck macht.

Erhält dein Kind auch wirklich nichts außer Muttermilch? Manche Babys reagieren nämlich auf die Einnahme von Fluor oder Vitaminen mit Durchfällen und Wundsein. Wird dein Kind ausschließlich gestillt, dann kann sein schleimiger Stuhl auch von einer Überempfindlichkeit auf eines der Nahrungsmittel herrühren, die du zu dir genommen hast – oft ist dies Kuhmilch. In solchen Fällen setze dann nicht, wie manchmal empfohlen, die Muttermilch ab, sondern versuche herauszufinden, welches Nahrungsmittel (oder auch welches Medikament) die Reaktion verursacht, und meide es dann. Wenn sich die Symptome beim Baby innerhalb von drei Tagen bessern, war deine Vermutung richtig. Sofern das Kind rohe Kuhmilch in deiner Ernährung nicht verträgt, kannst du ja testen, ob es stattdessen erhitzte oder vergorene Milchprodukte (Joghurt, Kefir, Sauermilch, Produkte mit Acidophilus-Bakterien) toleriert.

»Besorgt über den dünnen Stuhlgang meines Kindes, konsultierte ich einen Arzt und die Mütterberatung. ›Abstillen!‹, meinten beide, ›das Kind verträgt Ihre Milch nicht. Geben Sie ihm Heilnahrung, und gehen Sie dann allmählich auf Flaschennahrung über.‹ Mein Baby verweigerte

Heilnahrung und Flasche. Verzweifelt rief ich die La Leche Liga an, die mir riet, Milchprodukte aus meiner eigenen Nahrung wegzulassen und zur Sicherheit einen anderen Arzt aufzusuchen, der viel Erfahrung mit gestillten Kindern hat. Mein Baby war kooperativ genug, ihm gleich beim Auspacken eine ›Demonstration‹ zu geben. ›Prima‹, meinte er, ›ganz normaler Muttermilchstuhl!‹ Wie erleichtert und beruhigt war ich!«

Nur in äußerst seltenen Fällen muss ein Baby von Brustmilch auf eine spezielle pflanzliche Babynahrung umstellen. Gewöhnlich ist der Grund dafür eine Laktose- oder Milchzuckerunverträglichkeit, wie zum Beispiel die Galaktosämie, bei der einem Baby bei der Geburt ein Leberenzym fehlt, das zur Verstoffwechslung der Laktose nötig ist.

Hygiene

Im Mutterleib erhält dein Baby Schutz gegen alle Krankheiten, die du schon durchgemacht hast, und gegen alle Keime, gegen die du Antikörper gebildet hast. Mit den Haushaltskeimen ist es durch dich weitgehend vertraut. Nach der Geburt wird es weiter geschützt durch die Muttermilch.

Deine Brüste brauchen keine großartige Pflege: Wasche sie mit klarem Wasser und meide Seife oder sonstige desinfizierende und austrocknende Mittel, da sonst der Säuremantel der Haut angegriffen wird. Wasche jeweils vor dem Stillen die Hände.

Wechsele einen durchnässten BH sehr bald aus, da Feuchtigkeit ein gutes Milieu für die Vermehrung von Keimen bildet und leicht wunde Brustwarzen entstehen können. Trage zwischen den Mahlzeiten Stilleinlagen, um auslaufende Milch aufzufangen. Stilleinlagen, die auf einer Seite aus einem Seidenfaden gestrickt sind, auf der anderen Seite aus Wolle (Bezugsquellen siehe Anhang, sind feuchtigkeits- und temperaturregulierend, lassen die Haut atmen und werden oft als besonders angenehm empfunden. Sie können durch die wohlige Weichheit des Gewebes den Milchspendereflex fördern und beugen wunden Brustwarzen vor.

Entnehmen der Milch

Wenn du Milch aus deiner Brust entfernen möchtest oder musst und dein Kind sie aber gerade – aus welchen Gründen auch immer – nicht heraussaugen kann, kannst du sie entweder per Hand ausstreichen oder sie mit einer Hand- oder elektrischen Pumpe abpumpen.

Die Vorbereitung für das Abpumpen ist dieselbe wie die für das Ausstreichen der Milch. Beachte Hygienevorschriften in Bezug auf Pumpe, Flaschen und andere Milchsammelbehälter sowie die eigenen Hände: Vor dem Abpumpen und Ausstreichen der Milch wasche Hände und Fingernägel gründlich mit heißem Seifenwasser. Spüle deine Brust mit klarem Wasser ab und trockne sie mit einem sauberen Handtuch.

So wird Muttermilch richtig aufbewahrt

Muttermilch muss innerhalb von sechs bis acht Tagen aufgebraucht werden. Du kannst sie in Muttermilchbeuteln aufbewahren, die es von allen namhaften Milchpumpen-Herstellern gibt. Kleinere Portionen können auch in Eiswürfelbeuteln eingefroren werden. Bewahre sie bei + 4° bis 6° im Kühlschrank auf und transportiere sie auch bei dieser Temperatur mithilfe von Kühlelementen oder, bei längeren Strecken, Trockeneis. Im Drei-Sterne-Tiefkühlabteil hält sich die Milch bis zu drei Monaten und im Vier-Sterne-Gefrierschrank bis zu sechs Monaten, wenn sofort schnellgefroren.

Tiefgefrorene Muttermilch sollte am besten bei Raumtemperatur oder über 24 Stunden im Kühlschrank aufgetaut werden. Das Auftauen unter fließendem Wasser bis maximal 37° ist auch eine Möglichkeit, wenn es schneller gehen muss. Danach die Milch leicht schütteln, um das abgesetzte Fett zu verteilen. Die aufgetaute Milch kann ungeöffnet im Kühlschrank noch etwa einen Tag aufbewahrt werden. Auf keinen Fall die Milch danach wieder einfrieren. Ebenso ungeeignet ist das Erwärmen in der Mikrowelle – es besteht Verbrennungsgefahr fürs Baby, da das gerät die Flüssigkeit nicht gleichmäßig erhitzt.

Durch Ausstreichen

Viele Frauen finden das Ausstreichen das Angenehmste für das Entnehmen kleiner Milchmengen. Du magst Milch *ausstreichen* wollen,

- wenn Spannungen in der Brust auftreten und dein Kind momentan gerade schläft oder nicht anwesend ist;
- um die Brust weicher werden zu lassen, bevor dein Baby an die Brust geht;
- um den Milchspendereflex auszulösen oder um zu verhindern, dass dein Kind den ersten starken Milchstrahl abbekommt;
- um Milch für eine Mahlzeit auszustreichen, wenn du einmal nicht zu Hause bist.

Auf das Ausstreichen musst du dich unter Umständen erst einmal innerlich einstellen. Konzentriere dich zunächst auf deine Hände und gib nacheinander einen einfühlsam-festen Druck auf deine Daumen- und Fingerkuppen sowie in die Mitte deiner Handfläche, um sie bewusster und sensibler zu machen. Beginne nun mit einer *sanften, achtsamen Berührung* deiner Brust und massiere sie dann behutsam mit *rhythmischen, kreisenden Bewegungen*. Beuge dich im Anschluss daran nach vorn und schüttele die Brüste vorsichtig aus. Oder stelle dich unter die warme Dusche, tauche deine Brust in ein warmes Wasserbad ein oder lege zumindest eine warme Kompresse auf.

Jetzt kannst du beginnen, *die Milch mit der Hand auszustreichen*. Geh behutsam mit deiner Brust um. Lege Daumen und Zeigefinger so (wie weiter vorn beim »Anlegen« beschrieben), dass sie – ein »C« bildend – sich am Rand des Warzenhofes (circa zwei bis drei Zentimeter von der Warze entfernt) gegenüberliegen. Lass die Finger einen Moment nach innen spüren. Drücke sie dann gleichmäßig und einfühlsam mit einer rollenden, *rhythmischen*, immer wieder neu ansetzenden Bewegung zum Brustkorb hin und dann in Richtung Brustwarze, um den Milchspendereflex auszulösen. Das Streichen findet nicht auf der Haut selbst, sondern in der Tiefe statt. Nach wiederholtem Drücken an einer Stelle wandere im Kreis herum weiter, an jeder Stelle immer wieder verweilend, bis du alle Bereiche erfasst hast. Wenn du nicht nur etwas Milch ausstreichen, sondern die Brust weitgehend entleeren willst, bleibe so lange an einer Brust, bis der Milchfluss nachlässt. Gehe dann zur anderen über. Du kannst anschließend zur ersten Seite zurückkehren. Die La Leche Liga bietet dazu ein detailliertes Handblatt an.

Durch Abpumpen

Manchmal magst du es vorziehen, Milch *abzupumpen*, zum Beispiel

- wenn du regelmäßig Milch abnehmen musst, weil dein Baby zu schwach zum Saugen ist;
- wenn dein Kind in die Kinderklinik verlegt worden ist;
- wenn du deine Milchproduktion steigern willst;
- wenn du arbeitest oder du aus anderem Grund vom Baby über Stunden getrennt bist.

Das Abpumpen ist leichter, wenn dein Baby in der Nähe ist. Ansonsten lässt schon das Anschauen eines Fotos die Milch leichter fließen. Gehe gelassen mit dem Abpumpen um und setze dich nicht unter Druck. Wenn du Stress emp-

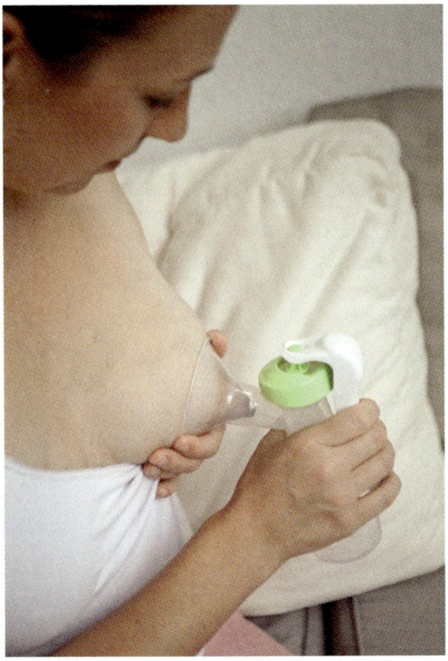

Die Brustwarze wird weit in die Pumpe gezogen

findest, schalte lieber etwas zurück. Die folgenden Hinweise können für das Abpumpen hilfreich sein:

- Gehe sicher, dass deine Brustwarze beim Pumpen in der Mitte der Pumpenöffnung zu liegen kommt und dass du bei Bedarf einen Adapter für deine Brustgröße benutzt. Gib dir Zeit, das Abpumpen zu erlernen.
- Lege vor dem Pumpbeginn eine warme Kompresse auf deine Brust, massiere sie und berühre sie achtsam. Wenn du deine Brustwarzen sanft reibst, wird der Milchspendereflex leichter stimuliert. Befeuchte die Innenseite der Pumpe, damit die Brust leichter hineingleitet.
- Achte darauf, dass du es beim Abpumpen bequem hast und es um dich herum ruhig ist. Beruhigende Musik kann förderlich sein. Mit einer leichten Streichmassage kannst du dem Milchfluss etwas nachhelfen.
- Muttermilch soll am besten frisch verwendet werden, da Erhitzen und Einfrieren sowohl den immunologischen als auch ernährungsmäßigen Wert der Milch verändern. Trotzdem bleibt sie weiterhin wertvoll.
- Wenn du deine Milch einfrieren willst, friere sie gleich nach dem Abpumpen portionsgemäß ein. Benutze jeweils einen neuen Behälter. Datiere sie und benutze sie in der Reihenfolge des Abpumpens. Nach dem Auftauen schüttle den Behälter *sanft* (kräftiges Schütteln kann Veränderungen bringen), da die Milch beim Frieren dazu neigt, sich in ihre Bestandteile aufzulösen.
- Da die Milch einer Mutter auf die momentanen Bedürfnisse ihres Kindes zugeschnitten ist, ist die Milch seiner eigenen Mutter natürlich das Beste. Gespendete Muttermilch ist am zweitbesten, doch Gesundheits- und HIV-Status der Spenderin müssen gesichert sein.
- Falls Pasteurisieren nötig ist, kann dies auch bei niedriger Temperatur – 15 Minuten lang bei 56 Grad – geschehen.

Milchpumpen sind als Handpumpen oder elektrische Pumpen erhältlich. Bei den Handpumpen sind Gummiballpumpen nicht empfehlenswert, weil sie u. a. deine Brust verletzen können und die Milch durch Bakterien kontaminiert werden kann. Pumpen nach dem Kolbenprinzip, welche die Milch entfernen, indem sie ein Vakuum schaffen, kannst du selbst regulieren. Es mag nachteilig sein, dass du beide Hände für den Prozess brauchst. Eine Einhandpumpe ahmt das natürliche Saug- und Entspann-Muster des Babys nach. Auch größere Mengen Milch können damit abgepumpt werden. Die Pumpe arbeitet geräuschlos. Manche Frauen erreichen mit der Handpumpe keine ausreichende Entleerung der Brust, dann kann es sich lohnen, eine elektrische auszuprobieren.

Unter den vielen elektrischen Pumpen, die es auf dem Markt gibt, findest du taschenformatige Minipumpen, mit einem Einzel- oder Doppelpumpset zum Kaufen oder Mieten. Sie können auch batteriebetrieben werden. Wenn du häufig pumpen musst, magst du eine größere elektrische Pumpe mieten wollen – weil bequemer und zeitsparender. Bei einer elektrischen Pumpe ist es vorteilhaft, eine Pumpe (wie die von Medela und Ameda Egnell) zu wählen, die keinen konstanten Druck ausübt, sondern eine Intervallpumpe, die drei Phasen des kindlichen Saug-Zyklus (Saugphase, Entspannungsphase, Ruhepause) nachahmt. Bei Stillproblemen kann dir dein Arzt auch eine Verordnung dafür ausstellen, so dass die Kosten von der Krankenkasse übernommen werden. Der Rhythmus sollte regulierbar sein. (Weitere Information über Bezugsquellen siehe Anhang.) Es gibt auch Pumpen komplett mit Kühltasche und -elementen, wenn du meist unterwegs pumpen musst.

Manche Kliniken empfehlen, bei wunden Brustwarzen oder Flach- und Hohlwarzen Muttermilch abzupumpen und sie dem Kind per Flasche zu füttern. Diese Handhabung kann zu Saugproblemen beim Baby führen, wenn es dann doch an der Brust trinken soll, und ist deshalb nicht zu empfehlen.

Die Sache mit dem Zufüttern

Reife Babys, die nach Bedarf gestillt werden, holen sich normalerweise, was sie brauchen. Haben sie bei einer Mahlzeit ein bisschen weniger bekommen, melden sie sich das nächste Mal eben früher. Selbst in heißen, trockenen Wüstengegenden Amerikas kommen Kinder vom ersten Tag an ohne zusätzliche Flüssigkeit aus, wenn sie nach Bedarf an der Brust trinken dürfen. In einer gemeinsamen Stellungnahme verschiedener medizinischer Berufsverbände von 1997 heißt es, dass die lange Zeit propagierte Zufütterung von Flüssigkeit beim Neugeborenen in der Regel als »überflüssig« und »nachteilig« angesehen wird.

Wir sind zu sehr daran gewöhnt, nur das zu glauben, was wir auch messen können. Allzu oft trauen wir nicht mehr so recht unserem Gefühl und unserer Intuition, die eigentlich verlässlich sind. Immer noch wird manchmal empfohlen, künstliche Flaschennahrung dazuzugeben, »für den Fall, dass das Baby nicht satt wird«. Auch das Wiegen vor und nach dem Stillen, um festzustellen, wie viel das Baby an der Brust getrunken hat, mit dem Ziel, »Fehlendes« zuzufüttern, ist leider immer noch nicht ausgestorben. Dies ist nur in sehr seltenen Ausnahmefällen und dann über einen Zeitraum von 24 Stunden unter immer gleichen Bedingungen sinnvoll. Die Aussagekraft dieser »Stillproben« ist sehr begrenzt. Wenn wir zufüttern, kommt die Milchproduktion gar nicht richtig in Gang, im Gegenteil – sie nimmt sehr schnell wieder ab. Zufüttern initiiert eigentlich den Abstillprozess. Anstatt Mütter durch mancherlei Anweisungen zu verunsichern, sollten sie in ihrem Vertrauen gestärkt werden, dass sie ganz sicher ihrem Baby alles geben können, was es braucht. *Oberstes Ziel auf den Wöchnerinnenstationen muss es werden, das Selbstvertrauen der jungen Mütter zu fördern.*

Wenn Zufütterung einmal nötig ist

Während manche Kinder problemlos zwischen Flasche und Brust wechseln können, kommt der Trinkmechanismus bei anderen dadurch vollkommen durcheinander und führt zu Saugschwierigkeiten, da das Saugen an einer Flasche ein ganz anderes Saugverhalten verlangt als das Trinken an der Brust. Will man das vermeiden, kann man einem Neugeborenen, das aus irgendeinem Grund zusätzliche Flüssigkeit bekommen muss, diese auch mit einem Löffelchen, einer Pipette, einer Einmalspritze füttern oder sogar von Anfang an mit einem kleinen Becher.

Besucher

So lieb uns mancher Besuch sein mag, so sehr kann er uns belasten, besonders wenn wir dazu tendieren, uns leicht verantwortlich zu fühlen:

»Am Tag, an dem ich aus dem Krankenhaus entlassen wurde, kamen sofort nachmittags meine Eltern und am nächsten Tag meine Schwiegereltern und der Rest der Verwandtschaft. Ich schaute ständig auf die Uhr und machte mir Gedanken: ›Wie schaff ich das mit dem Kaffee? Um die Eltern muss ich mich kümmern, Andreas stillen …‹ Es klappte einfach nicht. Alles war ja noch so neu. Später machte ich Abendbrot … Am folgenden Tag wieder dasselbe … Peter muss den Stress gespürt haben und bekam wahrscheinlich nicht genügend Milch, weil ich so angespannt war. Er fing an zu weinen und wollte nicht aufhören … Es war katastrophal!«

In diesen ersten Tagen brauchst du deine Energie für dein Kind und für dich. Von deinen Besuchern kannst du ruhig erwarten, dass sie *dich* und deine kleine Familie bedienen und umsorgen – und nicht umgekehrt. Wenn du befürchtest, dass deine Besucher dich zu sehr anstrengen, oder du in dir das Gefühl von Verantwortung für sie nicht ablegen kannst, dann vertröste sie lieber freundlich und bestimmt auf ein wenig später.

Wochenbettdepressionen

Ein paar Tage, nachdem das Kind da ist – so etwa um den Tag des Milcheinschusses herum –, werden viele Frauen bei aller Freude über ihr Kind traurig und deprimiert. Manche beginnen zu weinen, ohne selbst so recht zu wissen, warum. Ob diese niedergeschlagene Stimmung von der Hormonumstellung im Körper verursacht wird oder aber seelische Ursachen hat – zum Beispiel Angst vor der Verantwortung, Angst, dem Baby nicht gerecht werden zu können, Angst vor all dem Neuen oder Gefühle von Versagen oder Ablehnung bei möglichen Stillproblemen –, darüber streiten sich die Gelehrten noch immer. Meist hält dieser sogenannte »Babyblues« nur wenige Tage an. Eine depressive Episode kann auch die Nachwirkung von durchwachten Nächten oder der Anstrengung der Geburt sein. Sicherlich trägt alles seinen Teil dazu bei.

Gute Ernährung, eine angemessene Flüssigkeitszufuhr und genug Unterstützung im Wochenbett sind eine gute Prophylaxe. Die Trennung von Mutter und Kind scheint Depressionen nach der Geburt zu verstärken. Frauen, die ihr Kind bei sich haben, kennen Wochenbettdepressionen nur in geringerem Ausmaß.

»Neun Monate lang hatte ich mein Kind in meinem Bauch umhergetragen, mich auf den Tag gefreut, an dem ich es endlich im Arm halten, es anschauen und streicheln konnte – und hier lag ich nun mit leeren Armen und einem Gefühl der Leere in meinem ganzen Körper. Die Stunden nach der Geburt hatte ich mich richtig ›high‹ gefühlt, und auch die ganze durchwachte Nacht hindurch war ich noch viel zu sehr mit der Bewältigung des Geburtserlebnisses beschäftigt. Doch als ich endlich ruhiger wurde, überfiel mich eine unendliche Sehnsucht nach

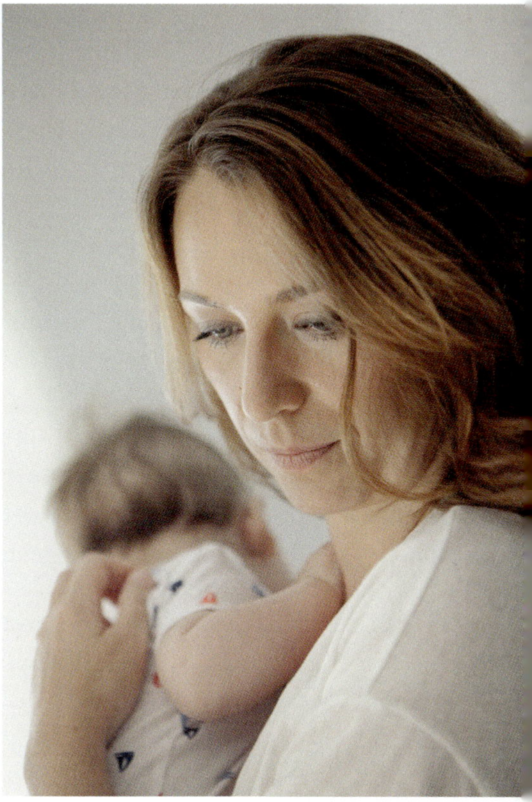

Nicht immer sind die ersten Wochen mit Baby eine glückliche Zeit

meinem Baby, das doch zu mir gehörte und das nun weit entfernt im Säuglingszimmer wahrscheinlich nach mir und meiner Nähe weinte.«

Erinnere dich daran, dass solch ein vorübergehender Zustand in der Regel normal und vorübergehend ist. Sollte er sich allerdings zu einer über Wochen andauernden Depression mit tiefen Ängsten, Schuldgefühlen, zwanghaft kreisenden Gedanken usw. verfestigen, dann hole dir so bald wie möglich Hilfe – auch wegen der Beziehung zu deinem Baby. Eine postpartale Depression kann auch zu einem wesentlich späteren Zeitpunkt im ersten Lebensjahr auftreten. Der Verein *Schatten & Licht – Krise nach der Geburt e.V.* (siehe Anhang) kann ein Anlaufpunkt für dich sein. Es gibt auch hilfreiche Literatur, zum Beispiel *Es war eine schwere Geburt* von Viresha Bloemeke.

Stillen darf nicht wehtun

Schmerzen sind – außer im Fall der Wehentätigkeit unter der Geburt – immer ein Warnsignal des Körpers, dass etwas nicht stimmt und verändert werden sollte. Dies gilt auch für das Stillen. Deshalb sind Schmerzen, die über eine anfängliche Empfindlichkeit in den ersten Tagen hinausgehen, immer ernst zu nehmen. Doch gerade in der Anfangszeit haben viele Frauen Schmerzen und Beschwerden beim Stillen. Warum ist das so, wenn das Stillen doch eine so natürliche Sache ist, für die eigentlich fast jede Mutter und jedes Kind die Voraussetzungen mitbringen?

Es stimmt zwar tatsächlich, dass fast jede Mutter die Voraussetzung zur Milchbildung mitbringt, aber das Stillen selbst ist ein Lernprozess. Früher wurde das Stillwissen von Generation zu Generation weitergegeben. Schon junge Mädchen wussten, wie man ein Baby anlegt, einfach weil sie es in ihrem Alltag beobachten konnten. Als die heutige Elterngeneration klein war, war aber gerade Flaschennahrung groß in Mode, und somit sind die meisten der damaligen Babys gar nicht oder nur kurz gestillt worden.

Aber auch heute noch ist vor allem in den Kliniken oft zu wenig Zeit, um den Müttern das richtige Anlegen zu zeigen und Hilfestellung bei Problemen zu geben. Das heißt aber trotzdem nicht, dass du bei Schmerzen oder Schwierigkeiten nun einfach die Zähne zusammenbeißen sollst. Hole dir unbedingt kompetente Hilfe, wenn das Stillen über eine anfängliche Empfindlichkeit der Brustwarzen hinaus wehtut. Das trifft natürlich auch auf alle anderen Stillprobleme zu – sei es zu wenig oder zu viel Muttermilch oder auch vom Kind ausgehende Schwierigkeiten.

Stillberaterinnen oder mit zusätzlichem Stillwissen ausgebildeten Hebammen können auch in komplizierteren Situationen noch gut weiterhelfen. Warte aber generell nicht zu lange, bis du dir Hilfe holst, wenn das Stillen schmerzt oder unangenehm ist.

Wenn Ermutigung fehlt

Was kannst du tun, wenn du in einer Klinik bist, in der dir das Stillen erschwert wird? Was tun, wenn du nicht zur Ruhe kommen kannst; wenn deine Milchbildung nicht richtig in Gang kommt, weil dein Baby nicht bei dir ist; wenn dich zu viele widersprüchliche Ratschläge verwirren; wenn eventuell ungefragt mit der Flasche zugefüttert worden ist; wenn du deine Stillfähigkeit anzuzweifeln beginnst oder man dir nahe legt aufzugeben, »weil ja eh nicht genug Milch da ist«?

Meine Erfahrung hat gezeigt, dass ein Gespräch mit einer Frau, die eine positive Stillerfahrung gemacht hat, sehr schnell Zweifel beseitigen und Lösungen für mögliche Probleme finden lassen kann. Wenn du mit ungünstigen und vielleicht widernatürlichen Stillbedingungen konfrontiert warst, denke daran, dass es nicht an dir liegt, wenn es nicht klappt. Verlasse dann die Klinik so bald wie möglich (hoffentlich hast du vorher schon eine Hebamme zur Nachbetreuung und eine gute »Doula« für dich gefunden). Teile dem Klinikpersonal ruhig mit, warum du gehst, um ihnen einen Denkanstoß zu geben. Richte es so ein, dass du dich zu Hause mindestens drei Tage lang vollkommen den Bedürfnissen deines Kindes widmen kannst. Besuche, sobald du kannst, ein Stillgruppentreffen oder telefoniere mit einer Stillberaterin. Still- und Laktationsberaterinnen können dich auch in der Klinik oder zu Hause besuchen und beraten.

> Versuche, deine Gelassenheit zu bewahren, und hole dir Hilfe von anderer Seite!

Vertraue deiner inneren Stimme

Je aufgeklärter wir durch Massenmedien geworden sind, desto mehr suchen wir Antworten »draußen« bei den Experten. In jedem Menschen liegen jedoch tiefe Quellen von Weisheit. Intuitiv wissen wir die richtige Antwort auf viele unserer Fragen. Diesen Quellen dürfen wir ruhig vertrauen. Wir müssen jedoch lange genug still werden, um die Antworten zu hören … (siehe Kapitel 3).

»Ich habe festgestellt, dass es am besten ist, mich auf meinen Instinkt zu verlassen, der bei dieser ursprünglichen Aufgabe der Frau wirklich noch funktioniert.«

8

Die ersten Wochen mit eurem Kind

Viele Mütter gehen gern schon bald nach der Geburt nach Hause, weil sie sich dort wohl fühlen und sich ganz auf die eigenen Bedürfnisse und die ihres Kindes einstellen können. Und für den Partner und gegebenenfalls auch kleine Geschwister ist es so leichter, am Wachsen und Gedeihen des Kleinen teilzuhaben. Doch für manche Mütter schafft die Heimkehr erst einmal Verunsicherung.

Wird mein Kind auch satt?

Vielleicht hattest du nach der Geburt hilfreiche Unterstützung, die zu einem wunderbaren Stillbeginn führte. Vielleicht hast du aber auch zum Teil fragwürdige oder widersprüchliche »Weisheiten« erhalten und bist nun in Bezug auf das Stillen eher zweifelnd, unsicher und verwirrt. Hierfür ein typisches Beispiel:

»Mein Kind schien ständig hungrig zu sein. Nachts holte es mich mehrere Male aus dem Bett, und ich schloss daraus, dass ich nicht genug Milch hatte. Meine Milch sah auch plötzlich so dünn und wässrig aus, und meine Brust fühlte sich so weich an – also offenbar reichte es nicht … Bei meinen Freundinnen hatte es ja auch nicht geklappt. Und dann hatten die in der Klinik gesagt: ›Wenn Sie erst einmal mit der Hausarbeit beginnen, geht die Milch zurück.‹ Das scheint wohl doch wahr zu sein …«

Wie schon in diesem Buch erwähnt: Es ist vollkommen normal, richtig und gut, dass dein Neugeborenes anfangs so häufig hungrig wird, denn sein Saugen soll ja deine Milchproduktion in Gang bringen. Stelle dich darauf ein, dass dein Baby nachts wach wird. Weil sein Magen und seine Verdauungsorgane noch nicht ausgereift sind, wird es wahrscheinlich mindestens dreimal in der Nacht aufwachen. Habe es nicht so eilig damit, dass es durchschlafen soll. In deinem Leib wurde es ja auch Tag und Nacht genährt. Es dauert eben eine ganze Weile, bis es die Nachtfütterungen nicht mehr braucht und sich auf unseren Tag-Nacht-Rhythmus umstellt. Auch hier gilt: Lass dich leiten von deinem Baby.

Und es sei nochmals betont: Während Kolostrum cremig wirkt, ist reife Muttermilch in der Tat eher wässrig – und trotzdem enthält sie alles, was dein Kind braucht. Wenn deine Brust sich auf den Bedarf deines Babys eingependelt hat und nicht mehr überproduziert, fühlt sie sich weicher an als zuvor. Keine Sorge – solange dein Baby nach Bedarf trinkt, wirst du genug Milch haben.

Früher wurde ein gestilltes Baby vor und nach dem Stillen routinemäßig gewogen, um zu sehen, »ob es genug Milch bekommt«. Dies erzeugt einen enormen Leistungsdruck, der in der Tat den Milchspendereflex hemmen kann. Ich würde gerne berichten können, dass nun – nach jahrzehntelanger Aufklärung – diese widersinnige Handhabung der Vergangenheit angehört, aber leider – nein! »Ja, wie weiß ich denn, ob mein Kind satt wird?«, fragt sich manche Mutter. *Du brauchst nur dein Kind anzusehen!* Wenn dein Baby zufrieden scheint, eine gesunde Haut, leuchtende Augen und – nachdem die Milch eingeschossen ist – täglich mindestens sechs bis acht patschnasse Stoffwindeln bzw. fünf bis sechs schwere Einwegwindeln und dazu in den ersten vier bis sechs Wochen täglich mindestens drei Stühle hat, dann erhält es auch genug zu trinken. Bei Wegwerfwindeln ist Nässe allerdings oft schwer zu beurteilen! Bist du im Zweifel, wiege die Windeln einmal trocken und einmal nass auf der Küchenwaage, um ein Gefühl für den Gewichtsunterschied zu entwickeln.

Zunehmen

Es reicht vollkommen, dein Kind nach dem Wiedererreichen des Geburtsgewichtes einmal in der Woche zu wiegen. In den ersten zwei Monaten nimmt ein Baby im Durchschnitt 170 bis 330 Gramm pro Woche zu. Gehe von dem niedrigsten Gewicht aus, welches dein Baby drei, vier Tage nach der Geburt erreicht, und nicht vom Geburtsgewicht.

Gewichtskurven können sehr unterschiedlich sein: Das eine Kind steigert sein Gewicht zunächst nur langsam und holt später rapide auf, ein anderes nimmt anfangs schnell zu und hält dann dieses Gewicht eine ganze Weile.

Eltern, denen Informationen aus der eigenen Babyzeit vorliegen, sehen häufig, dass die Gewichtskurven ihres Babys denen eines Elternteils ähneln. Offizielle Gewichtskurven orientieren sich bisher am Normalgewicht von Flaschenbabys. In den ersten zwei Monaten entspricht dies auch in etwa dem Gewicht der Brustkinder. Danach ist es normal, dass die Gewichtskurve anders verläuft. Stillkinder nehmen im ersten Lebenshalbjahr mehr zu als in der zweiten Hälfte. Bei Flaschenkindern ist der Gewichtsverlauf im ersten Lebensjahr gleichförmiger. Deshalb gibt es von der WHO entwickelte eigene Gewichtskurven für Stillkinder.

Ruhige, »brave« Kinder, die sich nachts selten melden, können eher einmal zu wenig Milch aufnehmen.

Wenn du generell Zweifel am Gedeihen deines Babys hast und dir die Beurteilung nicht zutraust, lasse es deine Hebamme einmal ansehen oder vereinbare einen Arzttermin.

Dein Kind beruhigen

Manchmal scheinen Kinder quengelig und unzufrieden, obwohl sie offensichtlich gerade genug zu trinken bekamen. Der Grund dafür kann ein ausgeprägtes Saugbedürfnis sein, das während des Stillens zur Nahrungsaufnahme nicht ausreichend befriedigt wird. Viele Frauen können auf das starke Bedürfnis eingehen und ihrem Baby auch zur Beruhigung die Brust reichen.

Übrigens: So mancher Vater freut sich, sein Baby zu trösten, indem er ihm seinen kleinen Finger zur Verfügung stellt, damit es daran saugen und sich beruhigen kann.

Andere Mütter wiederum fühlen sich damit überfordert, wenn sie ihr Kind ausgedehnt an der Brust lassen, und geben ihm dann

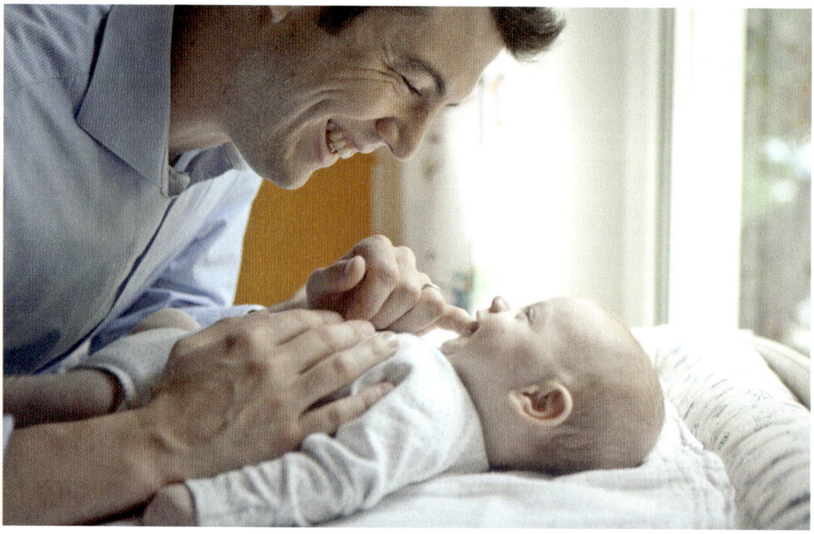

Der Vater bietet gern seinen Finger zum Saugen an

einen Schnuller, damit es genügend saugen kann. Bei einer übermäßigen Milchproduktion kann es auch durchaus sinnvoll sein, dem Baby zum Beruhigungssaugen den Schnuller statt der Brust anzubieten. Dies ist eine persönliche Entscheidung. Solltest auch du dazu neigen, achte jedoch wachsam darauf, ob der Schnuller eventuell zu Saugverwirrung oder sonstigen Problemen führt. In den ersten sechs Wochen, der Lernphase des Stillens, sollte aber zunächst ganz auf die Schnullergabe verzichtet werden.

Die Milchmengen lassen sich beliebig erhöhen

Falls es bei dir und deinem Baby aus irgendeinem Grund längere Stillpausen gegeben hat, mag die Saugstimulierung an deiner Brust für eine gute Milchbildung nicht ausreichend gewesen sein. Das macht gar nichts! Wie wir gesehen haben, ist Stillen eine Sache von Nachfrage und Angebot. Wenn du dich nur kurze Zeit vollkommen den Bedürfnissen deines Kindes anpasst und es stillst, sooft es Hunger hat, sorgt es schon selbst dafür, dass innerhalb von 48 Stunden genug Milch da ist.

»Als Kerry sieben Monate alt war, machten wir eine Campingreise an die französische Atlantikküste. Wider Erwarten war es schrecklich heiß, und Kerry hatte ständig Durst. Obwohl er vorher zusätzlich zur Muttermilch täglich schon drei feste Mahlzeiten zu sich genommen hatte, interessierte er sich jetzt nur noch für die Brust. Zwei Tage lang trank er fast jede Stunde, Tag und Nacht, und dann war so viel Milch da, dass ich ihn wieder voll stillen konnte.«

Wichtig ist, dass du selbst davon überzeugt bist, dass du deine Milchmengen beliebig steigern kannst. Wenn die Milchbildung in der Klinik sich nicht ungestört entwickeln konnte, lege dich, wenn du nach Hause kommst, am besten mitsamt Kind ins Bett oder auf die Couch oder setze dich bequem in einen Schaukelstuhl und lege dein Baby an die Brust. Mach es dir zur Angewohnheit, selbst jedes Mal etwas zu trinken, wenn dein Kind saugt.

Getränke für die stillende Mutter

Du kannst Wasser, Kräutertee, Getreidekaffee, Mineralwasser, Fruchtsaftschorlen trinken (bitte darauf achten, ob dein Kind auf irgendetwas empfindlich reagiert). Sei während der Stillzeit zurückhaltend mit Kaffee, schwarzem Tee und Alkohol, ebenso mit Limonaden und Cola – dein Kind trinkt mit. Zwinge dich nicht dazu, über deinen Durst zu trinken. Ein Zuviel wirkt gegenläufig!

Mach dich seelisch und geistig darauf gefasst, dass dein Kind sich sehr oft melden wird. Dies mag viel von dir verlangen, aber schon nach zwei Tagen wirst du mit reichlich Milch in deiner Brust belohnt.

Wachstumsschübe

Kinder, die vielleicht schon einen gewissen Rhythmus in ihren Stillzeiten erkennen ließen, werden manchmal von einem Tag auf den anderen häufiger hungrig und scheinen sehr unzufrieden und unleidlich. Man hat den Eindruck, dass sie bei der letzten Mahlzeit nicht richtig satt wurden. Das stimmt auch – und das ist vollkommen in Ordnung so. Denn: Babys haben zu bestimmten Zeiten Wachstumsschübe. Mütter beobachteten, dass diese besonders auffällig zwischen dem sechsten und zehnten Lebenstag, zwischen der vierten und sechsten und um die zwölfte Lebenswoche vorkommen, und dann noch einmal um den sechsten Lebensmonat herum. Zu diesen Zeiten braucht dein Kleines plötzlich mehr Nahrung, als es vorher von dir gefordert hatte. Also saugt es öfter und signalisiert damit deinem Körper, dass er in Zukunft mehr Milch bilden soll. *Wenn du dein Baby dann anlegst, sooft es Hunger anmeldet, wirst du innerhalb von zwei Tagen wieder ausreichend Milch haben.*

Zu diesen Zeiten zuzufüttern würde das Gleichgewicht stören und einen Abstillprozess einleiten. Unsicherheit und Sorge um deine Milchmengen würden den Milchspendereflex beeinträchtigen und die hochkalorische Hintermilch zurückhalten. In diesen kritischen Tagen wird dir vor allem die Unterstützung einer Stillgruppe oder einer Mutter, die selbst erfolgreich gestillt hat, guttun, damit du nicht in Versuchung kommst, zum Fläschchen zu greifen.

Das Leben mit dem Neugeborenen

Keine Mutter, kein Vater ist vom Himmel gefallen. Im Zeitalter der Kleinfamilie haben die wenigsten von uns vor der Geburt ihres ersten Kindes ausgedehnten Kontakt mit einem Neugeborenen. Nur ganz langsam lernen wir, die Bedürfnisse unseres Babys zu verstehen und zu befriedigen. Wenn wir unser Leben in der ersten Zeit mit Freude und Neugier auf seinen Rhythmus einstellen, können wir wahrscheinlich unser Kind am meisten genießen und diese frühe Phase im Leben eines Menschen mit ihm noch einmal ganz nah erfahren. Vielleicht holen wir dabei sogar ein Stück eigener Vergangenheit nach. Mit der Zeit findet ihr einen guten Rhythmus für euch alle – Rhythmus gibt Halt.

Die ersten Wochen sind eine Zeit des Sich-Kennenlernens. Habt Geduld mit euch selbst. Perfekte Eltern gibt es nicht. Tut einfach euer Bestes, mehr geht nicht. »Problemeltern« haben die meisten Probleme dadurch, dass sie sich ständig überfordern. Wir alle haben Momente, in denen wir unser Kind am liebsten »auf den Mond schicken würden«. Deswegen brauchen wir keine Schuldgefühle zu haben. Negative Gefühle gehören zu unserem Menschsein dazu und zeugen davon, dass wir menschlich sind. Sprecht mit eurem Kind, erzählt ihm offen, was euch bewegt, auch von dem, was schwierig ist. Wenn wir die Schattenseiten unter den Teppich kehren, holen sie uns von hinten wieder ein. Vermittelt ihm: »Ich kann dir geben, was du brauchst« oder »Ich weiß nicht, was du gerade brauchst. Zusammen finden wir es heraus.« In der Nähe, im Hinschauen, werdet ihr sein Wesen und seine Bedürfnisse immer besser begreifen und verstehen lernen. Obwohl die meisten Babys in den ersten Wochen keine Regelmäßigkeit erkennen lassen, spielt sich doch nach und nach eine gewisse Routine ein. Wir lernen, wie sich die Bedürfnisse unseres Babys am besten in unser Leben und unseren Alltag integrieren lassen.

»Ich stellte den Wecker so, dass er eine halbe Stunde, bevor mein Mann und die älteren Kinder aufwachten, klingelte. Dann holte ich Elisa zu mir ins Bett und stillte sie. So konnte ich sicher sein, dass sie satt und zufrieden war, wenn wir alle am Frühstückstisch saßen.«

Manche Babys müssen vor jeder Mahlzeit gewickelt werden, weil sie zum Spucken neigen und nach dem Stillen wenig Bewegung vertragen können. Andere füllen zumindest am Anfang während jeder Mahlzeit die Windel, und es ist sinnlos, sie vorher zu wickeln.

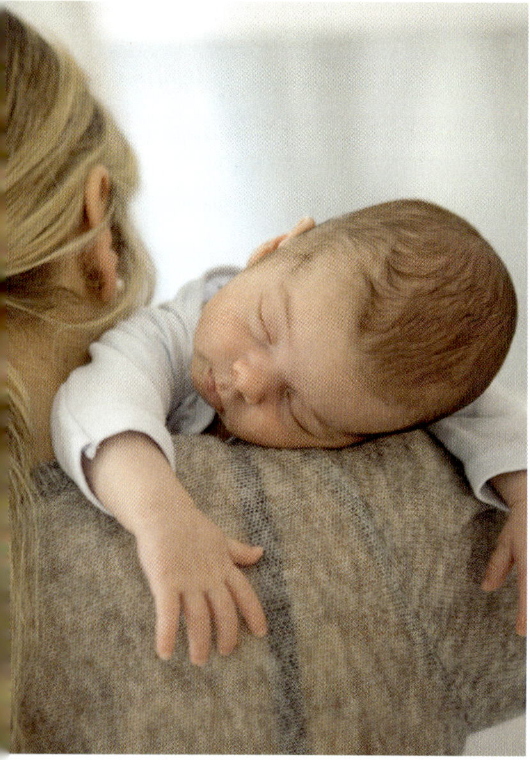

In inniger Nähe zur Mutter fühlt sich das Baby geborgen

Manche Babys werden am besten morgens gebadet, weil sie vom Baden ganz »aufgedreht« sind, andere besser abends, weil sie danach schläfrig sind. Die meisten Kinder schlafen wunderbar bei einem Spaziergang an der frischen Luft oder im Kinderwagen auf dem Balkon. (Babys können fast zu jeder Zeit nach draußen gebracht werden, wenn sie angemessen gekleidet, vielleicht auf ein Lammfell gelegt und gegen das Wetter geschützt sind.) Eine lange, zusammenhängende Ruhephase des Babys kann auch deine Zeit sein, den in der Nacht versäumten Schlaf nachzuholen. Manche Babys schlafen immer an der Brust ein, andere möchten in den Schlaf gewiegt werden. Für viele bewährt sich ein bestimmtes Einschlafzeremoniell, das Kind und Eltern eine gewisse Sicherheit gibt und Schlaf- und Wachphasen voneinander abgrenzt. Rituale geben Sicherheit.

»Nachdem ich Anya gestillt hatte, legte ich sie in ihr Bettchen, tätschelte sie sanft, während die Stoffschildkröte ›Henry‹ ihr von der ersten Woche an ein Liedchen vorspielte. Für Anya war das ein Signal: Jetzt ist Schlafenszeit‹, und es gab nie Einschlafprobleme. Bereits mit elf Monaten summte Anya diese Melodie. Für Anya (und später auch für Kerry) dichtete ich eigens auch ein spezielles ›Badelied‹ sowie ein ›Still-Lied‹. Überhaupt sang ich meinen Kindern sehr viel vor, und vielleicht haben beide deshalb so große Freude an Musik.«

Singen wirkt herrlich entspannend und harmonisierend – sowohl für diejenigen, die singen, als auch für diejenigen, die vorgesungen bekommen. Wenn auch ältere Kinder da sind, kann das gemeinsame Singen von Liedern die Stillzeiten zu einem gemeinsamen Genuss werden lassen. Dabei kommt es nicht darauf an, ob du immer die Töne triffst. Deine Kinder werden es einfach lieben, deine Stimme zu hören.

Lasst euer Baby an eurem Leben teilnehmen. Mit immer größerem Interesse wird es euch bei euren Aktivitäten zuschauen und sie in sich aufnehmen, und es wird begeistert sein, wenn ihr ihm etwas vorsingt oder ihm erzählt. Wenn dein Kind unruhig oder gar krank ist, kannst du es dann oder überhaupt in einem Tuch nahe bei dir tragen und trotzdem deinen Erledigungen nachgehen. Kinder, die viel menschliche Nähe, vor allem die ihrer Bezugspersonen genießen, sind oft viel ausgeglichener und zufriedener, weil sie sich nicht allein fühlen. Getragene Kinder entwickeln sich motorisch und intellektuell schneller, da sie durch das Teilnehmen an unseren Aktivitäten ständig stimuliert werden.

Aber auch hier gibt es Grenzen. Wenn wir einmal gereizt und unausgeglichen sind, wird sich unsere Unruhe auf das Baby übertragen. An solchen Tagen kann ihm unsere ständige Nähe eher schaden als nützen. Mit etwas Feingespür für die eigenen Bedürfnisse und die des Kindes wirst du sicherlich das rechte Maß finden.

Beherzige stets: Eine perfekte Mutter und eine perfekte Hausfrau sein zu wollen, passt nicht zusammen! Manch eine Mutter berichtet stolz, dass sie, sobald ihr Kind schläft, sich daranmacht zu bügeln, Fenster zu putzen etc. Natürlich müssen manche Dinge erledigt werden, doch andere können warten. Überlege dir deine Prioritäten und frage dich: Was ist mir jetzt wichtig? Wenn du einigermaßen ausgeglichen und bei guter Laune sein willst, gönne dir, wann immer möglich, Zeit zu ruhen und für einen Mittagsschlaf – besonders wenn deine Nachtruhe häufig unterbrochen wird – und Zeit, zu dir zu kommen (siehe Kapitel 3).

Die Nächte mit dem Baby

»Als mein Mann kürzlich längere Zeit verreist war, wurde mir zum ersten Mal die Situation eines kleinen Kindes in der Nacht bewusst. Ich war so daran gewöhnt gewesen, mich über Jahre hinweg jede Nacht beim Schlafen eng an ihn zu kuscheln, dass ich es als ganz selbstverständlich hinnahm. Wenn mir als erwachsener Frau körperliche Nähe so guttut, wie dann erst einem kleinen Baby, das in einem warmen, engen Raum geborgen war, bis es zur Welt kam? Wie einsam muss es sich in seinem Bettchen fühlen, in dem es nicht einmal rundherum Grenzen spürt!«

Kinder sind in ihrem Schlafbedürfnis und -verhalten sehr individuell. In der Anfangszeit wachen fast alle Babys in der Nacht auf, die meisten mehrmals. Nach einigen Wochen entwickeln manche eine etwas längere Nachtschlafphase. Andere werden noch eine ganze Weile nachts häufig wach. Durchschlafen ist ein Reifeprozess und *braucht seine Zeit*. Die Frage »Schläft dein Kind schon durch?« lässt bei jungen Müttern manchmal richtiggehend Leistungsdruck entstehen. Aber jedes Kind ist anders, es gibt keinen einzigen »wahren« Weg, sich zu entwickeln. Je mehr wir dies begreifen und uns nicht von Normen diktieren lassen, wie »Dinge zu sein haben«, und je gelassener wir uns auf unser Baby und seinen inneren Rhythmus einstellen können, desto leichter fällt uns der Umgang mit ihm. Unsere innere Haltung ist dabei wesentlich.

Manchen Frauen macht das nächtliche Aufwachen gar nichts aus. Im Gegenteil, sie genießen die Intimität und das Ungestörtsein beim Stillen in der ruhigen Nacht besonders. Sie wickeln sich kuschelig in eine Decke ein und setzen sich bequem in einen Schaukelstuhl. Während ihr Kind friedlich vor sich hin nuckelt, halten sie stille Zwiesprache mit ihm. Dann legen sie es zurück in seine Wiege neben ihrem Bett und schlafen wieder ein. Noch einfacher ist es mit einem am Elternbett integrierten Beistellbett. Andere Frauen bringt es an den Rand der Erschöpfung, wenn sie nachts mehrmals aufwachen, vor allem, wenn dieser Zustand über längere Zeit anhält.

Genauso, wie Kinder derselben Familie sich in ihrem Schlafverhalten sehr unterscheiden können, variieren auch Mütter in ihrer Konstitution und Prägung und somit ihren Reaktionen darauf. Das Baby zu sich ins Bett zu holen kann manche Familie wieder ins Lot bringen. Für andere scheint diese Idee sehr ungewohnt, sehr revolutionär. Dabei dürfen Babys in den meisten Ländern dieser Erde auf diese Weise ihre ersten Lebenswochen und -monate verbringen – immer ganz nah bei anderen Menschen: den Eltern oder manchmal auch älteren Geschwistern (siehe auch Literatur: Jean Liedloff, *Auf der Suche nach dem verlorenen Glück*).

»Unsere Zwillinge mussten die ersten Wochen nach der Geburt im Brutkasten verbringen. Endlich zu Hause angekommen, weinten sie viel, und ich rotierte. Da hatte mein Mann die Idee, unser Bett zu vergrößern. Er baute einen Rahmen, in dem drei Matratzen Platz hatten. So konnten beide Kinder ganz in unserer Nähe sein und bekamen von uns den Hautkontakt, den sie an ihrem Lebensanfang vermisst hatten. Und wir bekamen mehr Schlaf und konnten endlich unsere Babys genießen.«

Solch ein gemeinschaftliches Schlafarrangement wird immer wieder kontrovers diskutiert. Wähle es nur, wenn im Schlafzimmer nicht geraucht wird und keine aggressive Atmosphäre herrscht. Nimm dein Baby nie mit ins Bett, wenn einer von euch stark übergewichtig ist, Alkohol getrunken oder Schlafmittel, Beruhigungsmittel oder Psychopharmaka eingenommen hat. Euer Bett soll breit und nicht zu weich sein. Ich nehme an, dass dein gesunder Menschenverstand, gepaart mit deinem natürlichen, mütterlichen Empfinden, dich ganz selbstverständlich auf solche Faktoren achten lässt, wie auch darauf, dass Bettdecke oder andere Umstände keine Gefahr für dein Kind bedeuten. Vielleicht wollt ihr einen Babybalkon am Elternbett anbringen. So schläft euer Kind zwar in seinem eigenen Bett, ist aber von dir nicht durch Gitter oder Ähnliches getrennt, und du kannst jederzeit zu ihm hinübergreifen. Vielleicht kannst du auch von eurem Babybett eine Seite abmontieren und es dann übergangslos an deinem Bett anbringen.

Wenn dein Partner durch nächtliches Stillen so sehr in seinem Schlaf gestört wird, dass seine Konzentration bei der Arbeit leidet, kannst du zum Stillen in der Nacht ja »auswandern« – in ein großes Bett oder auf eine am Boden platzierte Matratze in einem anderen Zimmer. Während des Stillens kannst du dann wieder einschlafen und dort liegen bleiben oder später, wenn du aufwachst, in dein Bett zurückkehren. Diese Lösung empfiehlt sich auch, wenn Babys sofort wieder unruhig werden, wenn sie nach dem Stillen in ihr Bettchen gelegt werden.

Es kommt vor, dass bei einem älteren Baby häufiges nächtliches Aufwachen zu einer Gewohnheit geworden ist, die es selbst unzufrieden macht und zudem die Nerven der Eltern strapaziert. Zwar kann dein Kind noch keine Worte verstehen, doch auf einer Ebene, die wir noch nicht ganz begreifen (siehe Literatur: Caroline Eliacheff: *Das Kind, das eine Katze sein wollte*), akzeptiert es, wenn du ihm mit Klarheit und Festigkeit sagst: »Du, ich brauch jetzt meinen Schlaf. Ich bin ganz sicher bei dir, schlaf jetzt wieder« – und zwar, bevor du Aggressionen bekommst. Vielleicht wird es erst einmal weiterweinen, aber *wenn es deine starke Nähe unerschütterlich spürt*, wenn es spürt, dass du dich trotzdem nicht gefühlsmäßig zurückziehst, wird es sich bald beruhigen.

»Hannah wollte eine Zeit lang nachts jede Stunde trinken. Da sie aber nicht wirklich sehr hungrig war, schlief sie schon nach ein paar Minuten wieder ein und war dann dafür eine Stunde später wieder hungrig. Nachdem ich das einige Wochen mitgemacht hatte, war mir klar: So kann es nicht weitergehen. Ich beschloss daher, dass mein Kind, wenn es tagsüber nur alle drei Stunden hungrig ist, auch nachts nicht verhungern wird, wenn ich es nur höchstens alle drei Stunden stille. In der ersten Nacht, in der ich mich ›verweigerte‹, trug mein Mann die wütende

Hannah stundenlang in der Wohnung herum, bis sie wieder einschlief. Schon in der nächsten Nacht wachte sie nur noch alle 4 Stunden auf, trank sich satt und schlief dann weiter.«

Dein Baby riecht die Muttermilch, wenn du in der Nähe bist, und sucht die Brust. Deshalb ist es gut, wenn der Vater, der nicht danach riecht, sich eine Zeit lang seines Kindes annimmt, damit sich dessen nächtliche Schlaf- bzw. Aufwachmuster ändern können.

Naturkundliche Hilfen

Auch *Bach-Blüten* können helfen, mit schwierigen nächtlichen Situationen umzugehen (*Baby*: Honeysuckle, Hornbeam, Impatiens, Mimulus, Rescue Remedy, Rock Rose, Star of Bethlehem, Vervain, Walnut; *Mutter*: Cerato, Elm, Hornbeam, Impatiens, Larch, Olive, Pine, Red Chestnut, Vine, Willow etc.), wie auch *homöopathische Mittel* (Aconitum, Borax, Chamomilla, Nux Vomica, Phosphorus, Pulsatilla, Thuja). Wähle aus entsprechend vermuteter tieferer Ursache bzw. laut den Beschreibungen in Kapitel 14. Anregungen aus der Aromatherapie findest du in Kapitel 13 im Abschnitt »Dein Baby weint«. Manche Schlafstörungen werden dem KISS-Syndrom zugeschrieben und verändern sich nach einer osteopathischen Behandlung.

Auch eine Punktmassage aus der *Akupressur* kann deinem Kind helfen. Wenn es nicht zur Ruhe kommt und keinen Schlaf findet, weil es überdreht und aufgekratzt ist, wende Akupressur zunächst an den Händen an, und wenn das nicht ausreicht, an einem noch stärker beruhigenden Punkt an den Füßen – bei Kindern im ersten Lebensjahr nur zehn bis 20 Sekunden lang! Massiere mit dem Fingernagel mäßig stark an dem sogenannten *H7*-Punkt, den du bei gebeugter Hand an der Kreuzung einer Linie vom Erbsenbein der Handwurzelknochen mit der Haupthandlinie findest. Den Fußpunkt *Le3* findest du zwischen dem ersten und zweiten Mittelfußknochen in einem

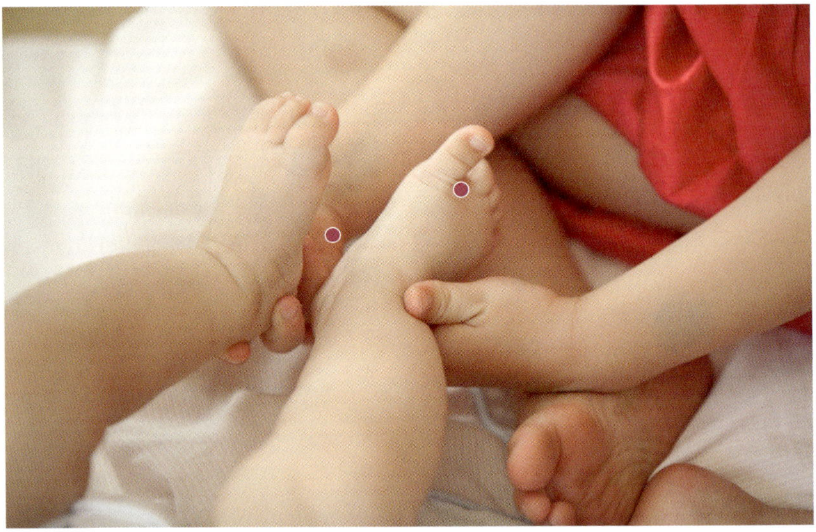

Die Akupressurpunkte H7 (Hand) und Le3 (Fuß)

Grübchen. Auch eine Babymassage mit mildem Öl (Rose) kann allen immens helfen. Schon eine Fußmassage wirkt.

Vater-Mutter-Kind

Väter brauchen Gelegenheit, mit ihrem Kind eine eigenständige Beziehung aufzubauen. Beide brauchen gemeinsame, ungestörte Zeit miteinander. Mische dich nicht in die Beziehung zwischen dem Vater und seinem Kind ein und belehre ihn nicht, wie er mit seinem Kind umgehen soll, es sei denn, dass er irgendetwas tut, was dem Baby ernsthaft schadet. Väter müssen genauso wie Mütter die Möglichkeit haben, selbst Erfahrungen zu sammeln und dabei ihre eigenen Fehler zu machen, aus denen sie lernen können und durch die sie sicherer werden. Kompetenzgerangel zwischen den Eltern ist oft Ausdruck von Schwierigkeiten in der Partnerbeziehung und sollte auf dieser Ebene gelöst werden. Die Reaktion deines Partners auf nächtliches

Stillen beispielsweise kann ein Signal für unausgesprochene Konflikte sein: Eifersucht, das Gefühl, ausgeschlossen zu sein, oder Ähnliches. Sprecht darüber und versucht, das Problem gemeinsam zu durchleuchten und anzugehen.

In der heutigen Kleinfamilienkonstellation kann es für eine Frau schwer sein, allein für Kinder zuständig zu sein. Wenn auch dein Partner sich deren annimmt und Kinder auf beide Elternteile bezogen sind, kannst du dir zwischendrin Zeit für dich selbst gönnen, um Kraft zu schöpfen und dann wieder mit Hingabe für die Familie da sein zu können.

Geschwister

»›Darf ich auch mal?‹, meinte Anya schüchtern, als sie sah, wie Kerry an meiner Brust trank. Ganz sanft nahm sie meine Brustwarze in ihren Mund, lutschte einen Augenblick und schrie überrascht und begeistert auf: ›Ach, da ist ja Zucker drin.‹ Von da an war sie zufrieden. Sie wollte bloß die Gewissheit haben, dass sie darf, und als sie die hatte, war die Sache uninteressant.«

Ab und zu wollen ältere Geschwister, die bereits vollkommen entwöhnt waren, ein Weilchen wieder regelmäßig trinken (siehe Abschnitt »Tandem-Stillen« im Kapitel 10). So wie das Wiedereinnässen ist auch dies eine natürliche Form der Regression, aus der das Kind herauswächst, sobald es seinen Schmerz über den neuen »Rivalen« überwunden hat. Je gelassener und humorvoller wir auf die Bedürfnisse unserer so groß wirkenden Kinder eingehen können, je ernster wir ihren Schmerz und ihre Trauer nehmen – ohne sie zu bedauern –, desto schneller finden sie ihr altes Selbstvertrauen und ihr seelisches Gleichgewicht wieder.

»Wann bringst du denn das Baby wieder zurück ins Krankenhaus?«, fragte ein kleines Mädchen seine Mutter. Kurze Zeit später, als es auf dem Bett saß und sein Brüderchen halten durfte, meinte es

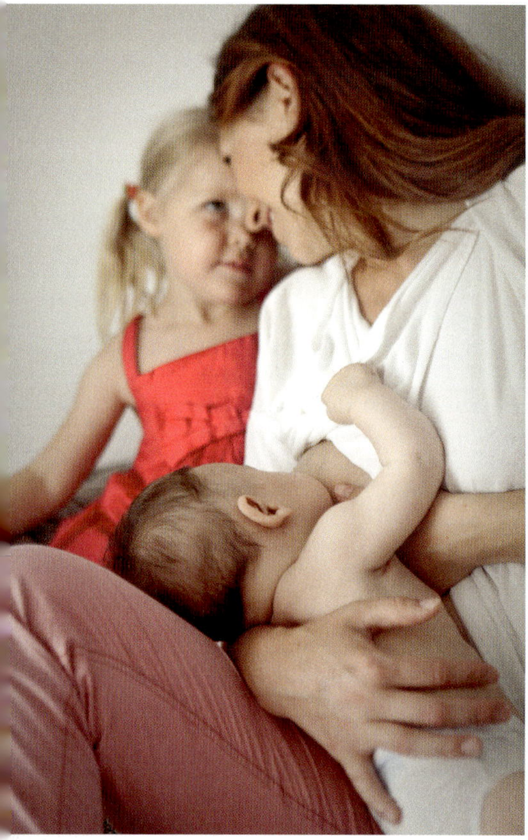

Auch das ältere Kind kann beim Stillen den engen Kontakt mit der Mutter genießen

selig: »Das gebe ich nicht mehr her.« Diese zwiespältigen Gefühle sind ganz normal. Je mehr wir unser großes Kind mithelfen lassen (und dazu gehören ganz gute Nerven), desto weniger fühlt es sich ausgeschlossen, desto weniger eifersüchtig ist es. Bei Hausgeburten gibt es übrigens am wenigsten Probleme mit Eifersucht. Geschwister können je nach Alter und Geschwisterkonstellation sehr unterschiedlich reagieren.

»Als Lukas zur Welt kam, war Anna 2 ¾ Jahre alt. Schon während der Schwangerschaft zeigte sie viel Interesse an meinem Bauch und an den Bewegungen darin. Während der ersten Tage mit Lukas zu Hause verfolgte Anna mit großem Interesse das Stillen. Sie stand vor uns und schaute uns zu. Ab und zu wollte sie auch einmal trinken, wobei sie feststellte, dass ihr Brüderchen sich ganz schön anstrengen musste, um etwas herauszubekommen. Nach drei bis vier Tagen nahm Anna, während ich stillte, ihre Puppe in den Arm, sprach ganz sanft und zärtlich mit ihr, hob ihren Pulli hoch und legte die Puppe an ihren Körper. Auf meine Frage, was sie tue, antwortete sie: ›Stillen natürlich!‹

Als David zur Welt kam, war Anna 4 1/2 und Lukas 19 Monate alt. Anna nahm das Baby ganz selbstverständlich an, während Lukas nichts damit anfangen konnte. Er war noch zu klein. Was er aber sehr schnell herausfand, war, dass ich beim Stillen nicht hinter ihm herlau-

fen konnte. Das nutzte er zu allerhand ›Unfug‹ aus: Er kletterte überall hoch, verwandelte das Zimmer innerhalb von Minuten in ein ›Schlachtfeld‹ …«

Natürlich können auch Jungen interessiert daran sein, fürsorgliches Verhalten auszudrücken. Und es gibt Mädchen, die nicht gut auf das Baby zu sprechen sind und es kneifen oder ihm sonst wie zusetzen. Die Älteren brauchen in jedem Fall eure Liebe und Unterstützung, wenn ein neues Baby in die Familie kommt.

Wenn das erste Kind geboren wird, ist es vorbei mit der Ruhe eines Erwachsenenhaushaltes. Mit jedem weiteren Kind nimmt der Geräuschpegel zu, und es kommt mehr und mehr Leben in die Bude. Kinder müssen Lärm machen und sich ausdrücken können; das brauchen sie zu ihrer gesunden, seelischen Entfaltung. Wenn wir das erst einmal akzeptiert haben, können wir ihrem »Lärm« oder ihren Energieausbrüchen gegenüber wahrscheinlich gelassener sein. Dennoch müssen wir schauen, wie wir selbst täglich etwas Ruhe finden können. Meine Schwägerin legte sich gegen Ende der Schwangerschaft und in den ersten Wochen nach der Geburt nachmittags zur Mittagsruhe hin und stellte ihrem damals Dreieinhalbjährigen den Wecker. Er sollte leise spielen, bis es klingelte. Das ging wunderbar. Manchmal unterschätzen wir, wie verständig Kinder sein können.

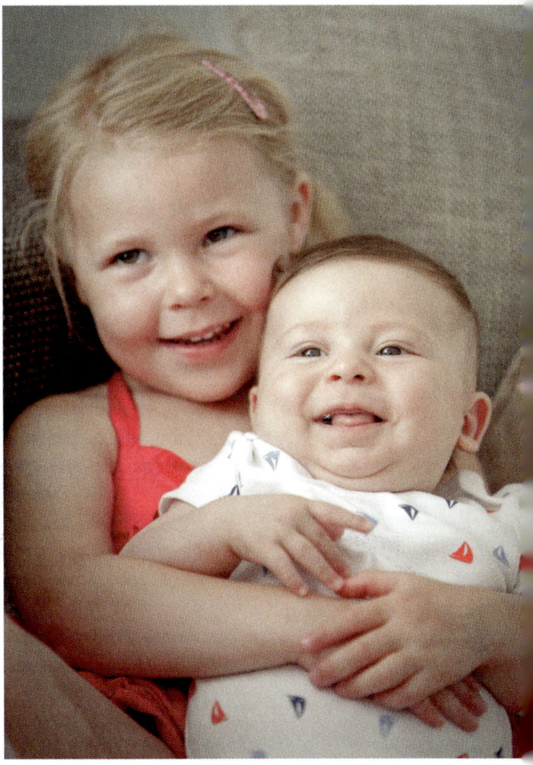

Zwei, die sich verstehen

Zeit für dich

Um deinen Kindern freigebig deine Energie geben zu können, brauchst du selbst immer wieder Gelegenheit, Kraft zu schöpfen und ganz für dich und in Ruhe zu sein. Vermutlich sind wir Frauen aufgrund unserer Sozialisation mehr noch als Männer in der Lage, uns auf die Bedürfnisse anderer einzustellen und eigene Wünsche und Nöte in den Hintergrund zu stellen:

»Ich kenne es sehr gut, dieses Gefühl, immer da sein zu müssen, jedem gerecht zu werden, eine gute Mutter sein zu wollen, die dem älteren Kind noch genauso viel Zeit widmen will wie vorher, obwohl sich die Arbeit inzwischen mehr als verdoppelt hat. Ich kenne dieses verstärkte Bemühen aus widersinnigen Schuldgefühlen heraus, dass das ältere Kind nun meine Zeit und Liebe mit dem Baby teilen muss. Widersinnig deshalb, weil ein Gesichtspunkt bei der Planung des Babys war, dass das ältere Kind nicht allein aufwächst. Im Endeffekt kann ich niemandem mehr gerecht werden, weil ich immer unzufriedener, immer nervöser werde und vor lauter Mutterpflichten keine Minute mehr für mich habe.«

Eine aufopfernde Mutter ist sich und ihrer Umgebung eine Qual, weil sie selbst unzufrieden bleibt und damit den anderen ein schlechtes Gewissen einflößt. Versuche nicht, allen gerecht zu werden. Keine Sorge, die Welt wird auch ohne dich ein paar Stunden auskommen. Deine Kinder werden auch gedeihen, wenn du sie mal eine Stunde deiner Schwester überlässt, während du dich genüsslich in der Badewanne aalst. Sie werden es überleben, wenn du ihnen sagst, dass du jetzt keine Zeit oder keine Lust hast und allein sein willst. Lerne, dir Zeit für dich zu nehmen und für dich zu sorgen (siehe auch Kapitel 3), anstatt mit einer unausgesprochenen Vorwurfshaltung herumzulaufen, die irgendwann in einen unerwarteten Gefühlsausbruch irgendjemand gegenüber mündet – einschließlich deinen Kindern.

Schwangerschaft und Stillzeit sind gute Gelegenheiten, zu lernen, zu dir selbst zu finden, deinen eigenen Körper zu genießen und dich mit deiner Weiblichkeit zu versöhnen. Du beschenkst deine Kinder sehr, wenn du zu deiner Mitte findest, denn sie spüren dann deine Lebensfreude.

Doch diese Mitte zu finden und immer mehr zu bewahren, ist ein langer, schwieriger Lernprozess. Es hilft, wenn es jemanden gibt, der dich liebt und ein bisschen verwöhnt. Genauso wichtig ist es aber, dass du gut zu dir selbst bist. Verwöhne dich mit einem ausgedehnten Spaziergang, einem duftenden Bad bei Kerzenschein, einem Blumenstrauß, schöner Musik, einem aromatischen Tee … oder komme zu dir durch die vielfältigen Möglichkeiten, die in Kapitel 3 aufgezeigt sind. Du wirst sehen, dass der schwierigste Schritt darin besteht, dich berechtigt zu fühlen und dir diese Zeit zu nehmen. Deine Familie wird sie dir sicherlich gern zugestehen, denn sie spürt, dass du erfrischt und regeneriert zurückkommst und dann im Grunde allen mehr zu geben hast.

»Seit einiger Zeit beginne ich meinen Tag damit, dass ich morgens vor dem Rest der Familie aufstehe, um einige Runden im Wald zu laufen. Zum Abschluss sitze ich dann noch einige Minuten ganz ruhig auf einem Fleckchen weichen Bärenfellgrases, spüre meinen Körper, überdenke den Ablauf des vor mir liegenden Tages und nehme die Stille des Waldes in mich auf. Mein Sohn, der mich immer in aller Frühe aus dem Bett geholt und von da ab ständig beschäftigt hatte, hat inzwischen vollkommen akzeptiert, dass ich diese Zeit für mich brauche. Seitdem bin ich viel gelassener, ruhiger und fröhlicher.«

9

Das Kind wird älter: Das erste Lebensjahr

Während der ersten Wochen liegt ein Baby ständig an der Brust einer oft sehr erschöpften Mutter und scheint nur Nahrung und Liebe in sich aufzusaugen. Doch allmählich beginnt es, mehr und mehr Interesse an seiner Umwelt und den Menschen in seiner Umgebung zu zeigen. Für dich kommt jetzt der Zeitpunkt der Belohnung – wenn dein Kind dich anlächelt und seine kleinen Händchen beim Stillen sanft auf deine Brust patschen. Du gibst nicht nur, sondern bekommst von deinem Baby viel zurück, sofern du für die Bekundungen seiner Liebe zu dir offen bist und sie genießen kannst: hier eine zärtliche Liebkosung, da ein Fingerchen in deinem Mund, damit du nicht leer ausgehst, dort ein begeisterter Freudenjauchzer beim Anblick deiner Brust. Es ist ein Vergnügen zu sehen, wie das Kind mit jeder Faser seines Körpers saugt und wie sich Zehen, Füße und Hände im Rhythmus des Saugens bewegen. Vielleicht kannst du im Zusammenleben mit deinem Baby dieses »Ganz in einer Sache aufgehen« wieder neu entdecken.

Da dein Kind immer erfahrener wird im Trinken, werden die Stillzeiten immer kürzer. Es möchte schnell fertig werden, weil es nun Interessanteres gibt. Manchmal geht es ihm nicht schnell genug, und seine Neugier wird so groß, dass es, wenn es hinter sich ein Geräusch hört, sofort schauen muss, was da geschieht. Dabei vergisst es, die Brustwarze loszulassen, und manche Frau hat sich schon gewundert, wie dehnbar diese ist – Autsch!

Die Pausen zwischen den Stillzeiten werden länger und erlauben dir, dich wieder anderen Dingen zuzuwenden.

Zuverlässigkeit schafft Vertrauen

Wenn du in der Vergangenheit mit absoluter Zuverlässigkeit auf die Bedürfnisse deines Kindes eingegangen bist, beginnt es jetzt langsam zu lernen, kleine Frustrationen – kleine Wartezeiten – zu ertragen, weil es weiß, dass ganz bestimmt jemand kommt.

So kannst du ihm sanft dabei helfen, sich allmählich dem Rhythmus der Familie anzunähern. Die nächtlichen Schlafzeiten verlängern sich, und dein Baby schläft vielleicht zum ersten Mal nachts mehrere Stunden am Stück. Du auch. Damit nimmt auch deine Funktionsfähigkeit im Alltag wieder zu.

»Um sechs Uhr morgens wachte ich auf, schaute erstaunt und erschrocken auf die Uhr, bemerkte, dass das Betttuch nass war von der ausgelaufenen Milch. Mein Kind! Ob es wohl in Ordnung ist? Mein Herz schlug bis zum Hals. Vorsichtig schlich ich in sein Zimmer. Gott sei Dank – es atmete!«

Manche Babys werden aber auch weiterhin genauso häufig wach wie früher, und andere, die vorher durchgeschlafen hatten, wachen nachts wieder häufiger auf, wenn sie ungefähr acht Monate alt sind. Sie erkennen sich jetzt als selbstständiges Wesen, losgelöst von der Mutter, und beginnen zu »fremdeln«. Einige Monate lang werden manche Babys durch Träume und Trennungsängste nachts mehrmals aus ihrem Schlaf gerissen.

Von der horizontalen Lage in deinen Armen will dein Kind bald nichts mehr wissen. Es möchte sehen, was um es herum vorgeht. Etwa mit sechs Monaten manövriert es sich selbst in eine aufrechte Haltung, wenn du es im Arm hältst. Es hat inzwischen sein Geburtsgewicht mehr als verdoppelt, der Höhepunkt der Stillzeit ist gekommen, oft gleichzeitig mit dem Durchbruch des ersten Zahnes und der Fähigkeit, sich fortzubewegen. Bald will es an den Erwachsenenmahlzeiten teilnehmen und auf dem Schoß von Vater und Mutter sitzend oder von seinem Babystuhl aus das Treiben am Tisch beobachten. Lange wird euer Kind nicht zuschauen, bis es euch mit Händen und Füßen zu verstehen gibt, dass es mitessen will, und versucht, euch das Essen wegzuschnappen, bevor es in eurem Mund landet … auch das Glas neben deinem Teller übt eine magische Anziehungskraft aus. Dein Baby ist nun nicht nur motorisch in der Lage, festeres Essen zu sich zu nehmen. Nun ist wahrscheinlich der

Zeitpunkt gekommen, dass es etwas Neues außer Muttermilch kennen lernen möchte.

Das Zufüttern fester Nahrung

Eine Zeit lang war es Mode, schon mit drei Monaten und früher beizufüttern. Das war total unsinnig, da der Verdauungstrakt des Babys zu diesem Zeitpunkt noch gar nicht entsprechend ausgereift ist und die Mundreflexe noch nicht ausgebildet sind, um mit fester Nahrung zurechtzukommen.

Heutzutage wird volles Stillen bis zu sechs Monaten empfohlen und dann Zugabe von Beikost unter Beibehaltung des Stillens mindestens bis zu einem Jahr. Vorher schon interessierte Kinder mit entsprechenden Beikostreifezeichen dürfen auch etwas eher Neues probieren, allerdings nicht vor dem fünften Lebensmonat. Beikostreife erkennst du zum Beispiel daran, dass das Kind sich für das Essen der Erwachsenen interessiert, Kaubewegungen nachahmt und mit wenig Unterstützung aufrecht sitzen kann.

> Muttermilch enthält alles, was ein voll gestilltes Kind mindestens während der ersten sechs Monate seines Lebens braucht.

»Auf Anraten von Ärzten und Broschüren versuchten wir, Charlotte im Alter von sechs Monaten mit etwas anderem als Muttermilch bekannt zu machen, was sie schlichtweg ablehnte. Drei Monate später kam sie von allein drauf, das haben zu wollen, was Mama hat. In Kürze aß sie das, was es eben im Familienrudel zu essen gab. Mit circa 1 3/4 Jahren stillte sie sich dann selbst ab – eines Morgens schmeckte es ›bäh‹.«

Aus immunologischer Sicht bleibt Stillen auch im zweiten Lebenshalbjahr und danach noch durchaus wichtig. Ist es nicht interessant, dass sich manche Abwehrstoffe, zum Beispiel Antikörper gegen Kolibakterien, just dann erhöhen, wenn dein Kind sich nach außen richtet und zunehmend mit fremden Keimen in Kontakt kommt? Ansonsten dient Stillen zu diesem Zeitpunkt auch dem Bedürfnis nach Nähe und Körperkontakt und Spannungsabbau durch Saugen, nicht nur der Sättigung des Magens. Die Zusammensetzung der Muttermilch verändert sich übrigens im zweiten Lebenshalbjahr – ihr Gehalt an Eisen, Eiweiß und Natrium steigt erheblich.

Babys erste Mahlzeiten

Es ist unsere Verantwortung als Eltern, unsere Kinder allmählich an eine gesunde, ausgewogene Ernährungsweise heranzuführen. Essmuster und -gewohnheiten werden von Kindheit an herangebildet. Viele unserer derzeitigen Erkrankungen sind Zivilisationserkrankungen, die im Zusammenhang mit einer ungesunden Ernährungsweise stehen. Eine vollwertige Ernährung schafft einen widerstandsfähigen Körper, der die Umweltbelastungen, die ihm heutzutage zugemutet werden, besser verkraften kann.

Der richtige Zeitpunkt

Dein Kind wird dir zu verstehen geben, wann der richtige Moment für eine Beikost gekommen ist. Wenn es interessiert scheint, mit wenig Unterstützung stabil sitzen kann und keinen Zungenstoßreflex mehr hat, biete ihm ein Löffelchen zerdrückter Speise oder weiches Fingerfood an (siehe nachfolgend) und beobachte seine Reaktion. Wenn es keinen Widerwillen zeigt und es ihm zu schmecken scheint, probiere weiter.

Früher wurde aus allergiepräventiver Sicht empfohlen, immer erst ein neues Lebensmittel eine Woche lang langsam einzuführen, bevor ein weiteres hinzukommt. Heute weiß man, dass eine gesunde Vielfalt sinnvoll für die Toleranzentwicklung ist. Das *begleitende Stillen* bei der Beikosteinführung spielt dabei eine wichtige Rolle in Bezug auf die Allergieprävention. Wenn dein Kind eine scheinbar allergische Reaktion zeigt, zum Beispiel Magen-Darm-Störungen, Hautausschlag oder Wundsein, brauchst du nicht lange herumzurätseln, was die Ursache sein könnte. Streiche die zuletzt eingeführte Nahrung vorerst von seinem Speiseplan und versuche es zu einem späteren Zeitpunkt wieder.

Wähle also zum ernsthaften Fütterungsbeginn eine ruhige Zeit im Tagesablauf. Dein Baby soll ausgeschlafen und wohlgelaunt sein – du auch! Eine beruhigende, ausgleichende Musik im Hintergrund kann eine harmonische Atmosphäre unterstützen. Wenn dein Kind hungrig ist, stille es zunächst, da die Beikost anfangs nur zum Kennenlernen und noch nicht zum Sättigen ist. Setze es dann auf deinen Schoß, und biete ihm einen Löffel Brei an. Warte bis dein Kind selbst den Mund öffnet und gib ihm genug Zeit für den Essvorgang.

Beginne mit kleinen Mengen – teelöffelweise. Achte dabei aufmerksam auf den Rhythmus deines Babys und dränge es nicht. Gib ihm mehr, wenn es sich bereit zeigt. Achte ebenso auf die Sättigungssignale wie das Zusammenpressen der Lippen oder das Wegdrehen des Kopfes. Reiche ihm nach Ende der Löffelfütterung noch einmal die Brust. Am Anfang seid ihr beide wahrscheinlich noch etwas ungeschickt im Umgang mit der festen Nahrung, aber das wird sich bald geben. Wenn dein Kind sich deinen Fütterungsversuchen allerdings energisch verweigert, mache keinen Kampf daraus, sondern versuche es nach ein, zwei Wochen wieder.

Manche Kinder wollen auch gar nicht gefüttert werden, sondern von Anfang an das Essen selbst in die Hand nehmen. Du kannst deinem Kind dann für den Anfang weich gekochtes Fingerfood anbieten, das es selbst greift und in den Mund steckt. Mit Zunge und Zahnleiste wird es dies entsprechend zerkleinern können.

Während *anfänglich Kleinstmengen an Beikost eine Stillmahlzeit ergänzen*, wird diese mit der Zeit durch eine Vollkostmahlzeit ersetzt, dann eine weitere … Stille dann dein Kind erst nach den Mahlzeiten. Nimmt es bei einer Mahlzeit eine entsprechend große Portion zu sich, brauchst du es danach vielleicht nicht mehr anzulegen. Lass dich führen von deinem Kind.

Karotte, Kürbis oder Pastinake, schonend gekocht und püriert, eignet sich gut als erstes Gemüse. Kohlrabi, Broccoli, Spinat, Fenchel, Spargel, Blumenkohl, Zucchini, Zuckererbsen – vitaminschonend gedünstet und mit einem Pürierstab oder Mixer zerkleinert oder als Fingerfood angeboten – können auch eingeführt werden.

Auch Kartoffeln vertragen Kinder in der Regel gut. Gemüse und Obst für kleine Kinder sollten möglichst frisch, ungespritzt und, wenn es geht, aus kontrolliert biologischem Anbau sein, da sie weniger Nitrat enthalten als konventionell angebautes Gemüse. Der kindliche Organismus kann Nitrat nicht vollständig verstoffwechseln und wandelt es in Nitrit um. Benutze, wann immer möglich, Gemüse der Saison. Wenn du keine frische Ware zubereiten kannst, greife zu Tiefkühlkost – sie ist Konservennahrung, die vitamin- und nährstoffarm sowie salzreich ist, vorzuziehen.

Später kannst du das Gemüse mit gekochten Pellkartoffeln oder Naturreis kombinieren. Zur besseren Ausnutzung der fettlöslichen Vitamine und Versorgung mit essenziellen Fettsäuren gib etwas kaltgepresstes Keimöl dazu. Wärme Nahrungsmittel für Kinder nicht wieder auf!

Bei Obst kannst du anfangs ein wenig Apfel abschaben, um dein Baby mit dem Geschmack vertraut zu machen, oder ihm ein wenig zerdrückte Banane füttern (wegen möglicherweise verwendeter Schutzmittel schneide circa zwei Zentimeter vom unteren, dem Stiel entgegengesetzten Ende der Banane ab und wirf sie weg).

Oder gib ihm eine Apfel-, Birnen- oder Melonenscheibe in die Hand, damit es darauf herumbeißen und -lutschen kann, oder lege ein Stück Banane, ein Stückchen Pfirsich oder eine entsteinte Kirsche bereit, die es selbst nehmen kann, wenn es Lust darauf hat.

Wegen ihrer abführenden Wirkung sei etwas zurückhaltend mit Aprikosen oder Pflaumen. Himbeeren und Blaubeeren sind je nach Alter zwar geeignet, doch Vorsicht wegen Verschluckungsgefahr! Wenn dein Kind schon Zähne hat und einige Stückchen Essen abbeißen kann, achte ebenfalls darauf, dass es sich nicht daran verschluckt.

Du kannst auch einmal einen Salat aus geriebenem Apfel oder Kohlrabi ausprobieren – mit einem Teelöffel kaltgepressten Öls angemacht, jeweils in Kombination mit bereits bekannten Nahrungsmitteln. Ab dem zweiten Lebensjahr kannst du Hülsenfrüchte hinzugeben, denn sie sind eine ausgezeichnete Quelle von Eisen und Eiweiß.

Getreide und Breie

Vollkornbrei, besonders reich an nervenstärkenden B-Vitaminen, ist eine tägliche Grundnahrung, die du selbst herstellen kannst. Die Anschaffung einer Getreidemühle lohnt sich, damit du die Körner – möglichst aus kontrolliert ökologischem Anbau – jeweils frisch mahlen kannst. Ansonsten lasse sie jeweils im Naturkostladen schroten. Reis, Hirse und Hafer sind am leichtesten verdaulich, Weizen und Gerste hingegen schwerer. Auch andere Sorten wie Mais, Hirse, Buchweizen oder Dinkel können angeboten werden. Hafer enthält am meisten Eisen. Im ersten Lebensjahr sollten Babys keinen Frischkornbrei aus dem vollen unerhitzten Korn erhalten. Gekochter Brei ist besser verdaulich und das Risiko einer möglichen Keimbelastung ist deutlich reduziert. Du kannst den Brei auch mit Wasser oder abgepumpter Muttermilch anmachen.

> Mangold, Rote Bete, Bleichsellerie, Radieschen und Rettich sind wegen eines höheren Nitratgehalts als Anfangskost nicht so günstig. Kohl und eventuell Broccoli können Blähungen verursachen, beobachte deshalb die Reaktion deines Kindes.

Falls ihr Frischkornbrei in der Familie esst, teste ab dem zweiten Lebensjahr, ob dein Baby den aus gedarrtem Getreide hergestellten Brei mag und verträgt. Ebenfalls ab dem zweiten Lebensjahr magst du auch Flocken (vielleicht mit einer Flockenquetsche frisch hergestellt, im Naturkostladen erhältlich) als Frischkornmüsli geben. Wenn du Fertigbreie verwendest, verzichte auf solche, die Zucker oder andere überflüssige Zusatzstoffe enthalten.

Die Zeit der ersten Zähne ist wichtig, um das Kauen, Beißen und

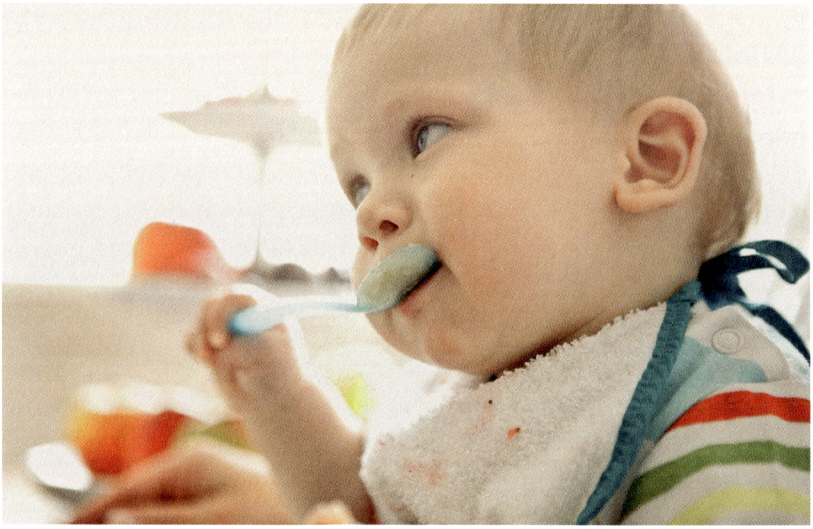

Die ersten Versuche, selbstständig zu essen

Nagen zu üben. Gib deinem Kind oft dazu Gelegenheit. Brotkrusten, möglichst von einem vollwertigen Brot, und Vollkornzwieback eignen sich gut dazu und sind für den vom Zahnen schmerzenden Gaumen wohltuend. Lasse dein Kind dabei aber nicht unbeobachtet.

Tierische Produkte

Salzfreien Naturkäse, in Würfel geschnitten, kann ein Kind leicht selbst essen. Und etwa mit neun Monaten kannst du Joghurt und Quark einführen, allerdings nur in kleinen Mengen, da der hohe Eiweißgehalt die Nieren deines Babys belasten kann. Auch ein gekochtes Ei ist bei vielen Kindern beliebt und stellt außerdem eine wertvolle Eisenquelle dar.

Eine vegetarische Ernährung des Babys ist problemlos möglich. Wenn du jedoch Fleisch hinzufüttern willst, weil es zum Speiseplan der übrigen Familie gehört, gib es nicht mehr als dreimal die Woche. Vermische es anfänglich mit bereits bekannten Speisen (zum Beispiel

Kartoffeln), damit das Kind sich allmählich an den neuen Geschmack gewöhnen kann.

Faseriges Fleisch (Rind oder Lamm) kannst du mit einem Mixer oder einem speziellen Zerkleinerer für Babynahrung (Bezugsquelle siehe Anhang) pürieren. Meide möglichst Innereien, die zwar nahrhaft und gut verdaulich, aber genau wie Kalb- und Schweinefleisch stark mit Gift- bzw. Fremdstoffen belastet sind.

Fisch dagegen ist sehr eiweißreich und Filet (vorsichtig nach Gräten untersuchen) besonders beliebt. Fisch wird auch als Beikost empfohlen! Bei Hähnchenfleisch, aber generell auch bei allen Tierprodukten, achte auf Abstammung aus tiergerechter und biologischer Haltung. Fleisch für kleine Kinder sollte immer gut durchgekocht und nicht gebraten werden.

Richte dich nach deinem Kind

Dein Kind wird dir zeigen, was es braucht. Denn Kinder, deren Appetit nicht durch Zwangsmaßnahmen fehlgeleitet wurde, ernähren sich bei genügend großer Auswahl gesunder nahrhafter Lebensmittel von sich aus erstaunlich ausgewogen.

Zucker

Zuckerhaltige Nahrungsmittel verderben den Appetit, und man spürt nicht mehr, was man braucht. Wir Erwachsene denken oft, dass wir unserem Baby einen Gefallen tun, wenn wir seine Nahrung süßen. Aber dies ist nicht so – im Gegenteil! Direkt oder indirekt trägt Zucker zum Entstehen vieler zum Teil ernsthafter gesundheitlicher Probleme bei, wie zum Beispiel Übergewicht, Diabetes, Bluthochdruck, Herzerkrankungen und Karies. Außerdem verdirbt Zucker den Appetit, verdrängt andere nahrhafte Kost vom Speiseplan und entzieht auch Kalk.

Die Gewohnheit, zuckerreich oder zuckerarm zu essen, bildet sich in frühester Kindheit. Also Vorsicht mit zu viel Süßem. Hilf deinem Kind, gute Gewohnheiten aufzubauen, indem du die Benutzung von

Zucker in eurem Haushalt einschränkst und ihm beibringst, wie man die eigene Süße von Nahrungsmitteln hervorbringen kann (zum Beispiel indem man Gemüse grillt) oder wie man sie auf natürliche Weise süßen kann.

Gläschennahrung

Die Qualität der Gläschennahrung hat sich aufgrund unserer strengen Normen in Deutschland in den vergangenen Jahren erheblich verbessert.

Gläschennahrung ist zwar sehr bequem, aber auch sehr teuer und enthält oft gemischte Speisen und Füllstoffe, Salz und Zucker. Wenn du deinem Kind Gläschen geben willst, empfiehlt es sich, *Produkte mit nur einem Rohstoff* zu verwenden! Beispielsweise ist Karotte als Erstnahrung durchaus sinnvoll, da durch die Homogenisierung die Nährstoffe besonders gut aufgenommen werden können. Gläschen sind sicherlich unterwegs sehr praktisch, doch für das älter werdende Kind zu Hause – außer, wenn man es einmal sehr eilig hat – ist es sinnvoll, es von Anfang an mit dem in der Familie üblichen Essen vertraut zu machen. Glas muss man außerdem recyclen.

Essensmanagement

Wenn du aus organisatorischen Gründen vorgekochten Fertigmahlzeiten den Vorzug gibst, kannst du sie auch selbst zubereiten und in kleinen Gefäßen oder Eiswürfelschalen abgefüllt einfrieren. Das ist auf jeden Fall billiger. Koche oder dünste dafür schonend größere Mengen sorgsam ausgewählter Frischkost, wie zuvor beschrieben, ohne Zucker oder Salz (würze gegebenenfalls mit Kräutern). Püriere oder zerkleinere die Nahrungsmittel und friere sie im Schnellverfahren ein. Taue die Mahlzeiten dann vor dem Füttern portionsweise auf.

Manchmal entstehen Probleme, selbst wenn das Füttern zunächst unkompliziert war, wie die folgende Aussage zeigt:

»Nachdem unser Sohn anfangs gut vom Löffel gegessen hatte, streikte er plötzlich. Ich war ratlos und besorgt, bis ich auf die Idee kam, etwas

anderes zu versuchen. Ich legte sein Essen in eine Schale, aus der er sich selbst bedienen konnte. Er langte freudig mit den Fingern zu und verschlang von da an große Portionen bei jeder Mahlzeit…«

Zwar dauert es noch eine Weile, bis dein Baby selbstständig mit dem Löffel essen kann, aber gerade am Ende des ersten Lebensjahres möchten viele Kinder es probieren. Gib deinem Kind ruhig Gelegenheit dazu und freue dich an seiner Experimentier- und Entdeckungsfreude. Finde eine praktische Lösung, damit es dabei nicht alles vollkleckert, zum Beispiel indem du den Boden um den Kinderstuhl mit Zeitungen oder einer abwaschbaren Unterlage abdeckst usw. Verzichte auf Kissen im Hochstuhl, damit du ihn leicht reinigen kannst.

Aus einem Behälter trinken

Etwa mit einem halben Jahr interessieren sich Kinder dafür, aus einem Glas zu trinken. Fülle dafür zuerst einmal einen Becher (mit oder ohne Schnabel) oder einen kleinen Eierbecher mit klarem Wasser und lass dein Kind einige Zeit damit hantieren. Führe den Becher an seinen Mund und lass es dann seine eigenen Versuche damit anstellen. Wenn es fit im Trinken ist, kannst du ihm Wasser oder selbst gemachten ungesüßten Kräutertee anbieten. Zuckerhaltige Baby-Instant-Tees sind nicht empfehlenswert, da sie zu Schäden an den Zähnen – »Nursing-Bottle-Syndrom« – führen und Sucht auslösend sein können.

Kuhmilch ist aufgrund ihrer hohen Nährstoffdichte kein Getränk, sondern ein Lebensmittel. Bis zu 200 ml pro Tag sind in Form von Milchprodukten und Milchbreien im zweiten Lebenshalbjahr erlaubt. Die neuerdings entwickelten Kleinkindmilchen empfehlen sich nicht, weil sie zweimal so teuer sind als normale Milch und Kinder beim Familienessen aussondern. Wenn dein Kind Kuhmilch ablehnt (oder nicht verträgt), vertraue auf seinen Selbstregulierungsmechanismus! Vermeide kohlensäurehaltige Getränke mit Zuckerzusatz (Limonaden).

Die ersten Zähne

Eine Weile war man der Auffassung, dass eine Frau nur so lange stillen soll, bis ihr Kind seinen ersten Zahn bekommt. Aber der erste Zahn ist kein Grund, mit dem Stillen aufzuhören. Werte ihn eher als Zeichen dafür, dass dein Baby jetzt bereit ist, *zusätzlich* zu deiner Milch andere Nahrung zu erhalten. Gelegentlich kommt es zwar vor, dass eine Mutter gebissen wird, vielleicht weil die Gaumen ihres Babys vor dem Durchbruch des nächsten Zahnes so schmerzen. Doch wenn ein Kind mehr als nur einmal versehentlich zubeißt, müssen wir uns aufmerksam fragen, was es damit ausdrücken will, was es vielleicht auf andere Art nicht vermitteln kann.

»Mit sechs Monaten bekam Ann-Kathrin ihren zweiten Zahn und biss beim Stillen unerwartet und ohne Vorwarnung zu. Ich schrie auf, und Ann-Kathrin erschrak. Ich wollte sie erneut anlegen, doch sie spürte anscheinend mein Misstrauen und weinte. Ich schaffte es doch noch

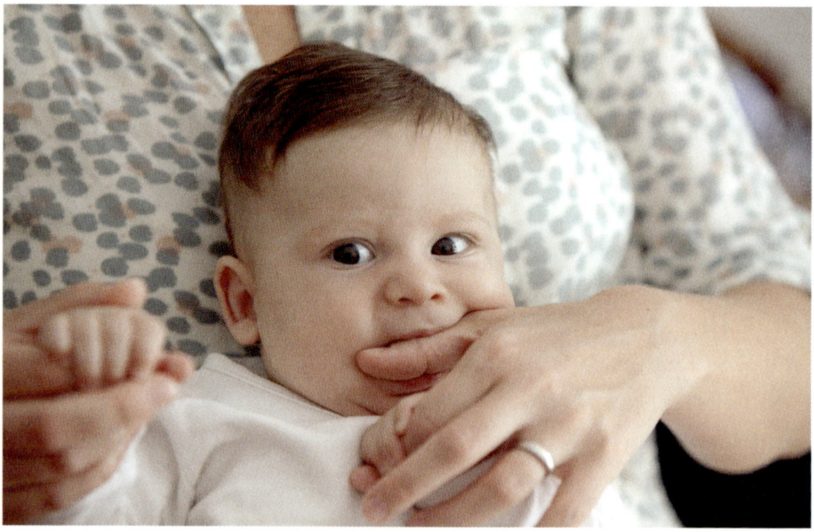

Zahnende Kinder beißen gern auch auf einem Finger herum

irgendwie, sie an die Brust zu bekommen, aber ich hatte Angst vor einem weiteren Biss. In meiner Not kaufte ich als Schutz für die Warze ein Stillhütchen. Zudem befolgte ich auch den Rat der Stillgruppe, Ann-Kathrin etwas Hartes zu geben, damit sie ihr schmerzendes Zahnfleisch an einer Brotkruste oder Ähnlichem ›wetzen‹ konnte und nicht an meiner Brust. Als ich Ann-Kathrin am Abend mit Stillhütchen anlegen wollte, schnappte sie nach meiner Brust, schmeckte das Silikonhütchen, schaute mich entsetzt an und fing an zu weinen. Keine Frage – das passte ihr nicht! Ich war verunsichert, aber nahm schließlich meinen ganzen Mut zusammen und sagte zu ihr: ›Also gut! Ich lass das Ding weg. Aber beiße mich nicht mehr, sonst muss es sofort wieder dran!‹ Das hat gewirkt.«

»Die Schulmedizin verneint einen Zusammenhang zwischen Durchfall, Wundsein, Fieber und dem Durchbruch von Zähnen«, sagte mein Kinderarzt. »Doch«, fügte er schmunzelnd hinzu, »meine beiden kleinen Söhne haben mich inzwischen auch eines Besseren belehrt.« Zwei Tage später waren Kerrys erste Zähne da. Wochenlanges Sabbern war ihrem Erscheinen vorausgegangen und hatte mich schließlich zum Kinderarzt geführt. Außerdem hatte Kerry immer mal wieder Probleme mit dem Stillen gehabt.

Anscheinend wird das Saugen beim Zahnen manchmal so schmerzhaft, dass Babys aufgrund dessen an der Brust streiken und nicht mehr trinken wollen. Sie packen zwar anfänglich zu, weil sie Hunger haben, geben aber sehr bald weinend wieder auf, weil es zu wehtut. Und zunächst ist nicht erkennbar, was los ist, weil der erste Zahn noch nicht sichtbar ist.

Wenn das Baby zahnt

Das Herumkauen auf einem *gekühlten Beißring* oder auf einer schmerzstillenden und entzündungshemmenden *Veilchenwurzel* (Iridis rhizoma) lindern den Schmerz. Einen Tropfen eines Mittels aus der Bach-Blüten-Therapie – Walnut – kannst du pur auf den Gaumen deines Babys geben. Bei zahnenden Kindern können je nach Symptomen und Modalität der Beschwerden auch die homöopathischen Mittel Chamomilla, Silicea, Calcium Carbonicum oder Calcium Phosphoricum eingesetzt werden. Chamomilla ist auch Bestandteil der pflanzlichen Viburcol-Zäpfchen oder Osanit-Kügelchen für zahnende Kinder.

Zahnende Babys werden nachts meistens wieder häufiger wach, trinken aber im Halbschlaf oft am besten. Das Wichtigste und Schwierigste ist, zu erkennen, wo das Problem liegt. Denke immer daran, dass es vergeht, wenn der Zahn endlich da ist.

Das Kleinkind an der Brust

In dem Maße, in dem das älter werdende Kind feste Nahrung zu sich nimmt geht die Milch zurück. Der Milchspendereflex ist nicht mehr so leicht auszulösen, und es bedarf einer Kraftanstrengung seitens des Babys, die Milch zum Fließen zu bringen. Aus einer Tasse zu trinken geht schneller und müheloser, so dass manche Kinder gegen Ende des ersten Lebensjahres zugunsten des Trinkens aus der Tasse ihr Interesse an der Brust verlieren.

Andere Babys aber beginnen zu diesem Zeitpunkt erst recht, die Brust zu entdecken und ihre kuschelige Nähe und Wärme zu schätzen.

Jedes Kind hat sein eigenes Entwicklungsmuster: Ab und zu gibt es Babys, die mit sieben Monaten den ersten Schritt machen, während einige wenige erst mit 1 1/2 Jahren laufen. Manche bekommen mit vier Monaten ihren ersten Zahn, während andere mit einem Jahr immer noch darauf warten. Genauso ist es mit dem Stillen: Einige Kinder geben die Brust gegen Ende des ersten Lebensjahres auf, während andere Jahre brauchen, um ihr Saugbedürfnis zu befriedigen.

»Bei meinem ersten Kind war ich noch nicht genügend in meiner Haltung gefestigt, um mich von meiner Umgebung nicht zum unzeitigen

Abstillen verlocken zu lassen. Als unsere Tochter ein Jahr alt war, bekam sie eine Infektion mit ungewöhnlichen Bakterien, gegen die es nur intravenös zu verabreichende Medikamente gab. Nach zweitägigen Versuchen, ambulant zu spritzen, kam sie in einen Schockzustand, und unsere Ärztin weigerte sich, sie in der Praxis weiterzubehandeln. Sie musste drei Wochen in die Klinik, was damals vollkommene Trennung von den Eltern bedeutete. Wahrscheinlich wäre sie von der Krankheit verschont geblieben, wenn ich sie da noch gestillt hätte.«

Ein Bedürfnis, das gestillt wird, verschwindet von selbst, wenn die Zeit reif ist.

Ideal wäre es, die individuelle Entwicklung des Kindes zu respektieren und nichts zu erzwingen. Wenn wir ihm die Möglichkeit geben, sich in seinem Tempo zu entwickeln, und seinen Wunsch nach Liebe und Nähe erfüllen, wird es dadurch nicht abhängig (wie manche fürchten), sondern es kann sich zu einem gesunden, selbstständigen und offenen Menschen entwickeln. Das gilt auch für den individuellen Zeitpunkt des Abstillens.

Gerade zu einer Zeit, in der Babys durch Krabbeln, Laufen, Stürzen, Alles-in-den-Mund-Nehmen gehäuft mit fremden Bakterien in Berührung kommen, dürfen wir den physiologischen Vorteil des Stillens in Form von Infektionsschutz nicht unterbewerten!

Trost an der Brust suchen

Stillen von Hunger und Durst ist bei einem einjährigen Kind ein untergeordnetes Bedürfnis. Ein Kleinkind sucht die Brust,

- wenn es Angst hat;
- wenn es sich wehgetan hat;
- wenn es von den vielen neuen Eindrücken so aufgedreht ist, dass es nicht zur Ruhe kommen kann;

- wenn es sich übernommen hat und Rückversicherung braucht, dass die Mutter noch da ist;
- wenn es krank ist;
- wenn es Zuwendung braucht.

Ein einjähriges oder älteres Kind ist schon eine kleine Persönlichkeit und lässt uns in einem sehr bestimmten Ton wissen, was es will. Es beginnt seinen Wunsch nach Milch zu verbalisieren (»Mimi«, »Nana«). Wenn wir unser Kind im Arm halten und es trinken will, windet es sich so lange, bis es auf Brusthöhe ist, und zerrt an unseren Kleidern, und wenn wir ausgezogen sind, stürzt es sich auf die Brust. Während es auf der einen Seite trinkt, hält es die andere Brust in seinen Händen, so als ob es Angst hätte, sie könne ihm inzwischen abhanden kommen. Vor dem Trinken betastet es beide Seiten, um zu sehen, wo mehr Milch ist, und wenn es eine Seite leer getrunken hat, wirft es sich entschieden auf die andere. Allmählich lernt es aber auch zu warten, wenn wir sagen: »Nein, jetzt geht es nicht. Später.«

Die offensichtliche Lust und Sinnlichkeit, mit der das Kind jetzt trinkt, kann bei unserer Umgebung verschiedenste Reaktionen auslösen. Obwohl die durchschnittliche Stilldauer weltweit bei 4,2 Jahren liegt, ist in unserer Kultur der Anblick eines Kleinkindes an der Brust immer noch ungewohnt und vielen Leuten peinlich. Bei uns stillten Anfang des 20. Jahrhunderts noch 58 Prozent der Frauen nach einem Jahr. Doch während in den 1980er-Jahren 90 Prozent der Babys nach einem Monat schon abgestillt waren, hat seither der Prozentsatz der Frauen, die mit einem halben Jahr noch voll stillen, wieder deutlich zugenommen. Diese steigende Tendenz ist sicherlich ein Resultat unserer Erkenntnisse über die unglaublichen Vorteile des Stillens und des gemeinsamen Einsatzes vieler Personen und Stellen.

Wenn also deine Umgebung sich aufregt (»Du wirst schon sehen, was für ein verwöhntes Mamakind du dir da heranziehst«) oder sich darüber empört, dass du eine solche intime, lustvolle Beziehung zu deinem Kind eingehst – mach dir nichts daraus. Wahrscheinlich ist es der pure Neid. Vielleicht hatten jene Zeitgenossen selbst nicht das

Glück, als Kind lange gestillt worden zu sein … Die Natur hat es so eingerichtet, dass das Stillen Mutter und Kind Lust bereitet. Warum sollten wir uns dessen schämen, anstatt es zu genießen und uns zu freuen, dass es so ist. Die inzwischen leider verstorbene amerikanische Verhaltensforscherin Professor Niles Newton sagte einmal in einem Artikel in der Zeitschrift *Psychology Today* dazu:

»Das Überleben der menschlichen Rasse, lange bevor der Begriff der Pflichterfüllung geprägt wurde, hing von der Freude ab, die zwei freiwillige Handlungen – der Geschlechtsverkehr und das Stillen – brachten. Wären diese Handlungen nicht so lustvoll gewesen, um zur Wiederholung anzuregen, so wäre die Menschheit längst ausgestorben.«

10

Die Still-beziehung geht zu Ende

Das Leben fordert uns heraus, uns ständig weiterzuentwickeln … immer wieder loslassen, den nächsten Schritt tun! Uns weiterentwickeln zu wollen, ist Teil des uns mitgegebenen »Programms«. Schon bei unserer Geburt geben wir in der Regel auch selbst den Anstoß dazu, nun endlich zur Welt zu kommen. An den Übergängen zu neuen Entwicklungsschritten ist Freude und Neugier auf die nun beginnende Zeit oft gepaart mit Trauer über das, was wir hinter uns lassen … Und doch: Irgendetwas in uns drängt uns nach vorn!

Auch die Stillbeziehung ist eine Entwicklungsphase, die früher oder später zu Ende geht. Aber wann? Und wie? Diese Frage scheint die Gemüter immer wieder sehr zu bewegen. Doch patente Antworten darauf gibt es nicht. Vielleicht sollten wir uns selbst einmal einige Fragen stellen, um uns unsere Haltung und Einstellung in Bezug auf das Beenden der Stillbeziehung bewusst zu machen:

- Welche Meinung dazu hatte ich, bevor mein Kind geboren war?
- Wie ist sie entstanden? War es meine Meinung oder habe ich Werte von anderen Menschen übernommen?
- Auf welchem Weltbild basiert sie?
- Was ist meine Meinung jetzt? Wie hat sie sich eventuell im Zusammenleben mit meinem Kind gewandelt? Was ist/war der Anlass zur Veränderung? Wer ist/war mir Modell dafür?
- Will ich eigentlich abstillen und schaffe es nicht? Wenn ja, warum nicht?
- Oder will ich eigentlich noch stillen und habe Schwierigkeiten, dem Druck von anderen standzuhalten, die mich zum Abstillen drängen wollen?
- Wie viel kann ich noch freizügig geben, und wo fühle ich mich überfordert und übertrage dann vielleicht den Druck unbewusst auf mein Kind?
- Wie viel Unterstützung habe ich, meine Entscheidung so oder so umzusetzen?
- Wie klar kann ich mich entscheiden? Wie viel innere Hindernisse gibt es? Wie viel äußere?
- Habe ich vielleicht beschlossen, dass mein Kind sich selbst ent-

wöhnen darf, habe jedoch in meinem Inneren einen bestimmten Zeitpunkt als maximale Begrenzung gesetzt?
- Wo ist mein Kind in seiner Entwicklung jetzt? Was braucht es? Was bedeutet ihm die Brust? Wie sehr braucht es sie noch?
- Ist mein Kind »satt« geworden? Ist es bereit zu neuen Schritten?
- Wie fühle ich mich bei dem Gedanken, nicht mehr zu stillen? Wie sehr brauche ich mein Kind? Bin ich bereit für eine neue Lebensphase mit ihm?
- Bin ich erleichtert bei dem Gedanken an das Ende der Stillbeziehung? Sehne ich es herbei oder macht es mich traurig? Oder beides?
- Kann ich zulassen, dass mein Kind sich von mir löst?

Die beste Basis für jede weitere Entwicklung ist, wenn die vorherige Stufe befriedigend – gelungen – war, wenn wenig Bedauern über Ungelebtes zurückbleibt und wir den neuen Schritt dann machen können, wenn die Zeit reif dafür ist. Ein gestilltes Bedürfnis hinterlässt das Gefühl von »Satt-Sein« und Zufriedenheit. Im Falle der Stillbeziehung geht es um zwei Menschen zugleich, wobei die Bedürfnisse von beiden wichtig sind. Doch die Bedürfnisse und der rechte Zeitpunkt des einen decken sich oft nicht mit denen des anderen – ein Grundkonflikt unseres Menschseins und unseres Zusammenlebens in all unseren Beziehungen … Nicht einfach! Der Umgang damit kann uns reifen lassen.

Wenn dein Kind über eine von dir unbewusst gesetzte Grenze hinaus gestillt werden möchte, können bei dir Ungeduld und Unwille entstehen. Das ist normal. Manchmal können wir eigene Grenzen überwinden, manchmal geht es nicht. Wir sind doch allzu menschlich. Wenn du unentschlossen bist, können dich möglicherweise Bach-Blüten (siehe Abschnitt »Die Bach-Blüten-Therapie« in Kapitel 14) in deinen eigenen Prozessen unterstützen.

Bist du nach Erwägung aller Tatsachen zu dem festen Entschluss gekommen, dass es in deiner Situation an der Zeit ist, die Stillbeziehung zu beenden, dann tu dies mit innerer Klarheit und ohne Schuldgefühle in dem Wissen, dass für dein Kind selbst einige Tage, Wochen oder die Monate des Stillens wertvoll waren.

Vielleicht hast du alles versucht und jede greifbare Hilfe in Anspruch genommen. Trotzdem ist aufgrund von Stillproblemen oder anhaltenden Schmerzen keine entspannte Stillzeit möglich. Manchmal kann das Abstillen dann der Weg sein, der es dir erst ermöglicht, die Babyzeit wieder genießen zu können. Doch gerade wenn du dich von Anfang an auf das Stillen eingestellt und gefreut hast, ist der vorzeitige Abschied von der Stillzeit sicherlich nicht leicht und auch traurig für dich. Doch niemand hat an dieser Stelle versagt oder etwas falsch gemacht. Das gilt besonders auch dann, wenn du erst später erfahren hast, welche Optionen und Unterstützungsmöglichkeiten es vielleicht noch gegeben hätte. Zum individuellen Zeitpunkt wusstest du es nicht besser. Darum sind Schuldgefühle falsch an dieser Stelle. Ein möglicher Abschiedsschmerz vom Stillen ist aber völlig in Ordnung. Lass dir diesen auch nicht ausreden von Menschen, die meinen, dass das doch alles nicht so schlimm wäre. Das gilt natürlich auch umgekehrt, wenn du merkst, dass es dir nach dem Abstillen eigentlich viel besser geht und es für euch vielleicht der passendere Weg ist. Das Leben nimmt an vielen Stellen einen anderen Lauf, als wir es geplant haben. Nimm dir ruhig genug Zeit, den alten Plan loszulassen und dich auf etwas Neues einzulassen.

Beenden der Stillzeit im Einvernehmen von Mutter und Kind: die natürliche Lösung

Ideal und unproblematisch ist es natürlich, wenn beide gleichzeitig in innerem Einvernehmen miteinander das Bedürfnis haben, die Stillzeit zu beenden. Wenn du gewillt bist, dein Kind zu stillen, bis es sich von selbst entwöhnt, dann sei dir im Klaren darüber, dass die Stillzeit vielleicht nur neun Monate dauert, unter Umständen jedoch viel, viel länger … Es gibt natürliche Entwicklungsstufen, mit denen das

Abstillen zusammenfallen kann. Achte auf die Signale deines Kindes und respektiere sie, auch wenn du selbst diese liebe Gewohnheit noch nicht unbedingt aufgeben magst. Durch Achtung und Respekt gegenüber dem Rhythmus des Kindes bildet sich bei ihm ein stabiles Selbstgefühl und Vertrauen in das innere Wissen heraus.

»Kerry entwöhnte sich einen Tag vor seinem ersten Geburtstag selbst. Als Letztes hatte er seine Einschlafstillzeit beibehalten. Eines Abends hörte er nach kurzer Zeit an der Brust mit dem Trinken auf, aber irgendwie hatte ich das Gefühl, es fehle ihm noch etwas. Ich holte eine Tasse Saft, die er mir förmlich aus der Hand riss und komplett leer trank. Daraufhin schien er zufrieden. Am folgenden Abend wiederholte sich dasselbe Spiel, bis ich ihm an einem der nächsten Abende etwas aus der Tasse zu trinken gab, ohne ihn vorher an die Brust zu legen. Er schlief ohne Weiteres ein. Als ich es zwei Tage später mit dem Stillen nochmals probieren wollte, zeigte er kein Interesse mehr. Es schien sogar, als ob er mit der Brustwarze gar nichts mehr anfangen könne. Mein Sohn hatte sich entwöhnt.

Jetzt ist er erwachsen, und mir fällt auf, dass er bei jedem Übergang zu einer neuen Lebensstufe mit absoluter Sicherheit weiß, wann der richtige Zeitpunkt zum Beenden des Alten gekommen und wann er bereit und reif für das Neue ist.«

Eine Mutter, deren Kind sich sehr spät für feste Nahrung interessierte, dann aber bei Tisch fest zugriff und rasch die Stillmahlzeiten reduzierte, um sich mit 16 Monaten abzustillen, berichtet Ähnliches:

»Es war für uns beide eine sehr befriedigende und schöne Stillzeit und ein angenehmer Abschluss zur rechten Zeit für beide Seiten. Dadurch, dass Konrad selbstbestimmt essen lernte, isst er auch heute noch gern und hat ein gutes Gefühl dafür, was und wie viel er braucht.«

Du stillst dein Kind ab

Nach der Ablösung durch die Geburt ist das Abstillen der nächste große Trennungsschritt, der auf das Entstehen des Grundvertrauens großen Einfluss hat. Je schonender dieser Schritt gelingt, besonders bei frühem Abstillen, umso besser. Lass dich von dem Motto der La Leche Liga leiten: »Allmählich … und mit viel Liebe.«

Sofern du nicht aufgrund einer Notsituation sehr plötzlich abstillen musst, gehe es zu einer Zeit an, in der es möglichst keine anderen großen Belastungen gibt. Wenn dein Kind krank ist oder zahnt oder gerade geimpft wurde, wird es schlechter mit zusätzlichen Frustrationen fertig. In solchen Zeiten bringt das Saugen seinem angespannten Körper Entspannung – denn das Saugen harmonisiert den Atem, lässt den Körper durchlässiger werden und fördert somit seine Selbstheilungskräfte.

> Dein Baby braucht viel körperliche Nähe, um diesen Schritt zu schaffen.

Je länger du dir für das Abstillen Zeit nehmen kannst, umso besser – besser für das Baby und besser für dich: So kann sich deine Brust schrittweise mit der Zeit zurückbilden, die noch vorhandene Milch wird vom Körper resorbiert. Und der Verdauungstrakt des Kindes stellt sich allmählich auf die neue Nahrung um.

Wenn du dein Kind in den frühen Lebenswochen abstillen willst, ersetze zunächst eine Brustmahlzeit durch eine Flaschenfütterung, und warte mindestens eine Woche (besser noch länger), bis du bei einer weiteren Mahlzeit die Brust mit der Flasche vertauschst (siehe auch Literatur »Stillen und Ernährung«). Ist dein Baby bereits über vier Monate alt und weist schon alle entsprechenden Beikostreifezeichen auf, kannst du ihm statt Flaschennahrung allmählich auch feste Nahrung geben, die weiterhin noch durch Muttermilch ergänzt wird. Nach und nach werden feste Nahrung und Getränke die Muttermilch ersetzen. Wenn du aber vor dem ersten Geburtstag schon komplett abgestillt hast, braucht dein Baby in der Regel noch neben der Beikost zusätzlich eine Flaschennahrung.

Beim Abstillen im ersten Jahr ist es notwendig, auf Flasche umzustellen, um das Saugbedürfnis des Kindes zu befriedigen. Dein Kind braucht ausreichend Sauggelegenheit bis in das dritte Lebensjahr hinein. Manche Babys sind mit der Flasche einverstanden, anderen gefällt der Gummisauger im Mund gar nicht. Wähle einen möglichst weichen und flexiblen Sauger. Barbara lässt uns teilhaben an dem Abstillprozess ihres älteren Babys:

»Sechs Monate stillte ich Valentin voll. Bis zum neunten Monat stillte ich ihn dreimal am Tag zusätzlich zu der festen Nahrung, die er nun bekam. Mit einem Jahr war er entwöhnt, und ich hatte nicht den Eindruck, dass er die Brust sehr vermisste (in den ersten paar Tagen schon, aber das legte sich sehr schnell).

Da das Abstillen in einer Phase stark zunehmender motorischer Aktivität stattfand, fiel es mir selbst auch nicht so schwer, denn Valentin veränderte sich so stark, dass ich mir kurze Zeit nach dem Abstillen gar nicht mehr vorstellen konnte, dass dieses quirlige, überall herumsausende Etwas 20 Minuten ruhig in meinen Armen liegen könnte.

Nachdem ich Valentin abgestillt hatte, hatte er Schwierigkeiten, mich im Bikini oder nackt zu sehen, weil er dies als Möglichkeit zu trinken missverstand. Also habe ich das vermieden, und nach ungefähr einer Woche reagierte er nicht mehr.

Außerdem habe ich ihn morgens nicht mit ins Bett genommen (wo er früher immer gestillt worden war). Sein ›richtiges‹ Frühstück nahm er dann mit viel Eifer ein. Gewisse Entzugserscheinungen zeigten sich darin, dass er, was er vorher nicht getan hatte, am Wickeltisch den Daumen nahm und sich sehr zärtlichkeitsbedürftig zeigte, zum Beispiel lange auf dem Arm getragen werden wollte. Aber auch das legte sich nach einiger Zeit.«

Ein plötzlich notwendig werdender Klinikaufenthalt für Mutter oder Baby braucht kein Grund zum Abstillen zu sein. Sofern die Situation

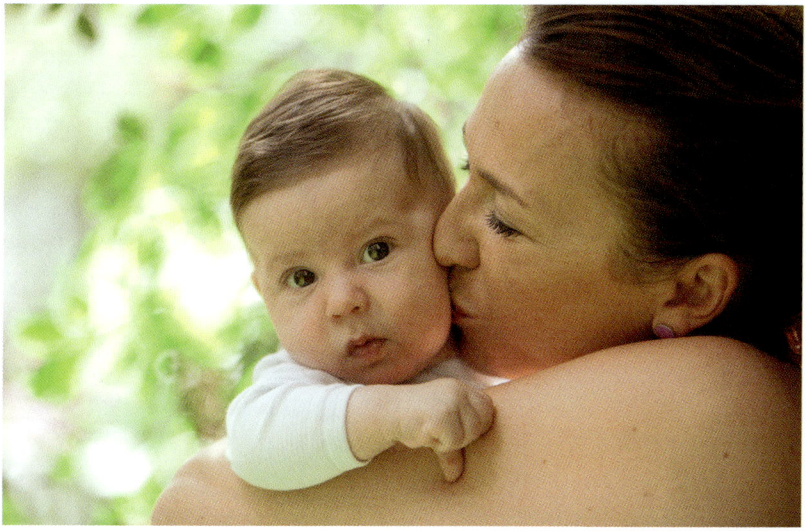

Auch ohne Stillen ist liebevoller Körperkontakt eine Wohltat

es erlaubt, strebe eine gemeinsame Unterbringung an – denn im ersten Lebensjahr, am besten sogar in den ersten drei Lebensjahren, solltet ihr beiden nicht länger getrennt werden.

Doch gibt es Situationen, zum Beispiel seltene medizinische Gründe, in denen ein abruptes Abstillen nicht zu vermeiden ist. Bei manchen Babys kann dies regelrecht zu depressiven Reaktionen führen, und auch für manche Mutter ist dies ein tiefes Trauma. Zu dem seelischen Trauma trägt eine körperliche Reaktion – verursacht durch den plötzlichen Abfall der Stillhormone, die zu Wohlbefinden beitragen – ihr Übriges bei. Da kann – falls möglich – besonders intensive körperliche Nähe einen Ausgleich bringen.

Die üblicherweise für abruptes Abstillen eingesetzten Medikamente sind nicht ungefährlich (in den USA wurden sie sogar ganz vom Markt genommen) und wirken nach zwei- bis dreimonatigem Stillen oft noch nicht einmal. Deshalb sind natürliche Mittel ratsam:

- Das Trinken von drei Tassen Salbeitee bei ansonsten reduzierter Flüssigkeitszufuhr (einen halben Liter pro Tag, außer bei Fieber)

lässt die Milch zurückgehen. (Gib einen Teelöffel Salbeiblätter in eine Tasse kochendes Wasser und lass dies zehn bis 15 Minuten lang ziehen, bevor du die Flüssigkeit abgießt.)
- Auch starker Pfefferminztee hat sich als hilfreich erwiesen.
- Aromatherapeutische Anwendungen (siehe Abschnitt »Aromatherapie« im Kapitel 14) können ebenfalls helfen.
- Das durchgehende Tragen eines BHs auch in der Nacht kann hilfreich sein.

Um ein Anschwellen der Brust und Schmerzen durch angestaute Milch zu vermeiden, streiche jeweils gerade so viel Milch aus, dass das Druckgefühl verschwindet. Denke daran, die Brust nicht leer pumpen zu wollen, da sonst die Milchproduktion ja wieder angeregt wird! Wenn die Brust spannt, kühle sie mit Eis- oder Quarkpackungen (15 bis 20 Minuten lang – Eis nicht direkt auf die Brust), oder »trage« gekühlte Kohlblätter in deinem BH rund um die Uhr. Achte gut auf deine Brust und dein Allgemeinbefinden, um Anzeichen für einen möglichen Milchstau frühzeitig zu erkennen. Nach und nach wird dein Körper die nicht abgerufene Milch resorbieren.

Dein Kind stillt sich ab

Manchmal kommt es vor, dass ein Kind von einem Tag auf den anderen die Brust nicht mehr will – und das war's dann! Dies kann nicht nur Trauer auslösen, sondern für eine Mutter, je nach vorhergehender Stillhäufigkeit, körperlich auch sehr unangenehm sein. Wenn dein Baby altersmäßig eigentlich noch gar nicht »abstillreif« ist, versuche zu ergründen, woran sein Trinkunwille liegen mag (siehe »Dein Kind streikt«). Wenn es jedoch alt genug zum Abstillen ist und dies in der Tat den Abschied von der Brust bedeutet, dann respektiere seinen Entschluss. Dein Körper braucht nun Hilfe, sich auf die abrupte Veränderung einzustellen (s.o.). Wenn du traurig bist, gib deiner Trauer Raum. Lass ruhig die Tränen laufen und halte sie nicht zurück. Tränen sind heilend und Balsam für die Seele. Auch Schreiben kann dir helfen, Abschied zu nehmen.

Ich will noch weiterstillen, aber der Druck von außen nimmt zu

Wenn einer der beiden »Partner« nicht mehr will, ist der Zeitpunkt gekommen, die Stillbeziehung zu beenden. Solange du und dein Kind jedoch Freude am Stillen habt, dein Baby die Geborgenheit an der Brust anscheinend noch braucht und du innerlich bereit dazu bist, sie ihm zu geben, lass dich von deiner Umgebung nicht verunsichern und davon abbringen. Wenn dein Kind noch an dir hängt, ist dies Grund genug, es weiter zu stillen.

Höre nicht auf andere, die dich vorwurfsvoll vom Gegenteil überzeugen wollen, nämlich dass es deshalb an dir hängt, *weil* du es immer noch stillst! Die Bedürfnisse eines Kindes achten ist nicht zu verwechseln mit Überbemuttern, was wirklich zu Unfreiheit führt.

»Mein Sohn Tobias sollte so lange an der Brust trinken können, wie er wollte, 1 1/2 Jahre etwa … Als es so weit war, dachte er gar nicht daran aufzuhören, sondern begann häufiger nach der Brust zu verlangen als zuvor. Ich getraute mich gar nicht, meinen Freunden zu erzählen, dass ich Tobias noch stille, und wich ihren Fragen aus, ob und wann er abgestillt sei. Tobias hing sehr an mir, und dies bereitete meinem Mann große Schwierigkeiten. Gottlob konnten wir darüber sprechen und auch mit der Zeit eine Lösung finden. Ich begann daran zu zweifeln, dass mein Sohn sich je selbst entwöhnen würde und ob dieser Weg richtig sei.

Sein Klammern, kurz bevor er zwei Jahre alt wurde, und seine Aggressionen hielt ich für eine Folge des Stillens, bis mir auffiel, dass gleichaltrige, nicht gestillte Kinder von Freunden ähnliche Phasen durchmachten. Es half mir, mit anderen Müttern gestillter Kleinkinder

Kontakt aufzunehmen und Rückversicherung zu bekommen. Es war gar nicht leicht. Tobias entwöhnte sich dann selbst mit knapp drei Jahren. Im Nachhinein weiß ich ganz sicher, dass es richtig war, auf seine Bedürfnisse einzugehen und ihm Zeit zu lassen, sich in seinem Tempo von mir zu lösen.«

Wenn es dir schwerfällt, dem Druck von außen allein standzuhalten, dann hole dir gegebenenfalls Unterstützung bei Stillgruppen-Treffen und von anderen stillenden Frauen.

Wenn langes Stillen Schwierigkeiten in der Partnerschaft bereitet

Bei unseren Entscheidungen müssen wir immer das ganze Bild anschauen und die gesamte Familienkonstellation berücksichtigen. Denn um für ihr Baby da sein zu können, braucht eine Frau den Rückhalt ihres Partners. Ein Konflikt innerhalb des Dreiecks Mutter – Vater – Kind kann die Stillbeziehung sehr belasten und zusätzliche Kraft kosten.

»Beim ersten Kind hatte es mit dem Stillen nicht geklappt. Ich freute mich darüber, mein zweites Kind stillen zu können, und wollte es selbst den Zeitpunkt bestimmen lassen, wann es genug hat. Rein verstandesmäßig hatte ich den Zeitraum jedoch eingegrenzt auf maximal ein Jahr. Lenas erster Geburtstag kam heran, und sie dachte ganz offensichtlich noch längst nicht ans Abstillen. ›Na ja‹, dachte ich. Im Innersten war ich froh darum, denn auch ich genoss diese Momente inniger Zweisamkeit.

Die Zeit verging, und Lena saugte mit immer größer werdender Wonne an meiner Brust. Sie war ein unkompliziertes, fröhliches Kind voller Selbstsicherheit. Obwohl ich einerseits das Stillen immer noch schön fand, hatte ich allmählich Schwierigkeiten, mich der Kritik meines Bekanntenkreises und der Warnung meines Arztes zu verschließen.

Am meisten belastete es mich jedoch, dass mein Mann sich gegen mich wendete und verlangte, dass ich aufhören solle. Des lieben Familienfriedens wegen wollte ich nachgeben, entgegen meinen eigenen Gefühlen, die mir sagten, dass mein Kind mich noch brauchte. Ich fühlte mich innerlich sehr zerrissen. Lena verweigerte die Flasche, die ich ihr geben wollte, und verlangte herzzerreißend nach ihrer ›Mimi‹. Einige Male widerstand ich und fühlte mich dabei wie eine Rabenmutter. Je mehr ich Lena die Brust verweigerte, desto versessener schien sie darauf zu sein. Sie war sich meiner nicht mehr sicher.«

Eine solche Situation, in der jeder in der Familie aus dem Lot gerät, kann oft vermieden werden, indem ihr rechtzeitig darüber sprecht. Der Grund für die Abwehrhaltung deines Mannes kann in der durch unsere Kultur vermittelten irrationalen Angst liegen, man könnte das Kind verwöhnen. Häufiger aber noch ist der Partner einfach eifersüchtig: eifersüchtig darauf, dass er dich nicht mehr ganz allein für sich beanspruchen darf, und darauf, dass du über lange Zeit einen eindeutigen Pluspunkt bei eurem Kind hast, weil du es mit deiner Brust ernähren und trösten kannst. In der Stillberatung haben sich oft Stillschwierigkeiten als Beziehungsschwierigkeiten zwischen den Eltern herauskristallisiert.

Die Partnerschaft nicht vergessen

Die Beziehung zwischen Mutter und Baby ist ungeheuer wichtig, aber darüber darf die Paarbeziehung nicht über Gebühr vernachlässigt werden. Im Heranwachsen des Kindes ist gerade die positive Beziehung der Eltern untereinander Basis für die gesunde Entwicklung des Kindes.

Deshalb messt auch der Partnerschaft unbedingt Wichtigkeit zu. Versucht, offen und ehrlich miteinander zu sein, auch wenn es euch peinlich sein mag, dass ihr manchmal sehr kindlich reagiert. Nicht zuletzt erinnert uns das Stillen auch daran, wie wir selbst gestillt (oder auch

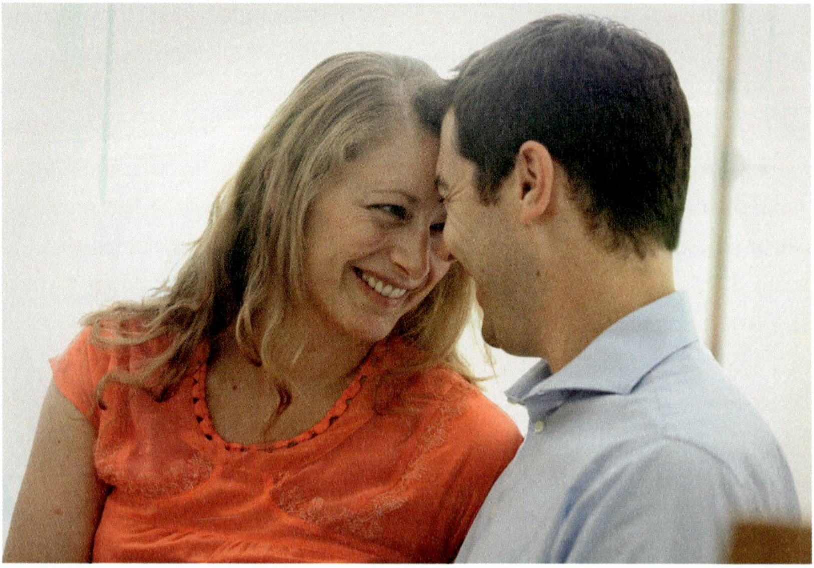

Die Paarbeziehung braucht weiterhin liebevolle Aufmerksamkeit

nicht gestillt) worden sind. Aus dieser Zeit können sehr frühe, unbewusste und vielleicht sehr schmerzliche Gefühle stammen, die jetzt wieder hochkommen, ohne dass wir recht wissen, woher und warum. Wagt es, euer Herz einander zu öffnen. In Kapitel 6 können Väter Hilfe für solch ein Gespräch finden.

Als Mutter kannst du dich einmal fragen:

- Fühlt sich mein Mann von mir zurückgesetzt oder im Nachteil gegenüber unserem Kind?
- Ist er wirklich eifersüchtig?
- Wie viel großzügige Zuwendung, Nähe und Liebe hat er (oder hat er nicht) in seinem Heranwachsen erfahren?
- »Beglucke« ich vielleicht wirklich unser Baby zu sehr, so dass seine Einwände berechtigt sind?
- Wenn ja, woher stammt das? Könnte es möglicherweise eine Überreaktion auf einen Mangel aus meiner eigenen Kindheit sein?
- Gibt es noch »Zeit für unsere Liebe«, Zeiten, in denen nur wir

beide zusammen sind? Wenn nicht, wie können wir Freiräume für unsere Paarbeziehung schaffen?

Oft ist es zunächst leichter, Konflikten auszuweichen und seine Energien in andere Bahnen zu lenken. Doch langfristig zahlt sich das nicht aus. Zu viel Energie wird im Verdrängen von Problemen festgehalten, und Reaktionen brechen dann doch irgendwann, meistens an unpassender Stelle und in unpassender Form heraus, was der Beziehung schadet. Kehrt deshalb Schwierigkeiten nicht unter den Teppich, sondern setzt euch mutig und konstruktiv damit auseinander. Nehmt sie als Chance, eure Beziehung für die Zukunft in positive Bahnen zu lenken.

Wenn ihr es alleine nicht schafft und der Konflikt eure Partnerschaft ins Wanken bringt, zögert nicht, euch Hilfe von außen zu holen – bei Menschen, die ihr als weise und besonnen erachtet und denen ihr vertraut, bei einer Erziehungs- oder Lebensberatungsstelle, bei qualifizierten PaartherapeutInnen oder in einer Gruppe.

Ich will oder muss mit dem Stillen aufhören – aber mein Kind mag nicht

Auch Frauen, die ursprünglich bereit waren, den Zeitpunkt des Abstillens ihrem Kind zu überlassen, können in eine Situation kommen, in der sie von sich aus die Stillbeziehung beenden wollen oder müssen.

Es ist oft nicht leicht, ein stillbegeistertes älteres Kind von der Brust zu entwöhnen. »Patentrezepte« gibt es, wie gesagt, nicht, da es beim Abstillen um die Beziehung zwischen zwei Menschen geht. Ihr müsst Wege finden, die für euch beide am besten sind – mit dem Wissen um das Temperament und die Persönlichkeit deines Kindes im Hinterkopf.

Es ist gar nicht so leicht, dich mit deinem älter werdenden Kind direkt auseinanderzusetzen. Wenn du dich entschieden hast, mit dem

Stillen aufzuhören, stehe hinter deiner Entscheidung mit Stärke, Energie und Klarheit. Wenn dein Kind deinen unweigerlichen Entschluss spürt, wirst du es leichter haben, weil es wissen wird, woran es ist. Anders jedoch, wenn du selbst hin- und hergerissen bist. Doch wichtig ist, dass deine Klarheit mit Liebe und Freundlichkeit gepaart ist, sonst kommt sie bei deinem Kind als Härte an. »Nachts war es am schwierigsten, standhaft zu bleiben«, erzählen viele Frauen.

Wenn du das Stillen beenden willst, probiere deinen Tagesablauf umzustellen. Schau, ob der Vater oder ein anderer Mensch, der deinem Baby sehr vertraut ist, sich mit ihm zu Zeiten oder in Situationen beschäftigt oder es versorgt, zu denen es sonst gestillt wurde.

Gib deinem Baby viel Nähe und Zärtlichkeit. Vermeide Situationen, die an das Stillen erinnern. Trage Kleidung, die das Stillen erschwert. Lenke es ab, halte es beschäftigt, biete ihm Dinge an, die sein Interesse fesseln. Früher oder später wird es weniger ans Stillen denken und größeres Interesse an anderen Dingen entwickeln.

Genauso wie du möglicherweise schon mit deinem Kind im Bauch gesprochen hattest und im stillen Dialog mit ihm seine Antworten erspürtest, so kannst du jetzt auch in einen »Dialog« mit ihm treten, zu einem Zeitpunkt, zu dem ihr beide ausgeglichen und fröhlich in einer Nicht-Still-Situation zusammen seid. Frag mit dem Herzen, höre und erspüre seine Antworten. Vielleicht werden sich auf diese Weise Lösungen ergeben, die dir noch gar nicht eingefallen sind. Vielleicht könnt ihr »stille Vereinbarungen« miteinander treffen. Inspiriert werden können wir dabei von dem faszinierenden Buch *Das Kind, das eine Katze sein wollte – Psychoanalytische Arbeit mit Säuglingen und Kleinkindern* (siehe Literatur). Darin beschreibt Dr. Carolin Eliacheff ihre ungeheuer erfolgreiche Arbeit mit Babys, in der sie mit ihnen redete und die Situation erklärte, und wir erkennen, dass auch in einer präverbalen Phase Verständigung über das Wort absolut möglich ist.

Eine allerletzte Lösung wäre, für ein Wochenende außer Haus zu sein, während Vater sein Kind versorgt. Wenn er einen guten Kontakt und eine tiefe Beziehung zu eurem Baby hat und sich schon vorher viel mit ihm beschäftigte, mag das gehen. Spüre aber in dich hinein, schaue dir die gesamte Situation an, so, als ob du dich über die Situation erheben könntest. Spüre nach mit dem Herzen, ob dein Kind schon eine Trennung von dir verkraften kann.

Geht das Abstillen – gewollt oder ungewollt – von dir aus, stelle dich auf mögliche starke Gefühle deines Kindes ein und gib ihm Raum für seine Trauer und seinen Schmerz. Sei ganz da mit deinem ganzen Mitgefühl. Es wird ein Weilchen verstärkte Aufmerksamkeit und Zuwendung von dir und deinem Mann brauchen, um seinen Schmerz zu überwinden. Wenn du klar in deiner Entscheidung bist und deinem Baby trotzdem einfühlsam beistehst, ohne den Entschluss zu bedauern, wird es durch diese Erfahrung wachsen. Vielleicht magst du ihm einen Brief schreiben, indem du ihm über all das erzählst, was dich in dieser Zeit bewegt hat, und diesen Brief seinem »Babybuch« beilegen.

Wenn *du* dich entwöhnen musst

Wenn in der Stillbeziehung einer vom anderen benutzt wird bzw. sich benutzt fühlt, dann ist es an der Zeit, diese zu beenden. Mancher Mutter fällt es schwer, sich aus der Symbiose mit ihrem Kind zu lösen. Wenn du das Gefühl hast, dass dies bei dir so ist, kannst du dir einmal folgende Fragen stellen:

- Ist mein Kind vielleicht Ausgleich und Ersatz für eine fehlende oder unbefriedigende Partnerbeziehung?
- Würde es mein eigenes Gleichgewicht gefährden, wenn ich die Bestrebungen meines Kindes zu Eigenständigkeit und Ablösung zulasse?
- Wertet langes Stillen mich auf?
- Messe ich die Qualität meines Mutterseins an der Stilldauer?

Stillen kann auch zu einer Art Wettbewerb werden, den Mütter auf dem Rücken ihres Kindes austragen: Wer ist die beste Mutter? In diesem Fall geht es beim Stillen nicht darum, was das Kind braucht oder will. Überbemuttern hemmt die natürliche Entwicklung des Kindes und bremst die Entfaltung seiner Lebenskraft. So wunderbar Stillen auch ist – die Brust ist nicht die Antwort auf alle kindlichen Bedürfnisse.

Und: Welche Mutter hat nicht schon einmal ihr Baby an die Brust gelegt, um es zum Schweigen zu bringen, zum Beispiel wenn sie am Telefon ist? Welche Mutter hat nicht schon einmal ihrem Kind einen Keks in die Hand gedrückt, um es abzulenken? Wir dürfen uns ruhig eingestehen, dass wir unser Baby ab und zu unserer eigenen Bequemlichkeit wegen anlegen.

Bewerte und überprüfe immer wieder die wachsenden, wechselnden Bedürfnisse deines Kindes und passe dich daran an.

»Als ich feststellte, dass ich wieder schwanger war, beschloss ich, zunächst einmal mich ›selbst zu entwöhnen‹. Das war gar nicht so einfach. Ich ließ also die Stillzeiten aus, wo ich meine Tochter gefragt hatte, ob sie trinken will. So unglaublich das klingen mag, dies reduzierte die Stillzeiten um die Hälfte. Ich sagte ihr nie, dass sie nicht trinken konnte, denn ich stillte sie nur zu meiner eigenen Bequemlichkeit nicht. Ich ging weder auf die Bitte meines Mannes ein, sie ›doch mal ein paar Minuten lang anzulegen, damit wir in Ruhe essen können‹, noch auf den Wunsch der älteren Kinder, sie zu ›stillen, damit sie aus dem Weg ist, weil sie immer beim Spielen stört‹.

Aber es machte mir Mühe. Ich trug sie viel umher, beruhigte sie, achtete darauf, dass sie die Älteren nicht störte, wenn diese Hausaufgaben machten oder ihr Lieblingsfernsehprogramm anschauten – Zeiten, zu denen ich es vorher bequem gefunden hatte, Annika zu stillen. Ich telefonierte viel weniger als vorher, und einige Wochen lang hatte ich es ziemlich schwer. Annika, das möchte ich betonen, war ganz zufrieden. Sie spielte mehr mit anderen Kindern, nahm reger am Familienleben teil und war mehr draußen, jetzt, wo sie weniger an der Brust lag.«

Den Mechanismus des Überbemutterns, des Nicht-loslassen-Könnens bei sich zu erkennen und sich einzugestehen, kann schwierig sein. Es erfordert große Ehrlichkeit und Distanz sich selbst gegenüber und auch die Fähigkeit zur Selbsterkenntnis. Überprüfe dich selbst, inwiefern du an der Stillbeziehung hängst und ob auch du frei und bereit bist, sie jederzeit aufzugeben, wann immer dein Kind dir entsprechende Signale gibt. Sprich gegebenenfalls mit einer Person darüber, die dich gut kennt und deren Meinung du schätzt.

Gehe sicher, dass die Stillzeiten nicht die einzigen Gelegenheiten sind, bei denen dein Baby dein Interesse und deine Aufmerksamkeit genießt. Die Zeiten, die du stillend mit deinem Kind verbringst, gehen ganz natürlich über in Zeiten, in denen du mit ihm spielst, singst, sprichst oder ihm vorliest. Ausgewogenheit ist der Schlüssel.

Stillen während einer weiteren Schwangerschaft

»Ich habe gerade herausgefunden, dass ich wieder schwanger bin. Ich stille aber noch. Was soll ich tun?« In der Anfangszeit der Schwangerschaft passiert recht wenig. Erst etwa sechs Wochen nach der Befruchtung geht die Milch zurück, bzw. sie bekommt eine andere Zusammensetzung. Sie ähnelt dann eher der Vormilch und ist besonders reich an Vitaminen, Mineralien und Eiweiß – einer der Gründe, warum Frauen in unterentwickelten Ländern ihre Kinder oft bis zur Ankunft des nächsten Kindes stillen, bevor diese dann mit der ärmlichen, einseitigen Erwachsenen-Kost vorlieb nehmen müssen.

»Philipp entwöhnte sich mit 13 Monaten, kurz nachdem ich schwanger wurde. Ich weiß nicht, ob es daran lag, dass die Milch ganz offensichtlich weniger wurde und ihn die Unproduktivität meiner Brust frustrierte, oder ob er den veränderten Geschmack nicht mochte.«

Viele Babys entwöhnen sich während einer weiteren Schwangerschaft von selbst, oft schmeckt ihnen die Milch nicht mehr. Das liegt an der Hormonumstellung. Häufig geht das Abstillen jedoch von der Mutter aus, die das Stillen in der zweiten Hälfte der Schwangerschaft vielleicht als ermüdend und kräftezehrend empfindet. Manche Frauen klagen über empfindliche Brustwarzen und Schmerzen in der Brust. Grundsätzlich ist es jedoch möglich, das Kleinkind während der nächsten Schwangerschaft weiterzustillen.

Tandem-Stillen

Dass nach der Geburt Neugeborenes und Kleinkind gleichzeitig an der Brust trinken, kommt immerhin so häufig vor, dass es einen Namen hat: »Tandem«-Stillen. Die gleichzeitige Versorgung eines Kleinkindes und eines Neugeborenen ist wahrscheinlich die anstrengendste Arbeit, die eine Frau je zu leisten hat – gleichgültig, ob die Kinder gestillt werden oder nicht. Manche Mutter hat ein Kind während ihrer nächsten Schwangerschaft in der Hoffnung gestillt, dass es wohl nach einiger Zeit von selbst aufhören würde. Nun bemerkt sie aber, dass dieses Kind sie mehr braucht als je zuvor, und sie spürt, dass es noch nicht bereit ist, die Brust aufzugeben.

Bei den Überlegungen, zwei Kinder auf einmal zu stillen, horche gut in dich hinein. Respektiere deine Wünsche, deine Gefühle, deine eigenen Grenzen und die deiner Familie. Deine emotionale Bereitschaft wird entscheidend dafür sein, ob du mit dieser besonderen Herausforderung klarkommst. Wenn das ältere Kind noch viel trinkt, achte besonders auf deine eigene Ernährung. Solltest du dich für das Tandem-Stillen entscheiden, sei gefasst darauf, dass du ab und zu negative Gefühle gegenüber deinem älteren Kind haben kannst. Anderen Frauen geht es genauso – du brauchst dir deshalb keine Vorwürfe zu machen. Das Neugeborene sollte beim Tandem-Stillen immer Vorrang vor dem Älteren haben.

»Ich finde es viel leichter, Lina und das Baby getrennt zu stillen. Wenn ich das Baby stille, bilden wir beide einen sehr engen, intimen Kreis. Wenn Lina zur gleichen Zeit trinken will, habe ich das Gefühl, als ob sich ein Außenseiter zwischen uns drängt. Deshalb stille ich sie beide zu verschiedenen Zeiten.«

Wenn du irgendwann das Gefühl hast, dass du dich selbst überforderst und ständig Aggressionen deinem Kleinkind gegenüber entwickelst, stille es lieber ab. Es wird dies leichter verkraften, wenn du ihm ehrlich die Brust verweigerst, als wenn es Unwillen und Ablehnung von dir spürt.

Reflexionen einer Mutter am Ende einer langen Stillzeit

Rosemary, die ihrer Tochter Brie die Zeit gelassen hatte, sich selbst in ihrem Rhythmus und Zeitplan abzustillen, schaut auf ihre Stillzeit und die dadurch gewonnenen Erkenntnisse zurück:

»Das Stillen war nicht immer so einfach gewesen. Seit Brie zwei Wochen alt war, arbeitete ich als Tagesmutter, und das bedeutete, im einen Arm Brie zu stillen und im anderen Arm ein anderes Kind mit der Flasche zu füttern. Wir stillten trotz meiner notfallmäßigen Bauchoperation, auch während meines einwöchigen Aufenthalts in der Klinik. Eine Zeit lang bestand sie so oft auf das Stillen, dass ich dachte, ich könnte meinen Pullover kein einziges Mal mehr hochheben. Später bemerkte ich, dass sie einen schlimmen Ausschlag bekommen hatte, der sie wahnsinnig juckte, so dass sie in der einzigen ihr möglichen Weise Trost suchte. Ich bin froh, dass ich die Kraft zum Durchhalten hatte, und genügend Einsicht, zu erkennen, dass sie selbst am besten wusste, was sie brauchte. Wie konnte mir das gelingen? Wie konnte ich diesem Kind das Weiterstillen erlauben, trotz der vielen Hindernisse und ob-

wohl meine Zeit und meine Energie stärker beansprucht waren als je zuvor?

Erstens lernte ich zu vertrauen. Beim dritten Kind hatte ich genug Selbstvertrauen, um die Normen einer Gesellschaft zu ignorieren, die glaubte, mein Baby besser zu kennen als ich. Ich hörte nicht mehr zu, wenn Leute sagten, mein Kind würde nie erwachsen werden, wenn ich es nicht dazu zwingen würde, mich als die Erwachsene zu akzeptieren, die das Kommando zu übernehmen hat.

Ich lernte, Brie zu vertrauen, hauptsächlich dadurch, dass ich sie unvoreingenommen beobachtete. Ich sah zu, wie sie laufen und sprechen lernte und begann, zur Toilette zu gehen. Ich bemerkte, dass sie mal groß war und eher nuckelte und sich dann fast wieder in ein Baby verwandelte und mehr saugte. Ich sah ihre Reaktion, als ich ihr erklärte, dass sie manchmal mit dem Stillen warten müsse, bis wir zu Hause seien. Und später, als sie erklärte, dass sie mit ihrem Vater zelten gehen könnte und ›ohne Stillen auskommen‹ würde.

Ich vertraute auch dem Leben. Ich war zuversichtlich, dass ich Wege finden würde, um bei ihr zu Hause zu bleiben, trotz der finanziellen Engpässe, die mich zurück in die ›Arbeitswelt‹ riefen. Ich wusste, dass ich alles hatte, was ich brauchte, um mein Kind großzuziehen und zu stillen. Ich bezweifelte nicht, dass ich in meinem Mutterdasein wachsen und wir gemeinsam die Schwierigkeiten meistern würden.

Außerdem war ich nach vielen Jahren des Stillens zum ersten Mal in der Lage, das Heitere und Witzige der ganzen Angelegenheit zu sehen. Wenn Leute überrascht waren, dass ich immer noch stillte, konnte ich zugeben, dass ich eigentlich nicht erwartet hatte, mit einem Kind darüber zu sprechen, ›wann es aufhören wolle‹. Ich konnte kichernd erklären, dass ich vielleicht mit ihm zum College gehen müsse. Ich konnte lachen, als bei der BH-Anprobe in der Umkleidekabine meine Tochter begeistert ausrief: ›Da nuckel ich immer dran.‹

Kurzum, ich brauchte meine Haltung nicht mehr zu erklären. Ich brauchte die anderen nicht mehr aufzuklären über Abhängigkeit und Unabhängigkeit und Gründe und Vorteile. Mit der Freiheit, einfach durch dieses Leben zu wandern und das zu tun, was vom Gefühl her richtig war, kämpfte ich nicht länger gegen mich selbst. Diesmal habe ich zum ersten Mal ein wirklich vom Kind gestaltetes Abstillen erlebt, und ich fühle mich zufrieden und ausgefüllt. Ich habe eine Aufgabe gut erledigt, sie ganz abgeschlossen. Was ich dabei gelernt habe, wird mir nicht nur in den kommenden Jahren beim Großziehen der Kinder zugutekommen, sondern mein ganzes Leben lang.«

Veränderungen der Brust nach der Stillzeit

Die Brust macht durch eine Schwangerschaft und im Verlauf der Stillzeit große Veränderungen durch. Viele Frauen (insbesondere die, die bereits vorher eine große Oberweite hatten) fürchten, dass ihre Brust durch das Stillen noch größer und schwerer wird, vielleicht sogar ein »Hängebusen« entsteht. Diese Angst ist unbegründet. Im Gegenteil: Zu einem »Hängebusen« kommt es viel eher, wenn man zu schnell abstillt oder überhaupt nicht stillt, der Körper sich also umsonst neun Monate auf das Stillen vorbereitet und entsprechend verändert hat.

Obwohl die Brust mancher Frauen vorübergehend weich und schlaff ist, wird sie einige Monate nach dem Stillende wieder fest werden. Direkt nach einer längeren Stillzeit ist die Brust meistens sogar kleiner als vorher, da durch den Aufbau des Funktionsgewebes in der Brust das Fettgewebe zum Teil ersetzt worden ist. Diese Veränderungen finden bereits in der Schwangerschaft statt. Erst einige Zeit nach dem Abstillen setzt die Brust wieder jenes Fettgewebe an, das der Brust ihre ursprüngliche Form gab. Manche Frauen mit großer Oberweite machen jedoch auch die Beobachtung, dass ihre Brust nach dem Stillen kleiner bleibt, als sie es vor der Schwangerschaft war.

11

Was du als stillende Mutter wissen solltest

Ernährung der Mutter

Während der Stillzeit ist dein Bedarf an Mineralien, Eiweiß und Vitaminen noch höher als in der Schwangerschaft, wo du schon Nährstoffe und Energiereserven für die Stillzeit gespeichert hast. Wenn du gute Essgewohnheiten entwickeln und dich ausgewogen und gesund ernähren konntest, wirst du auch jetzt spüren, wie viel du von bestimmten Lebensmitteln brauchst. (Süßigkeiten oder emotionale Probleme können allerdings deinen Appetit irreleiten.)

Durch eine veränderte Schilddrüsenfunktion geht der Körper auf Sparflamme – der Energieverbrauch einer Frau sinkt während der Stillzeit so stark ab, dass ihr Körper ohne übermäßige Kalorienaufnahme (mit täglich nur zusätzlichen 400 bis 500 Kalorien) Energie für die Milchproduktion bereitstellen kann. Bei Schwangerschaftsende haben die meisten Frauen ohnehin etwa zwei bis vier Kilogramm Gewicht mehr als davor – also Reserven von 18 000 bis 36 000 Kalorien, die für das Herstellen der Milch gedacht sind und im Laufe von drei bis vier Monaten dafür aufgebraucht werden. Versuche deshalb nicht, während der Stillzeit unbedingt abzunehmen. Erstens, weil du 2700 Kalorien pro Tag für das Stillen brauchst und während des Stillens sowieso ein bis zwei Pfund pro Monat abnimmst, und zweitens auch, weil sich bei einer strengen Diät Schadstoffe aus deinem Fettgewebe ablösen und in die Milch eintreten (siehe Abschnitt »Schadstoffe in der Muttermilch« in diesem Kapitel)!

Normalerweise liefert dein Körper alle Nährstoffe zur Herstellung hochwertiger Muttermilch. Eine mangelhafte Ernährung deinerseits während der Stillzeit beeinflusst daher kaum die *ernährungsmäßige* Qualität und Menge deiner Milch, kann jedoch möglicherweise *immunologische* Faktoren und so ihren Infektionsschutz reduzieren. *Mangelernährung greift eher deinen eigenen Körper und deine eigene Gesundheit an, als dass dein Baby ernährungsmäßig zu kurz kommt.* Schlechte Ernährung kann auch zu Müdigkeit, Depressionen, leichter Erregbarkeit und Gewichtsverlust führen. Deshalb ist es auf jeden

Fall ratsam, auf eine gesunde Ernährung zu achten. Die folgende Liste kann dir ungefähre Richtlinien für eine ausgewogene Ernährung geben. Darüber hinaus magst du dir vielleicht ein gutes Buch über Vollwertkost besorgen.

Noch einige zusätzliche Tipps

Achte vor allem auf genügend Einnahme der nervenstärkenden B-Vitamine, vor allem Vitamin B6 und Folsäure. Sie sind besonders reich in Getreide enthalten, in grünem Blattgemüse und ebenso in Nährhefe, die du im Reformhaus kaufen und zur Zubereitung von Speisen benutzen oder auch löffelchenweise in Wasser aufgelöst zu dir nehmen kannst.

Während der Stillzeit brauchst du 50 Prozent mehr Kalzium als sonst. Dieses kannst du dir durch grünes Gemüse, Endiviensalat, Eigelb, Mandeln, Sesamsamen, Vollkorn- sowie Milchprodukte zuführen. In den Labkäsen wie Emmentaler, Gouda, Camembert etc. ist der Kalziumgehalt übrigens besonders hoch, während er in Speisequark niedrig ist. Benutze jodiertes Salz oder Kräutermeersalz oder – besser noch – experimentiere mit Kräutern.

Bedenke bei allem: Je weiter ein Nahrungsmittel verarbeitet oder verfeinert wurde, desto ärmer ist es an wichtigen Vitaminen und Nährstoffen, je naturbelassener, desto vollwertiger. Wann immer möglich, benutze für dich wie für dein Kind Gemüse, Obst und Getreide aus kontrolliert biologischem Anbau.

»*Gibt es bestimmte Speisen, die ich als stillende Mutter meiden muss?*«, werde ich immer wieder gefragt. Grundsätzlich: nein. Doch mitunter reagieren manche Babys mit Blähungen, zum Beispiel nach Einnahme von Kuhmilch, Blumenkohl, Broccoli, Zwiebeln und Schokolade. Andere begegnen Geschmacksveränderungen der Milch – zum Beispiel nach dem Essen von Spargel – mit Widerwillen beim Trinken oder streiken sogar. Knoblauch fanden interessanterweise

Nahrungsgruppen	Nahrungsmittel	Täglicher Bedarf
Eiweißhaltige Produkte tierisches Eiweiß	Fisch, Schalentiere, Geflügel, Muskelfleisch, Eier	2 Portionen (120–180 g)
pflanzliches Eiweiß	Hülsenfrüchte, Sojabohnen, Nüsse, Körner, Sonnenblumenkerne, Nährhefe und bestimmte Gemüsekombinationen	2 Portionen (mindestens 1 Portion Hülsenfrüchte)
Milch und Milchprodukte	Joghurt, Kefir, Quark, Buttermilch, Magermilch, Vollmilch, Käse	5 Portionen
Getreideprodukte (meist reich an B-Vitaminen)	Vollkornbrot, gekochtes Getreide, Flocken oder Frischkornbrei aus Weizen, Gerste und Hafer; Grünkern, Dinkel, Naturreis, Hirse, Mais, Weizenkeim, Weizenkleie, Vollkornteigwaren, Getreidekeimlinge	3 Portionen
Vitamin-C-reiches Obst und Gemüse	Zitrusfrüchte, Kiwi, Erdbeeren, schwarze Johannisbeeren, Sanddorn, Avocado, Karambola, grüne und rote Paprika, Tomaten, Kartoffeln, alle Kohlsorten, Broccoli, Petersilie, Schnittlauch, Spargel, Bohnen, Erbsen, Rohkost	1 Portion (60–90 g)

Nahrungsgruppen	Nahrungsmittel	Täglicher Bedarf
gelbliches, weißliches oder rötliches Obst und Gemüse (meist reich an Vitamin A)	Aprikosen, Mango, Pfirsich, Kirschen, Melone, Ananas, Papaya, Karotten, Blumenkohl, Kohl, Kohlrabi, Spargel, Kürbis	1 Portion
grünes Blattgemüse (viele der Vitamine A, E, B, K, Eisen, Folsäure, Magnesium)	Salat, Spinat, Mangold, Feldsalat, Chicoree, Löwenzahn, Grünkohl, Kresse, Fenchel	2 Portionen
Fette (enthalten u.a. Vitamin E und essenzielle Fettsäuren)	ungesättigte und ungehärtete Öle (zum Beispiel kaltgepresstes Distel- und Sonnenblumenöl), Margarine, Butter	2 Esslöffel

manche Babys laut einer Studie gut. Wenn du Reaktionen auf ein bestimmtes Nahrungsprodukt oder Getränk feststellst, lass es für eine Weile aus deiner Ernährung weg und probiere es ein paar Wochen oder Monate später wieder einmal aus.

Genug trinken!

Wenn du zu jeder Stillzeit etwas trinkst, wirst du mindestens zwei Liter Flüssigkeit täglich zu dir nehmen; richte dich ganz nach deinem Durstgefühl. Eine adäquate Flüssigkeitszufuhr ist wichtig – hüte dich aber auch vor einem Zuviel. Zwei bis drei Tassen deines Flüssigkeitsbedarfs kannst du durch Stilltee abdecken, der – zusammengestellt aus Brennnesselblättern, Kümmel, Fenchel und Anis zu gleichen Teilen – manchen Frauen sehr guttut. Eine tatsächliche milchbildende Wirkung ist bisher nicht nachgewiesen, trotzdem berichten immer wieder Frauen davon. Sei zurückhaltend mit Kaffee, schwarzem Tee und Alkohol.

Vegetarische Ernährung

In einer Zeit, in der uns die Schadstoffbelastung im Fleisch zunehmend bewusst geworden ist, beschließen viele Menschen (und nicht nur aus diesen Gründen), auf Fleisch ganz oder zumindest teilweise zu verzichten. Das ist auch für eine stillende Mutter gut möglich und darüber hinaus sogar sinnvoll, weil die Milch von Vegetarierinnen weniger schadstoffbelastet ist (siehe folgender Abschnitt »Schadstoffe in der Muttermilch«). Auf eine adäquate Eiweißzufuhr musst du jedoch achten, denn körperlicher oder seelischer Stress kann den Eiweißbedarf um mehr als ein Drittel über dem Normalbedarf erhöhen.

Wenn du dich vegetarisch ernähren willst, musst du wissen, dass pflanzliches Eiweiß in der Zusammensetzung der acht essenziellen Aminosäuren unvollständig ist – es gibt nur wenige pflanzliche Nahrungsmittel, die diese Aminosäuren in den richtigen Proportionen enthalten. Dazu zählen vor allem Sojabohnen, Hanfsamen, Spirulinaalgen, Quinoa und Chia-Samen. Nahrungsmittel mit unvollständigen Eiweißquellen kannst du jedoch vervollständigen, indem du mehrere Nahrungsmittel mit sich gegenseitig ergänzenden Aminosäuren über den Tag verteilt zu dir nimmst: zum Beispiel: Reis + Hülsenfrüchte = vollständig verwertbares Eiweiß.

Wichtig: Bei veganer Ernährung ist eine tägliche Vitamin-B12-Zufuhr während Schwangerschaft und Stillzeit *unbedingt nötig*. Auch auf die Nährstoffe Eisen, Zink und Vitamin D muss genau geschaut und gegebenenfalls substituiert werden.

Folgende Nahrungsmittel ergänzen sich:		
Reis	+	Hülsenfrüchte (immer gut gekocht, da die Garung ein Enzym vernichtet, das die Eiweißaufnahme beschränkt)
Reis	+	grüne Salate
Reis	+	Nährhefe
Mais	+	Hülsenfrüchte
Weizen	+	Hülsenfrüchte
Nüsse	+	Bohnen
Sesam	+	Bohnen (Sesam immer geschält und gemahlen)
Sesam	+	Weizen + Sojabohnen
Bohnen	+	Reis oder Maispolenta, Weizen, Milch, Sesam
Weizenkeim	+	Reis oder Weizen, Hafer, Gerste + Sesam
Pilze	+	Erbsen oder Rosenkohl, Blumenkohl, Broccoli
Milch	+	alle Getreide- und Gemüsesorten, Nüsse, Samen

Schadstoffe in der Muttermilch

Mütter werden immer wieder durch Artikel über »Gift in der Muttermilch« beunruhigt, die sie an der Ratsamkeit des Stillens zweifeln lassen. Es geht dabei um chemische Substanzen wie DDT, PCB, Dieldrin, Dioxin oder in letzter Zeit auch Glyphosat, die als Beizmittel für Saatgut, Schädlingsbekämpfungsmittel, Kühlmittel in Transformatoren oder als Imprägnierstoff und Plastikweichmacher von der Industrie verwendet wurden. Oft kommen die Schadstoffe durch Nahrung in unseren Körper, etwa über Tiere, deren Futtermittel mit Pestiziden behandelt werden. Schadstoffe werden auf diese Weise in der Nahrungskette weitergegeben. Und über den Verzehr von Milch und Fleisch, aber auch über Haut und Atmung nehmen wir sie dann auf.

Stillende Mütter geben aufgenommene Substanzen durch ihre Milch an ihr Kind weiter, hauptsächlich durch den Abbau von Fettreserven während der Stillzeit, der deshalb – wie erwähnt – durch Diäten nicht noch gezielt verstärkt werden soll.

Doch es besteht kein Grund zur Sorge: Bei den Schadstoffen geht es nur um winzige Mengen, die höchst selten die ohnehin niedrige von den Behörden festgesetzte Grenze überschreiten, also nicht sofort eine Gesundheitsgefährdung darstellen.

Zudem geht der Anteil der über den Richtwerten liegenden Muttermilchproben ständig zurück, da stillende Mütter nun aus Jahrgängen stammen, die aufgrund von Verboten bestimmter Substanzen immer weniger Schadstoffbelastung ausgesetzt waren (DDT zum Beispiel ist seit 1979 um bis zu 89 Prozent zurückgegangen). Die Schadstoffpegel in der Muttermilch sind heute *viel niedriger als in der Kuhmilch* – mit Ausnahme der Dioxine und Furane –, deren Pegel aber deutlich gesunken und ebenfalls unbedenklich ist. Auf jeden Fall sieht das BgVV – das hierfür zuständige Bundesinstitut für gesundheitlichen Verbraucherschutz und Veterinärmedizin – in Übereinstimmung mit der Weltgesundheitsorganisation »keine Gesundheitsgefahr für den Säugling«. Es gibt bisher keinen wissenschaftlichen Beleg dafür, dass die möglichen Risiken durch Schadstoffe in der Muttermilch größer sind als die gut dokumentierten Nachteile künstlicher Säuglingsnahrung.

Selbst die Frauen der Freiburger Gruppe »Muttermilch – ein Menschenrecht«, die im Sommer 1981 beim Europa-Parlament vehement auf die Schadstoffmisere aufmerksam gemacht hatten und sich durch eine Petition beim Deutschen Bundestag für gesetzliche Maßnahmen zum Abbau der Schadstoffe einsetzten (Danke!), kamen zu dem Schluss: »Muttermilch – natürlich!« Elke Pröstler betont in dieser Studie, dass nicht das Stillen infrage gestellt werden dürfe, sondern die Umwelt müsse so verändert werden, dass sie ein gesundes, natürliches Leben ermögliche. Wir alle sind aufgerufen, an die Regierungsstellen zu appellieren, gesundheitsschädliche Substanzen weiterhin zu verbieten. Die positive Auswirkung politischer Handlungen zeigt sich deutlich in einem kontinuierlichen Rückgang von Schadstoffen.

Aufgrund der weit gesunkenen Schadstoffbelastung wird die Überprüfung der Muttermilch von den Behörden nicht mehr angeraten. Wenn du allerdings aufgrund extremen Kontakts mit bestimmten Schadstoffen in deiner Umwelt Bedenken hast, kannst du deine Milch in den meisten Bundesländern weiterhin kostenlos hinsichtlich Schadstoffbelastung untersuchen lassen. Eine Anlaufstelle sind die Gesundheitsämter oder der BBU – Bundesverband Bürgerinitiativen Umweltschutz bzw. das Internet-Portal www.kinder-stadt.de (siehe Anhang); sie erteilen diesbezügliche Informationen. Die Schadstoffpegel variieren übrigens stark im Laufe eines Tages.

Vor schädlichen Umwelteinflüssen kannst du dich und deine Familie bis zu einem gewissen Grad schützen. Beispielsweise durch die Einschränkung des Konsums tierischer Fette. Eine Mitarbeiterin des Chemischen Untersuchungsamts Speyer meint: »Aufgrund ihrer chemischen Eigenschaften erfolgt die Anreicherung von Schadstoffen im Fettgewebe des entsprechenden Organismus. Daher sind zum Beispiel pflanzliche Lebensmittel in der Regel mit diesen Stoffen weniger belastet als tierische. Bei den tierischen Lebensmitteln sind wiederum die fettreicheren stärker belastet als die fettärmeren. Untersuchungen haben nachgewiesen, dass Vegetarierinnen eindeutig niedrigere Gehalte dieser Verbindungen im Fettgewebe oder in der Muttermilch aufweisen als Gemischtköstler.«

Grundsätzlich gilt: Du kannst dich und deine Familie am besten schützen, wenn ihr euch ganz allgemein so wenig wie möglich Schadstoffen aussetzt, beispielsweise durch Kauf oder Anbau von ungespritztem Obst und Gemüse, Abreiben oder Abwaschen von gekauftem Obst, Verzicht oder Einschränkung des Konsums von besonders fettreichem Fleisch, fetten Innereien oder Fischen bzw. durch Verwendung von Waren aus kontrolliert biologischem Anbau, bei deren Erzeugung auf den Einsatz von zahlreichen Schadstoffen verzichtet werden muss.

Achte ebenfalls auf Verarbeitung von biologischen Materialien in eurem Haus – die Luft in Räumen einzuatmen, die mit PCP-haltigen Holzschutzmitteln behandelt wurden, ist gefährlicher als manche oral aufgenommenen Schadstoffe; denn sie enthält Gifte, die erst nach 20 und mehr Jahren verdampfen. Schränke den Gebrauch bestimmter Chemikalien (Putz- und Reinigungsmittel, Farben, Pinselreiniger, Isoliermaterial) im Haushalt ein.

Bisher ist kein Fall bekannt, in dem Schadstoffe in der Muttermilch zu Schäden bei Kindern geführt hätten.

Meide auch synthetische Duftstoffe in Kosmetika und Waschprodukten, wo immer möglich. Mittlerweile gibt es zahlreiche Naturkosmetikhersteller, die auf den Einsatz von Pestiziden, Mineralölen und anderen Schadstoffen verzichten. Halte dich von Tabakrauch fern, weil er Schwermetall enthält. Vermeide bewusst die wenigen Produkte, die noch eine hohe Strahlenbelastung aufweisen (siehe Anhang – Information durch BBU oder www.kinder-stadt.de).

Rauchen, Koffein, Alkohol und Drogen

Vorsicht, wenn du rauchst, raucht dein Kind mit! Schon während der Schwangerschaft kann **Nikotin** einem Kind schaden und intrauterin zu Wachstumshemmungen, Gehirnschäden, Frühgeburtlichkeit und später zu Übelkeit, Erbrechen, Hyperaktivität, Sprachstörungen, Erhöhung des Cholesterinspiegels bis hin zu erhöhtem Krebsrisiko führen! Deshalb ist es dringend ratsam, in der Schwangerschaft – bei Planung womöglich sogar schon einige Zeit davor – mit dem Rauchen aufzuhören und dies auch zu lassen, wenn das Kind geboren ist. Abgesehen davon, dass Rauchen die Milchmengen reduziert und den Milchspendereflex behindert, enthält die Muttermilch von Raucherinnen neben Nikotin und Kohlenmonoxid auch ein Mehr an schädlichen Schwermetallen wie Blei und Kadmium. Auch Passivrauchen – der Rauch, den du abbekommst, wenn jemand anders im selben Raum raucht – beeinträchtigt die Gesundheit deines Kindes sowohl vor als auch nach der Geburt. Zudem verringert sich ab zehn Zigaretten pro Tag die Milchproduktion erheblich.

Was aber, wenn du es trotz bester Vorsätze nicht schaffst, mit dem Rauchen aufzuhören? Trotz aller Warnungen meinen die Experten, dass es auch bei einer rauchenden Mutter doch besser ist, ein Kind zu stillen, als ihm die Flasche zu geben. Kinder von Rauchereltern sind nämlich aufgrund von Bronchienverengungen besonders anfällig für Luftwegsinfektionen, und es ist deutlich belegt, dass gestillte Kinder von rauchenden Müttern weniger erkrankten als nicht gestillte Kinder. Auch das Risiko für den Plötzlichen Kindstod ist durch das Rauchen deutlich erhöht. Stillen wirkt präventiv. Reduziere deinen Zigarettenkonsum (fange jeden Tag eine halbe Stunde später an und rauche eine Zigarette weniger). Stelle um auf Zigaretten mit niedrigem Nikotingehalt. Rauche auf keinen Fall im Beisein deines Kindes, und zögere Fütterungen so lange wie möglich nach dem Rauchen hinaus.

Koffein geht in geringer Konzentration auf das Baby über. Dessen noch unreife Leber baut Koffein jedoch langsamer ab, als die von Erwachsenen. Die Halbwertzeit – also die Zeit, zu der man nur noch die Hälfte einer zugeführten Substanz im Körper findet – beträgt bei einem erwachsenen Menschen fünf Stunden, beim Kind im ersten Lebensvierteljahr drei bis dreieinhalb Tage! Koffein sammelt sich bei häufigem Genuss im Körper an. Wenn dein Baby auf Koffein mit Unruhe, Reizbarkeit, Koliken und Schlaflosigkeit reagiert, gib – allein schon in deinem eigenen Interesse – die »lieben Gewohnheiten« am besten auf. Es kann dann bis zu einer Woche dauern, bevor die Symptome verschwinden. (Zur Erinnerung: Auch Cola-Getränke, Schwarztee und Schokolade sowie manches rezeptfreie Medikament enthalten Koffein!)

Dass große Mengen **Alkohol** für ein gestilltes Kind schädlich sind (bei 1 Promille der Mutter hat ein Kind 0,4 Promille Alkohol im Blut – und dessen noch unreife Leber baut es nicht so schnell ab!), war immer unbestritten. Doch lange dachte man, dass kleinere Mengen Alkohol nicht schaden, sondern entspannen und sich sogar positiv auf den Milchspendereflex auswirken können. Neuere Erkenntnisse zeigen jedoch, dass anscheinend schon kleine Mengen (zum Beispiel 0,3 Liter Bier), vor dem Stillen getrunken, die Trinklust eines Babys herabsetzen – es nimmt dann nur noch drei Viertel der üblichen Muttermilchmenge auf, obwohl es mehr saugt. Zur Entspannung greife also besser zu den in Kapitel 3 erwähnten oder ähnlichen Methoden, die deinem Körper nicht schaden, sondern ihm nur guttun. Will man nun doch einmal ein Gläschen Sekt zu einem besonderen Anlass trinken, dann am besten direkt nach dem Stillen.

> In deiner und der Gegenwart des Kindes soll nicht geraucht werden.

Und wie steht es mit **Drogen**? Wir wissen, dass Babys drogenabhängiger Mütter ebenfalls drogenabhängig geboren werden und nach der Geburt mit Hilfe von Medikamenten einen äußerst unangenehmen Entzug durchmachen. Drogen – und dazu zählen Amphetamine, Kokain, Heroin, Marihuana und PCP – werden durch die Muttermilch an das Kind weitergegeben und können sich auf das Nervensystem auswirken. Drogeneinnahme und Stillen sind deshalb nicht vereinbar.

Medikamente in der Stillzeit

Für fast alle Erkrankungen kennt man inzwischen für die Stillzeit akzeptable Medikamente. Aber grundsätzlich gilt auch hier: Das Baby trinkt mit. Die meisten Medikamente gehen in die Muttermilch über und können somit auch auf das Kind wirken. Zu den meisten Substanzen hat man keine ausreichenden Informationen. Verordne dir auf keinen Fall eigenmächtig Arzneien – auch nicht jene aus pflanzlicher Herkunft, denn auch diese können durchaus bedenkliche Substanzen enthalten! Die Forschung über Medikamente und ihre Auswirkung auf die Muttermilch geht voran, und wir wissen inzwischen besser Bescheid über die Schädlichkeit oder Unschädlichkeit einzelner Pharmaka für das gestillte Baby.

Vorsicht!

Grundsätzlich gilt während der Stillperiode die gleiche Vorsicht wie in der Schwangerschaft:

- Möglichst wenig Medikamente einnehmen.
- Vorsicht mit Mischpräparaten.
- Keine eigenmächtigen Verordnungen oder Dosierungen.
- Im Zweifelsfall immer ärztlichen Rat einholen.

Wenn dir Medikamente verordnet werden sollen, gehe sicher, dass dein Arzt weiß, dass du stillst. Bitte ihn um ein Präparat, das mit dem Stillen verträglich ist. Eine gute Quelle, um dich über zulässige Medikamente zu informieren, ist die Internet-Seite www.embryotox.de.

Wie manche Nahrungsbestandteile, kann auch ein Medikament den Geschmack der Muttermilch verändern und zu einer Trinkunlust des Säuglings führen. Dies ist nicht riskant, sollte aber bemerkt werden, um gegebenenfalls daraus Konsequenzen zu ziehen.

Manchmal ist jedoch die Einnahme kontraindizierter Medikamente in der Stillzeit unerlässlich. Müssen sie über einen längeren Zeitraum verabreicht werden, lässt sich das Abstillen nicht verhindern – leider! Handelt es sich aber um eine vorübergehende Situation, pumpe vor diesem Zeitraum deine Milch ab und verfüttere sie während der Stillpause. Berücksichtige auch nach Absetzen des Medikaments die Zeit, die das Medikament braucht, um vollständig aus deinem Körper ausgeschieden zu werden. Lass dich von ärztlicher Seite darüber aufklären.

Brustkrebs

Wir wissen, dass Brustkrebs bei stillenden Frauen (oder Frauen, die gestillt haben) weniger wahrscheinlich ist, doch er ist nicht unmöglich. Wenn du während der Stillzeit – oder später während empfohlenen monatlichen Selbstuntersuchungen – einen Knoten in der Brust findest, dessen Form gleich bleibt, suche umgehend deine Ärztin oder deinen Arzt auf. Die konsultierte Person sollte allerdings Erfahrung mit stillenden Frauen haben, denn schon mancher physiologische Zustand während der Stillzeit wurde von einem unerfahrenen Mediziner als »abnormal« und »operationsbedürftig« diagnostiziert. Durch Ultraschalltest, CAT-Scan oder eine Biopsie (Entnahme einer Gewebeprobe) – unter Lokalanästhesie vorgenommen – kann die Ursache des Knotens abgeklärt werden und schnell eine Diagnose gestellt werden. Fast immer ist das Resultat gut. Nach einer Biopsie kannst du weiterstillen. Möglicherweise ist nach diesem Eingriff allerdings die Milchproduktion etwas verringert, wenn nicht mehr alle Milchdrüsen durchgängig sind.

Wird jedoch eine Brustkrebserkrankung festgestellt, so wird das Stillen zurzeit nicht empfohlen, da die Auswirkung der beim Stillen wirkenden Hormone auf die Krebszellen noch nicht ganz klar ist. Suche dir neben medizinischer auch psychosoziale Unterstützung.

Hast du jedoch eine Krebserkrankung hinter dir, bei der möglicherweise eine Brust entfernt wurde, so ist dies kein Stillhinderungsgrund. Viele Frauen haben erfolgreich einseitig gestillt. Auch Stillen an einer operierten Brust ist möglich:

»Gegen Ende der Schwangerschaft stellte ich in der linken Brust einen Knoten fest, der sich auch nach der Geburt und nach Einschießen der Milch nicht zurückbildete. Nach der ambulanten Entfernung des etwa kirschgroßen Tumors musste ich noch einen Tag im Krankenhaus bleiben, da bei der Operation Milchgänge durchtrennt werden mussten. Aus der gelegten Drainage floss reichlich Milch in die Redonflasche, die

ich noch zwei Wochen mit mir herumtragen musste. Bis zum zweiten Lebensjahr stillte ich meinen Sohn unbeirrt weiter, auch an der operierten Seite, die wieder gut heilte. Als nun meine Tochter geboren wurde, hatte ich überhaupt keine Schwierigkeiten, sie an der operierten Brust zu stillen. Die Brust produzierte genauso viel Milch wie die andere.«

Aids

Aids – eine Erkrankung, bei der das Immunsystem eines Menschen nach und nach zusammenbricht – gefährdet das Leben. Es wird durch HIV – den *Human Immunodeficiency Virus* – verursacht. Wir wissen, dass der Virus sich durch Blut, Samenflüssigkeit, Scheidensekret und Muttermilch überträgt. Ein Kind kann von seiner HIV-infizierten oder bereits an Aids erkrankten Mutter schon während Schwangerschaft und Geburt angesteckt werden oder durch das Stillen. Nach den jetzigen Erkenntnissen wird in unseren Breiten *vom Stillen abgeraten.*

Auch der Gesundheitszustand der werdenden Mutter bzw. deren eigener Immunstatus wirken sich auf das Übertragungsrisiko aus. Erfreulicherweise sinkt die Übertragungsrate des Virus auf das Kind auf unter zwei Prozent, wenn eine infizierte Mutter den heutigen medizinischen Standard einhält – d. h. Therapie der infizierten Mutter mit hochpotenten Mitteln während Schwangerschaft und der Geburt, Entbindung vier Wochen vor dem errechneten Entbindungstermin per Kaiserschnitt (da mit Einsetzen der Wehen das Übertragungsrisiko steigt und das Kind sich außerdem bei einer vaginalen Geburt anstecken kann), medikamentöse Behandlung für Mutter und Kind nach der Geburt und Stillverzicht.

Da eine Therapie inzwischen also möglich ist, sollte bei Verdacht auf HIV-Infizierung vorsorgemäßig ein Test gemacht werden. Dabei ist ärztliche Aufklärung über die Infektion und mögliche Konsequenzen eines positiven Befundes notwendig und der Verweis auf weitere Begleitung durch die Aids-Hilfe. Im Falle eines positiven Befunds ist es dringend ratsam, dass Frauen in einer größeren Klinik mit einer Fachabteilung für HIV entbinden. Auch soll eine Kinderklinik angeschlossen sein, in der Babys therapiert und überwacht werden können. In der Vergangenheit brauchte es lange, um herauszufinden, ob ein Baby HIV-positiv ist. Schwangere übertragen nämlich immer ihre eigenen Antikörper auf ihr Kind, die in dessen Blut bei Geburt feststellbar sind und erst sechs bis 18 Monate danach verschwinden.

Medizinisch sind Mutter und Kind also äußerst gut versorgt, nur die seelischen Vorgänge werden bedauerlicherweise zurzeit immer noch zu wenig berücksichtigt, indem Mutter und Kind am Lebensanfang getrennt werden. Gerade nach den großen Strapazen der Therapie, und weil das Stillen nicht möglich ist, wäre es jedoch wichtig, dass das Bonding zwischen Mutter und Kind durch Zusammensein gefördert wird (siehe Kapitel 6).

Wenn du HIV-positiv bist und deinem Baby trotzdem Muttermilch zukommen lassen möchtest, kannst du möglicherweise gespendete Milch von einer Milchsammelstelle erhalten. Diese Milch ist sicher, weil sie pasteurisiert wurde, wobei alle Bakterien und Viren, einschließlich des HIV-Virus, abgetötet werden. *Ansonsten ist bei der Verwendung von Muttermilch einer anderen Frau äußerste Vorsicht geboten!*

Die Aids-Forschung läuft auf Hochtouren. Ständig gibt es neue Erkenntnisse. HIV-positive Schwangere und HIV-positive Frauen mit Kinderwunsch sollten alle möglichen Hilfsangebote in Anspruch nehmen. Die besten Anlauf- und Informationsstellen sind die zuständigen Aids-Hilfen, Pro Familia (Adressen siehe Anhang) und die Gesundheitsämter.

Zusätzliche Brustwarzen

Bei uns Menschen entwickeln sich normalerweise zwei Brustwarzen entlang der durch den Körper laufenden Milchlinie. Manchmal gibt es jedoch entlang dieser Linie noch zusätzliche, weniger ausgebildete

Warzenpaare. Normalerweise verändern diese sich nicht während der Stillzeit. Doch es gibt Ausnahmen. Eine Frau schrieb mir ihre Erfahrungen:

»In beiden Achselbereichen habe ich Drüsengewebe mit circa zwei Millimeter großen ›Warzen‹. Während der Schwangerschaft vergrößerte sich das Drüsengewebe so, dass mein Gynäkologe der Meinung war, nach der Entbindung könne es zu einem Milchstau und möglicherweise zu einer Brustentzündung in den zusätzlichen ›Brüsten‹ kommen.

Dennoch ließ ich mich nicht durch dieses ›Stillhindernis‹ entmutigen, zumal meine ›normale‹ Brust in Ordnung war. Drei Tage nach der Geburt von Henrik schoss in allen vier ›Brüsten‹ die Milch ein, was ich als äußerst schmerzhaft empfand. Besonders unangenehm war, dass aus dem linken Drüsenkomplex heraus Milch den Arm hinunterlief.

Durch Kühlung und Eincremen des Achselbereichs mit einer vom Arzt verordneten Salbe wurde es etwas besser. Nach etwa drei Wochen gingen die Schwellungen zurück, da ja meine Milchproduktion nicht weiter angeregt worden war. Ich stillte Henrik fünfeinhalb Monate, was unsere Zweisamkeit innig werden ließ. Jetzt nach dem Abstillen haben sich die überzähligen Drüsenkomplexe stark zurückgebildet, so dass es scheint, als hätte ich damit nie Probleme gehabt.

Mit diesem Brief möchte ich allen betroffenen Frauen Mut machen, trotz irgendwelcher ›Anomalitäten‹ unbeirrt ihrem Stillwunsch zu folgen.«

Sauna, Schwimmen, Sport

Auf Saunabesuche und Schwimmen brauchst du während der Stillzeit nicht zu verzichten, wenn du dies gewohnt bist. Beim Saunieren kann aufgrund der Wärme die Milch ein wenig auslaufen (gegen die Brust drücken hilft!). Trinke danach ausreichend, um deinen Wasserhaushalt zu regulieren. Mit dem Schwimmen kannst du beginnen, sobald der Wochenfluss aufgehört hat. Reibe vorher deine Brust mit einer schützenden Creme oder Brustsalbe ein. Das Wasser sollte angenehm warm sein.

Gemäßigt Sport zu treiben ist o.k. Durch die Produktion von Milchsäure nach sehr starker sportlicher Betätigung kann deine Milch jedoch eher bitter-sauer werden und mag deinem Baby gar nicht schmecken. Oder wenn es doch trinkt, wird es vielleicht ungehalten und »sauer«. Was tun? Die Milchsäure bleibt etwa 1 1/2 Stunden nach dem Sport erhöht. Schiebe also die Stillzeit etwas hinaus, oder aber iss zur Neutralisierung etwas Vanillehaltiges. Dusche dich vor dem Stillen oder wasche deine Brust ab, drücke die erste Milch ab und schütte sie weg. Falls dein Baby unwillig an der Brust scheint, warte noch ein wenig oder füttere es mit zuvor abgepumpter Milch.

Impfungen

Impfungen dürfen bei einer stillenden Mutter vorgenommen werden. Auch gestillte Kinder können alle üblichen Impfungen erhalten. Die Impfreaktion von voll gestillten Säuglingen ist besser als die von Flaschenkindern: Es wird ein wirkungsvollerer Schutz erzielt.

Es gilt anzumerken, dass Impfungen kontrovers beurteilt werden. Nähere Informationen dazu siehe Literaturverzeichnis (siehe Anhang).

Medikamentöses Abstillen

Wenn eine Frau nicht stillen will oder aus irgendeinem Grund abstillen muss, setzt man häufig ein Medikament (Pravidel/Bromocriptin) ein, das die Freisetzung von Prolaktin im Körper hemmt und somit die Milchproduktion drosselt. Dieses Medikament kann jedoch derart unangenehme und gefährliche Nebenwirkungen haben, dass es in den USA inzwischen zum Abstillen nicht mehr zugelassen ist. Auch hierzulande rät die Arzneimittelkommission, physikalischen Maßnahmen (siehe Abschnitt »Du stillst dein Kind ab« im Kapitel 10) den Vorzug zu geben.

Was aber, wenn du nach dem Abstillen mit Bromocriptin doch stillen möchtest, zum Beispiel weil dein Kind künstliche Nahrung nicht verträgt oder krank geworden ist? Geht das? Ja, es geht (siehe Abschnitt »Relaktation« im Kapitel 15). Denn sobald dein Kind regelmäßig an der Brust saugt, wird die Wirkung der Laktationshemmer zunichte gemacht. Manchmal wird Bromocriptin bei Brustentzündungen verschrieben. Auch da werden natürliche Wege empfohlen, damit umzugehen.

Menstruation und Schwangerschaftsverhütung

In Kulturen, in denen Babys natürlich gestillt werden und Muttermilch im ersten Lebensjahr die Hauptnahrungsquelle des Säuglings darstellt, beträgt der Abstand von Kind zu Kind ohne Anwendung zusätzlicher Verhütungsmaßnahmen etwa 1 1/2 bis zwei Jahre. Bei nicht stillenden Müttern tritt die erste Periode vier bis sechs Wochen nach der Geburt auf, bei eingeschränkt stillenden Frauen (Vier-Stunden-Plan, Nachtpause, Zufütterung) nach zwei bis drei Monaten. Voll stillende Mütter menstruieren gewöhnlich erstmals wieder zwischen sechs und 18 Monaten nach der Geburt, vereinzelt aber auch schon nach drei Monaten. Während der ersten sechs Monate bietet das Stillen eine relative Wirksamkeit (98 Prozent oder besser) als Schwangerschaftsverhütung, wenn

- Neugeborene sofort nach der Geburt angelegt werden und häufig rund um die Uhr an der Brust saugen;
- keine Flaschen, Schnuller oder Stillhütchen benutzt werden;
- innerhalb der ersten sechs Monate nicht zugefüttert wird.

Die aufgezählten Faktoren helfen, Hormone zu unterdrücken, die zu einer Schwangerschaft führen würden. Diese Methode der natürlichen Schwangerschaftsverhütung während der ersten sechs Monate der Laktation wird auch *LAM* (Lactational Amenorrhea Method) genannt. Erhält dein Baby Vitamine, später ein wenig Wasser oder Saft oder *ein bis zwei Löffelchen* Essen pro Tag, scheint übrigens die Wirksamkeit der Verhütung nicht beeinträchtigt zu sein.

Wenn zusätzlich zur Beachtung obiger Faktoren noch der *Zervikalschleim* beobachtet und die *Basaltemperatur* gemessen wird (siehe unten), sinkt das Risiko einer neuen Schwangerschaft während des ersten Lebenshalbjahrs des Babys.

Während der »sicheren« Stillzeit ist die Scheide meistens sehr trocken oder zumindest verändert sich der Schleim nicht. Wenn nun Scheidensekret einsetzt oder sich verändert, ist dies ein Anhaltspunkt für den nahenden Eisprung, und dann ist sexuelle Enthaltsamkeit oder eine weitere wirksame Form der Verhütung angesagt. Für die Auswertung der Basaltemperatur wäre es gut, wenn du schon vor der Schwangerschaft Erfahrungen mit dieser natürlichen Form der Familienplanung gesammelt hättest, um verlässliche Schlussfolgerungen ziehen zu können.

Was aber, wenn du die zuvor genannten Bedingungen nicht erfüllst? Wenn du definitiv nicht schwanger werden willst, ist es ratsam, nach Abklingen des Wochenflusses schwangerschaftsverhütende Maßnahmen zu ergreifen. Auch nach dem ersten Halbjahr ist eine zusätzliche Form der Verhütung ratsam. Einen guten, umfassenden Überblick über sämtliche Methoden der Kontrazeption, deren Anwendungsweise, Wirksamkeit, Vor- und Nachteile findest du auf der Homepage www.familienplanung.de. Die AFS hat dazu die Broschüre *Empfängnisverhütung in der Stillzeit* herausgebracht.

Ein **Intrauterinpessar** (Spirale) kann sechs bis acht Wochen nach der Geburt eingesetzt werden. Wird es vor vollständiger Rückbildung der Gebärmutter eingelegt, besteht die Gefahr, dass es wieder ausgestoßen wird. Stillen mit der Spirale ist möglich. Erkundige dich genau über Nebenwirkungen und entscheide dann.

Basaltemperaturmessung als Alleinmethode der Verhütung ist nicht zuverlässig genug. Normalerweise ist ja das tägliche Messen der Aufwachtemperatur eine gute Möglichkeit, um herauszufinden, ob ein Eisprung stattgefunden hat. Voraussetzung dafür ist allerdings regelmäßiger Schlaf, der jedoch mit einem Neugeborenen selten gewährleistet ist. Dies kann zu unberechenbaren Schwankungen der morgendlichen Aufwachtemperatur führen und damit die Aussagekraft der Kurve herabsetzen. Die Schleimbeobachtung kann die Informationen der Temperaturmessung ergänzen, aber auch hier ist es notwendig, schon vor der Schwangerschaft Erfahrungen damit zu sammeln.

Während der Stillzeit kannst du zur Verhütung Kondome, spermizide Gels (zum Beispiel Contracept), die Spirale, Scheidenzäpfchen und Sprays verwenden.

Eine weitere Form der Verhütung ist das **Diaphragma**, eine Latexkuppel, die, im Zusammenhang mit *spermatozidem Gel* benutzt, den Muttermund umschließt und vor dem Eindringen der Samenfäden schützt. Für die Anpassung eines Diaphragmas sowie Einweisung in dessen Benutzung kannst du dich an eine Pro-Familia-Beratungsstelle oder an ein Frauengesundheitszentrum wenden oder auch an deine Frauenärztin/deinen Frauenarzt. Nach einer vaginalen Geburt dauert es möglicherweise drei bis sechs Monate, bis es wieder angewandt werden kann. Wenn du bereits vor der Geburt diese Form der Verhütung praktiziert hast, lass danach Sitz und Größe deines alten Diaphragmas überprüfen oder lass dir ein neues anpassen. Eine weitere Barrieremethode, die schon früher angewandt werden kann, ist eine *Portiokappe* aus Silikon, ebenfalls bei Pro Familia zu bekommen.

Die **Pille** (vor allem die Kombinationspille) ist während der Stillzeit nicht ratsam: Besonders Präparate mit hohen Östrogendosen bewirken einen Rückgang der Milchbildung und eine langsamere Gewichtszunahme der Babys. Selbst die »Minipille« (enthält nur Gestagen), von der die Hersteller behaupten, sie sei für stillende Frauen geeignet, da sie die Laktation nicht hemmt, sollte zumindest in den ersten acht Wochen nicht genommen werden, weil sie die einzigartige Zusammensetzung der Muttermilch verändert.

Welche Auswirkungen Östrogen und Progestin – direkt und auf

lange Sicht – auf die Babys selbst haben, ist noch ungenügend erforscht. Gelegentlich wurde bei etwas älteren männlichen Babys eine Vergrößerung der Brustdrüsen beobachtet bzw. eine Vermännlichung bei weiblichen Babys. Experimente mit Tieren, deren Geschlechtsdifferenzierung und Verhalten abweichend waren, lassen jedenfalls zu größter Vorsicht raten.

Stillbüstenhalter

Wähle einen Stillbüstenhalter aus Naturfasern, der sich im Beisein anderer Menschen mit Baby im Arm unkompliziert mit einer Hand aufmachen lässt. Kaufe keinen Still-BH, wenn die Milch gerade eingeschossen ist, denn die Brust verkleinert sich nach einigen Tagen wieder. Gehe sicher, dass die Träger nicht einschneiden und auch die Körbchen ausreichend groß sind, damit sie dich nirgendwo einengen. Brustentzündungen fangen nämlich häufig damit an, dass Milchdrüsen abgeklemmt werden und die Milch sich staut, weil die Drüsen nicht geleert werden können. Der Bund darf am Rippenkorb nicht zu weit, aber auch nicht zu eng sein – er muss gut sitzen, um guten Halt zu bieten und Rückenschmerzen zu vermeiden.

Wenn die Brust nach einigen Wochen wieder zu ihrer normalen Größe zurückkehrt, gehen Frauen mit einem guten Bindegewebe und einer kleineren Brust oft dazu über, wieder leichtere, elastische BHs zu tragen, deren Körbchen sie beim Stillen einfach unter die Brust schieben. Andere Mütter gehen wieder »ohne«.

Du ersparst dir die Kosten für neue BHs mit immer größeren Körbchen, wenn du bereits gegen Ende der Schwangerschaft Stillbüstenhalter trägst. Bei starker Rippenweitung und Gewichtszunahme mag allerdings ein guter Schwangerschafts-BH nötig sein.

Anfangs wirst du wahrscheinlich Tag und Nacht einen BH tragen wollen – zum einen, um deinen schweren Brüsten Halt zu geben, zum anderen, weil die Milch zwischen den Stillzeiten oft ausläuft. Zum Absorbieren der Milch gibt es Stilleinlagen, die in die Körbchen

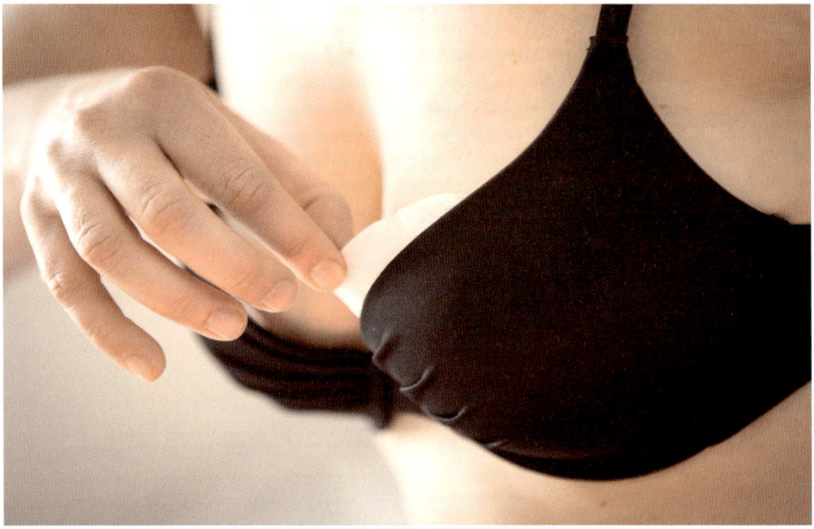

Ein guter Still-BH ist bequem und schneidet nicht ein

des BHs eingeschoben werden. Falls du wegwerfbare Vlieseinlagen wählst, nimm keine, die die Feuchtigkeit zurückhalten (also keine mit Plastik), weil dies das Wachstum von Bakterien und Pilzen begünstigt. Vom Umwelt- und ökonomischen Standpunkt her betrachtet sind waschbare Einlagen natürlich sinnvoller. Die kannst du selbst aus Mullwindeln oder Molton herstellen oder aber kaufen. Viele mögen Einlagen aus Wolle und Seide (siehe Bezugsquellen im Anhang), die sich sogar positiv auf den Milchspendereflex auswirken sollen (auf mögliche Allergien achten!).

12

Wenn du Probleme beim Stillen hast

Bestimmte Bedingungen schaffen gute Voraussetzungen für eine positive Stillerfahrung:

- Du hast bereits vor der Geburt dem Stillen mit Selbstverständlichkeit und Gelassenheit entgegengesehen.
- Du gebärst in einer gewährenden Atmosphäre, die sich auf deine Bedürfnisse einstellt, und dies lässt dich instinktiv und sehr spontan im Umgang mit deinem Kind reagieren.
- Du wirst nach der Geburt von stillkundigen, Sicherheit vermittelnden Menschen im Anlegen und im Umgang mit deinem Kind begleitet, oder du weißt, wo du dir Beistand und Ermutigung holen kannst.
- Die natürlichen Vorgänge im Körper und die dem Stillen zugrunde liegenden Gesetzmäßigkeiten werden von allen respektiert.

Doch manchmal treten Situationen ein, die uns so hilflos machen können, dass wir aufgeben möchten. Das muss nicht sein, denn die meisten Probleme sind vorübergehender Natur. Bewältigte Krisen lassen uns nur stärker werden. Mit Unterstützung und Wissen sind die meisten Probleme überwindbar. In den nächsten drei Kapiteln findest du Anregungen und Hilfestellungen zu den am häufigsten auftretenden Schwierigkeiten. In diesem Zusammenhang sind auch Naturheilmittel für die einzelnen Problembereiche genannt, die in Kapitel 14, »Natürliche Helfer«, nochmals ausführlicher erläutert werden.

Hilfe – ich habe zu wenig Milch!

»Ich bin ganz verzweifelt, mein Kind weint nach jeder Mahlzeit. Wie weiß man denn, ob ein Kind genug bekommt?«

Wenn dein Kind leuchtende Augen und eine gesund wirkende Haut, täglich etwa sechs nasse Windeln und regelmäßig Stuhlgang (siehe Abschnitt »Der Stuhlgang des gestillten Kindes« im Kapitel 7) hat, munter ist und stetig zunimmt, dann ist das ein sicheres Zeichen, dass sein Weinen andere Gründe als Hunger hat. Aber auch wenn du offensichtlich nicht genug Milch hast, gilt dies: *Durch richtige Handhabung kannst du deine Milchproduktion sicherlich erhöhen.* Nur ein verschwindend kleiner Anteil von Frauen scheint aus körperlichen oder seelischen Gründen wirklich nicht stillen zu können (siehe auch Kapitel 10).

Mögliche Ursachen

- Deine Milchproduktion wird nicht ausreichend angeregt, weil
  - du und dein Kind über längere Zeit getrennt sind,
  - in der Klinik kein durchgängiges Rooming-in möglich ist,
  - dein Baby nicht günstig angelegt ist (siehe Ausführungen zum richtigen Anlegen im Abschnitt »Stillhaltungen« im Kapitel 7) oder nicht richtig saugt,
  - der Hunger deines Babys durch Zufüttern mit Flaschennahrung oder Tee anderweitig gestillt wird und es weniger eifrig an der Brust trinkt,
  - das Saugbedürfnis deines Babys durch einen Schnuller befriedigt wird, so dass es seltener nach der Brust verlangt,
  - dein Kind momentan noch zu schwach ist, um an der Brust zu saugen,
  - dein Baby sehr schläfrig ist (zum Beispiel bei Neugeborenengelbsucht) oder sich nicht häufig genug von allein meldet.
- Auch ein hoher Blutverlust unter der Geburt, ein zurückgebliebener Plazentarest oder eine Störung in der Schilddrüsenfunktion können eine mögliche Ursache sein.
- Es ist zwar genügend Milch vorhanden, der Milchspendereflex ist jedoch
- beeinträchtigt, zum Beispiel weil
  - du ängstlich, verunsichert, gestresst oder ausgelaugt bist,
  - du dem Stillen gegenüber vielleicht zwiespältige Gefühle hast,

  - es Spannungen innerhalb der Familie gibt (zum Beispiel wenn der Partner etwas gegen das Stillen hat – siehe dazu auch das Kapitel »Ein Wort an die Väter«).
- Dein Kind hat durch einen Wachstumsschub einen gesteigerten Milchbedarf, der nicht sofort befriedigt werden kann.
- Deine Lebensweise hat Einfluss auf die Milchproduktion bzw. den Milchfluss:
  - Bekommst du genügend Ruhe?
  - Oder gibt es zu viel Action, zu viele Besucher?
  - Hast du Medikamente eingenommen (zum Beispiel die Pille)?
  - Rauchst du?
  - Hast du Alkohol zu dir genommen?
  - Nimmst du genügend Flüssigkeit zu dir?
  - Schenkst du einer ausgewogenen Ernährung genügend Beachtung (obwohl deine Ernährung nicht die Milchmenge beeinflusst, trägt sie zu deinem Wohlbefinden und deiner Gesundheit bei)?
- Du fehlinterpretierst normale Veränderungen deiner Brust (Weichheit) als Milchmangel.
- Du fehlinterpretierst das Schreien deines Babys als Hungersignale (sehr ruhige Babys kommen eher zu kurz als Schreikinder, siehe Abschnitt »Das schläfrige Baby« im Kapitel 13).

»Mir ist jetzt klar: Das Weinen ist eine ›Krise‹ und kein Weinen wegen Hunger, weil ich als Mutter zu wenig Milch habe. Wenn Florian also wieder einmal am Abend viel weint, hat er eine Krise, die ich akzeptiere und durch die ich mich nicht mehr verrückt mache. Seit ich das zulassen kann, geht es unserer Familie besser, vor allem mir! Ich nehme dann Florian hoch, streichele ihn und rede ihm ruhig zu. Ich versuche nicht mehr, ihn mit Schnuller, Brust, Tee etc. zu beruhigen.«

Was kannst du tun?

- Stillen unterliegt dem *Gesetz von Angebot und Nachfrage*. Je öfter du stillst, desto mehr Milch wird gebildet. Wenn dein Kind sich nicht von selbst häufig genug meldet, wirst du es vielleicht eine Zeit lang in bestimmten Abständen (zum Beispiel alle zwei bis drei Stunden) wecken müssen, um sowohl dein Baby wie auch deinen eigenen Körper zu »konditionieren«.
- Viele Babys sind am Spätnachmittag besonders unruhig. Dies muss nicht mit mangelnder Milchproduktion zu tun haben, sondern liegt wahrscheinlich an der gesteigerten Geschäftigkeit in den meisten Haushalten, an die das Baby schon aus der Zeit der Schwangerschaft gewöhnt ist. Es kann auch sein, dass dein Baby die vielen Eindrücke verdaut, die es über Tag hatte (siehe »Dein Baby weint«). Hier ist möglicherweise einfach Entspannung das Gebot der Stunde.
- Überprüfe, ob dein Baby richtig angelegt ist und wirkungsvoll saugt.
- Nachdem du dein Kind auf beiden Seiten angelegt hast, gib ihm ein paar Mahlzeiten lang *nochmals die erstgereichte Brust*, in der inzwischen schon wieder etwas neue Milch entstanden ist. Dies aktiviert deine Milchproduktion.
- Wenn deine Milchproduktion nicht ausreichend durch das Saugen deines Babys angeregt wird (zum Beispiel bei Trennung oder weil zu schwach zum Saugen), erhöhe deine Milchmengen durch häufiges Ausstreichen von Hand oder gegebenenfalls durch Abpumpen.
- Manche Mütter sorgen sich zwischen dem sechsten und zehnten Tag, nicht genug Milch

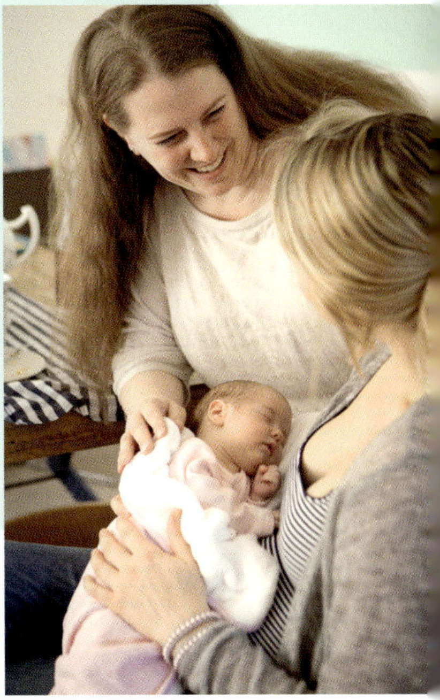

Bei allen Problemen in der Stillzeit kann eine Stillberaterin entlasten und unterstützen

zu haben. Und manchmal ist das so. Zu Hause angekommen, tragen sie die alleinige Verantwortung für ihr Kind, alles muss sich erst einspielen; möglicherweise kommen viele Besucher, die das Baby bestaunen wollen. Dies alles schafft eine Stresssituation, die sich auf die Milch auswirken kann. *Füttere bitte nicht zu! Stille häufiger, und nach spätestens 48 Stunden reicht es wieder!*

- Vielleicht fürchtest du, nicht genügend Milch zu haben, weil deine Brüste wieder kleiner und weich geworden sind. Der anfänglich entzündungsähnliche Zustand der Milchdrüsen beim Milcheinschuss ist zurückgegangen, die Milchproduktion hat sich eingependelt. Es gibt keinen Grund zur Beunruhigung!
- Mit sechs und mit 12 Wochen haben Babys weitere Wachstumsschübe. Auch hier gilt: Häufiger stillen, nicht zufüttern, dann reicht die Milch bald wieder.
- In vielen Fällen ist zwar genug Milch da, aber der Milchspendereflex funktioniert nicht. Im Abschnitt »Wie der Körper Milch hergibt« im Kapitel 2 findest du viele Anregungen zur Förderung des Reflexes. Versuche, dein inneres Gleichgewicht zu stärken durch Atem- und Entspannungsübungen, Massagen, eine warme Dusche, ein Fußbad, ein warmes Getränk, Musik, eine angenehme Atmosphäre sowie harmonisierende Düfte und Visualisierungsübungen zum Loslassen der Milch. *Berühre belebend deine Brust*, und spüre achtsam nach innen. Stelle dir vor, dass du dich zur Brustwarze hin öffnest. Gönne dir Zeiten der Ruhe und Besinnung, Momente zum Abschalten.
- Da der Milchspendereflex durch eine fehlende natürliche Freisetzung von Oxytozin behindert werden kann, mag schon eine einmalige Gabe einer künstlichen Form dieses Hormons – Syntocinon als Nasenspray – wahre Wunder wirken.
- Finde für die erste Zeit eine *Doula* (siehe Abschnitt »Hilfe für den Haushalt« im Kapitel 4). Verbringe einmal einen ganzen Tag oder ein Wochenende im Bett, und lass dich umsorgen und verwöhnen, ganz ohne schlechtes Gewissen. Man spricht nicht umsonst vom »Wochenbett«!

- Organisiere Hilfe und *Entlastung für den Haushalt.*
- Hole dir *Ermutigung*, persönlich von einer Stillgruppe oder anderen stillenden Frauen in deiner Nähe oder über Telefon oder Internet (siehe Anhang).
- Wenn dich etwas bekümmert, sprich mit jemandem, zu dem du Vertrauen hast. Mal etwas loszuwerden, kann sehr erleichtern. Bei tiefer liegenden Schwierigkeiten zögere nicht – deiner selbst und deines Kindes wegen! –, dir professionelle Hilfe zu holen, zum Beispiel bei einer Beratungsstelle.
- Durch Zufütterung werden der Abstillprozess und eine Reduzierung der Milch eingeleitet. Selbst Tee (womöglich noch gezuckert) verdirbt den Appetit des Babys nach Muttermilch und ersetzt diese. Das fein balancierte Gleichgewicht wird gestört. Wenn du bereits eine oder mehrere Flaschen gegeben hast und den Trend umkehren möchtest, ersetze die Flaschenfütterungen, eine nach der anderen, wiederum durch eine Brustmahlzeit (siehe Abschnitt »Relaktation« im Kapitel 15). Wenn du jedoch entschieden hast, zu bestimmten Mahlzeiten die Flasche zu füttern und dein Baby zu anderen Zeiten zu stillen, so kann dies durchaus problemlos verlaufen. Manchmal aber trinken Babys dann weniger gut an der Brust.
- Achte darauf, dass du genug *Flüssigkeit* zu dir nimmst (mindestens zwei Liter pro Tag) und dich *ausgewogen ernährst* (reich an Kalzium, Eiweiß und Vitamin B6 für die Nervenkraft).
- Die hoch dosierte Einnahme von Bockshornkleekapseln kann die Milchmenge steigern.
- Vor allen Dingen: *Vertraue darauf, dass du deine Milchproduktion mit der richtigen Handhabung nach Belieben erhöhen kannst.*
- Vielleicht magst du ergänzend *homöopathische Mittel* probieren. Bryonia C6, Calcium carbonicum C6, Ignatia C6, Pulsatilla C6, Zincum metallicum C6 können gemäß der Beschreibung im Abschnitt »Homöopathie« im Kapitel 14 hierbei helfen.
- Vielleicht magst du zusätzlich *Bach-Blüten* probieren. Frage dich: Welche Seelenzustände könnten sich möglicherweise auf meine Milchproduktion oder meinen Milchfluss behindernd auswirken?

(Wähle die Blüte/n gemäß der Liste im Abschnitt »Die Bach-Blüten-Therapie« in Kapitel 14 aus, zum Beispiel: Agrimony, Cerato, Clematis, Crab Apple, Elm, Holly, Hornbeam, Impatiens, Larch, Olive, Pine, Rock Water, Star of Bethlehem).

Anregendes Stillöl zur Brustmassage

Mandelöl 50 ml
Calendulaöl 50 ml
Sternanis 10 Tropfen
Rose 2 Tropfen
Fenchel 5 Tropfen
Koriander 2 Tropfen

Während der Neugeborenenzeit benutze diese Essenzen jedoch nicht kurz vor dem Stillen, da sie für die feine Nase des Babys zu stark duften.

Was mach ich nur – ich habe zu viel Milch!

Während die meisten Frauen sich eher sorgen, dass sie zu wenig Milch haben könnten, haben andere das gegenteilige Problem. Das Gefühl, »zu viel Milch« zu haben, stammt von einem anfänglichen Ungleichgewicht zwischen deinem Angebot und deines Babys Nachfrage. Hier ist regelmäßiges Abpumpen auf keinen Fall des Rätsels Lösung. Wenn du abpumpst, nimmt dein Körper an, dass dein Baby diese Milch braucht, und produziert immerzu mehr, um sich dem ständig gesteigerten »Bedarf« anzupassen. Einmaliges Abpumpen und Blockstillen (siehe weiter unten) kann jedoch durchaus hilfreich sein.

Was kannst du tun?

- Reiche dem Kind innerhalb eines Drei-Stunden-Zeitraums immer nur *dieselbe Brust.*
- Bis sich dein Körper umgestellt hat, streiche auf der anderen Seite ein wenig Milch aus – gerade nur so viel, dass die Spannung nachlässt.
- Wenn deine Brust schmerzt, mache *Eispackungen*, zum Beispiel indem du Eiswürfel oder Kühlelemente in ein Handtuch wickelst. Innerhalb einiger Tage stellt sich dein Körper auf den tatsächlichen Bedarf ein. Da die einzelnen Brüste jeweils über Stunden hinweg nicht stimuliert werden, geht die Milchproduktion allmählich zurück.
- Stille dein Kind in der *Rückenlage.*
- Bewährt hat sich auch die Methode *vollständiges Entleeren und Blockstillen*, bei der die Brust einmalig durch eine Milchpumpe entleert wird und anschließend für einen vorab festgelegten Zeitraum immer nur eine Brust angeboten wird. Danach wird die Seite gewechselt und die andere Brust pausiert entsprechend. Das Stillen in Zeitblöcken sorgt dafür, dass die gerade nicht gestillte Seite durch ihren entsprechenden Füllungszustand dem Körper durch bestimmte dadurch ausgelöste Mechanismen signalisiert, entsprechend weniger Muttermilch zu produzieren.Das einmalige Abpumpen führt meist dazu, dass ihr beide erstmalig eine entspannte Stillsituation erleben können, bei der dein Baby vielleicht sogar entspannt einschläft, weil es nicht mit den großen Milchmengen »kämpfen« muss.
- *Salbeitee* (1/2 Tasse über einen Tag verteilt getrunken) oder starker Pfefferminztee lässt die Milchmenge etwas zurückgehen.
- *Homöopathie:* Phytolacca C6, Pulsatilla C6.
- *Bach-Blüten*: Frage dich, was deine Milch so übermäßig fließen lässt. (Wähle die Blüte/n aus gemäß der Liste im Abschnitt »Die Bach-Blüten-Therapie« in Kapitel 14, zum Beispiel Chicory, Impatiens, Pine, Red Chestnut, Vervain.)

- *Aromatherapie*: Zur Reduzierung der Milchmenge massiere folgende Kombination – gut verschüttelt – sanft in die Brust ein (in der Neugeborenenzeit jedoch nicht kurz vor dem Stillen):

Ein milchreduzierendes Massageöl
Distelöl 100 ml
Salbei 10 Tropfen
Zypressenzapfen 5 Tropfen
Zitrone 10 Tropfen
Nanaminze 5 Tropfen

Meine Brustwarzen sind wund

Wenn du mit dem Stillen beginnst, magst du vielleicht während der ersten zwei bis vier Tage empfindliche Brustwarzen haben, unabhängig davon, wie lange dein Baby an deiner Brust saugt oder ob du deine Warzen vor der Geburt vorbereitet hast. Meistens beginnen Beschwerden mit der 20. Fütterung, erreichen während der nächsten 24 bis 48 Stunden einen Höhepunkt und klingen dann wieder ab. Denke also daran: So unangenehm es jetzt auch sein mag, die Beschwerden gehen meist schnell vorüber, und es lohnt sich, weiterzumachen. Anhaltende Probleme können jedoch andere Ursachen haben.

»Am dritten Tag zeigten sich auf meiner Brustwarze schmerzhafte Bläschen. Ich fand schnell heraus, dass die Schmerzen erträglicher wurden, wenn ich Brustwarze mit Warzenhof so weit wie möglich in Johannas Mund schob. Nach jedem Stillen ließ ich ihren Speichel und die Milch antrocknen und rieb Brustwarzen und Warzenhof mit einer Heilsalbe ein. So wurden sie bald geschmeidiger und dehnbarer, und die Schrunden heilten ab. Eineinhalb Wochen danach war alles vorbei.«

Mögliche Ursachen

- Der häufigste Grund: Das Baby wird nicht richtig angelegt.
- Das Kind erfasst nicht genug vom Warzenhof:
  - durch die Art des Anlegens,
  - weil die Brust zu prall ist,
  - weil die Brustwarze eingezogen ist,
  - wegen Saugverwirrung durch Flaschensauger oder Schnuller.
- Deine Brustwarze ist einseitig belastet:
  - weil sie im Moment des Ansaugens nicht in die Mitte von Babys Mund zu liegen kam,
  - weil das Zungenbändchen deines Babys zu kurz ist (Warzenspitze ist wund),
  - weil seine Unterlippe eingeschlagen ist,
  - weil das Baby mit der Zunge gegen die Warze stößt, vielleicht weil es durch Flaschensauger oder Schnuller an eine andere Zungenbewegung gewöhnt ist,
  - weil die Brustwarze verrutscht ist, da du mit einem Finger auf die Brust gedrückt hast.
- Dein Milchspendereflex wirkt nicht gut.
- Deine Haut ist spröde, nicht geschmeidig genug.
- Du hast dein Baby mehrfach von der Brust genommen, ohne das beim Saugen entstehende Vakuum zu durchbrechen.
- Deine Brustwarze ist verletzt durch unsachgemäßen Gebrauch einer Pumpe oder durch eine Gummiballpumpe.
- Feuchte Stilleinlagen (zum Beispiel Wegwerfeinlagen mit Plastikfolie) lassen die Brustwarzen wund werden.
- Wenn die Brustwarzen erst nach einiger Zeit wund, juckend, brennend und kribbelnd werden und stärker gerötet sind, kann es sein, dass du Soor hast – eine Pilzinfektion. Wenn ja, hat dein Baby eventuell auch Soor im Mund – erkennbar durch einen weißen Belag der Mundschleimhäute. Ihr braucht beide eine Behandlung (siehe Abschnitt »Soor« im Kapitel 13). Wechsle bei jedem Stillen die Stilleinlagen aus.

- Wenn die Brustwarzen nach dem Stillen weiß und blutleer erscheinen und sehr schmerzen, kann es sich um das Raynaud-Syndrom handeln, bei dem eine krampfartige Verengung der Blutgefäße (Vasospasmus) die beschriebenen Symptome verursacht. Warme Kompressen sowie die Einnahme von Magnesium und Calcium können hilfreich sein. Koffein und andere gefäßverengende Substanzen solltest du meiden. Hole am besten den Rat einer qualifizierten Stillberaterin ein.

Was kannst du tun?

Die Lösung orientiert sich an dem verursachenden Problem.

- Achte darauf, wie du dein Baby an die Brust legst:
  - Sein Kopf muss so auf deinem Unterarm liegen, dass seine Nase direkt gegenüber der Brustwarze liegt. Sein Bauch liegt gegen deinen Bauch und deine Hand umfasst seinen Po.
  - Deine Brustwarze sollte in der Mitte des Mundes vom Baby liegen, sonst wird deine Brustwarze einseitig belastet.
  - Wichtig ist, dass dein Baby nicht nur an deiner Brustwarze saugt, sondern auch deinen Warzenhof in seinen Mund nimmt.
  - Wenn die Unterlippe des Babys nach innen geschlagen ist, statt an der Brust anzuliegen, ziehe sie sanft nach außen.
  - Seine Zunge muss unter deiner Brustwarze liegen.
  - Vermeide es, mit dem Finger auf die Brust zu drücken, damit die Warze im Mund nicht »verrutscht«.
- Stille nicht seltener, sondern *öfter und kürzer*. Dann ist dein Kind zu Beginn der Mahlzeit nicht so heißhungrig und packt nicht so fest zu, als wenn lange Zeit seit dem letzten Stillen vergangen ist. Bei häufigerem Stillen kann dein Baby außerdem die Brustwarze mitsamt Warzenhof besser erfassen, weil die Brüste nicht so prall sind.
- Leg dein Baby zuerst an der Seite an, an der die Warze weniger wund ist. Der Milchspendereflex lässt dann die Milch an beiden Sei-

Ein gut angelegtes Baby

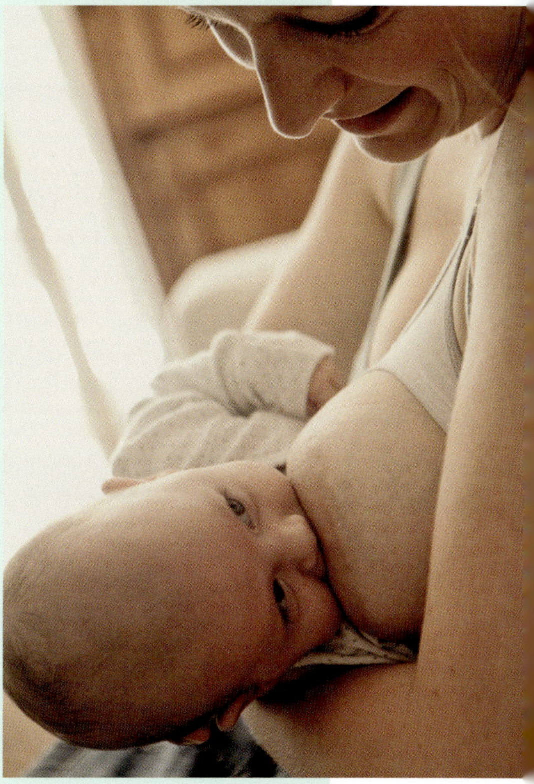

ten laufen. Wenn du dein Baby an der wunden Seite anlegst, braucht es nicht mehr so kräftig zu saugen und ist nicht mehr so hungrig.

- *Ändere oft die Anlegepositionen*, um die Warzen nicht einseitig zu belasten.
- Das Ansaugen vor dem Einsetzen des Milchspendereflexes ist am schmerzhaftesten. Nimm deinem Kind diese Arbeit ab, indem du vor Stillbeginn etwas Milch mit der Hand ausstreichst, am besten, während du deine Brust in ein warmes Wasserbad eintauchst oder unter der Dusche bist. So braucht dein Baby anfänglich nicht so stark zu saugen und kann deine Brust besser erfassen.
- Wenn dein Milchspendereflex nicht gut funktioniert, saugt dein Baby angestrengt und bekommt im Endeffekt doch nicht sehr viel. Das strapaziert die Warzen, und die dadurch entstehenden Schmerzen können wiederum den Milchspendereflex beeinträchtigen. Dann brauchst du Hilfe, um zu *entspannen und loszulassen*. In Kapitel 3 findest du dazu viele Anregungen.
- Benutze *keine Seife* auf Warze und Warzenhof, weil sie den Säuremantel der Haut zerstört, diese Gegend auslaugt und rissig macht und die Bildung von Schrunden und Rhagaden begünstigt.
- Achte auf eine gute Handhygiene, da Bakterien leichter durch die verletzte Brustwarze eintreten können.

- Wische die Milch nicht ab, sondern *lass Milch und Speichel* (haben eine weichmachende, sterilisierende Wirkung) auf der Haut *antrocknen.*
- Lass so oft wie möglich *Luft an die Brustwarzen*, damit sie gut abheilen können. Eine gereinigte, allergenfreie, modifizierte Lanolinsalbe (zum Beispiel von Lansinoh oder Purelan von Medela) versorgt deine Haut mit Feuchtigkeit und fördert die Heilung (verwende keine reine Lanolinsalbe, weil sie häufiger Allergien verursacht!). Diese sind hilfreich und brauchen vor dem Stillen nicht abgewischt zu werden. Vermeide fettige Salben, die die Haut »versiegeln«.
- Sogenannte *Hydrogelpads* (zum Beispiel von Medela) unterstützen ebenfalls die Wundheilung. Sehr angenehm und hilfreich sind die Multi-Mam-Kompressen (von Lansinoh), die die verletzte Haut beruhigen und bioaktiv gegen schädliche Bakterien wirken. Wasche deine Brust vor dem Stillen gründlich mit klarem Wasser ab. Bei sehr wunden und eventuell auch mit Keimen infizierten Brustwarzen kann eine Reinigung mit dem Schleimhautdesinfektionsmittel Octenisept (in Apotheken erhältlich) sinnvoll sein. Auch die Mercurialis perennis 20%-Tinktur (von Weleda) wirkt desinfizierend.
- In einer Wohnung mit Zentralheizung ist die Luftfeuchtigkeit gering, und die Haut trocknet eher aus. Da kann ein *Luftbefeuchter* helfen oder, ganz einfach, indem du Windeln im Zimmer trocknen lässt.
- Verwende *Stilleinlagen aus Schafswolle und Seide* – auf keinen Fall Einlagen mit Plastik – und wechsele sie häufig.
- Nimm Stillhütchen nur als »letzte Rettung«, *auf keinen Fall vorbeugend*, da deren Benutzung oft erst recht Probleme schafft. Lass dich vor der Anwendung IMMER von Hebamme oder Stillberaterin dazu beraten. Auch ist es wichtig, dass das Stillhütchen korrekt aufgesetzt wird, um nicht noch mehr Beschwerden zu verursachen.
- Wenn du *rechtzeitig vorbeugende bzw. therapeutische Schritte* unternimmst, wird es in der Regel weder notwendig noch ratsam sein, mit dem Stillen auszusetzen. Selbst wenn ein wenig Blut mit

der Milch vermischt ist, schadet dies deinem Kind nicht; es sieht schlimmer aus, als es ist. Falls eine Stillunterbrechung trotzdem einmal nötig sein sollte, pumpe Milch ab, während die Warzen heilen.

- Wenn dein Baby mit seiner Zunge gegen die Warze stößt, sie einrollt oder zurückzieht, lass dein Baby vor dem Stillen eine kurze Weile an deinem Zeigefinger saugen, während du einen sanften Druck auf seine Zunge gibst, den du beibehältst, während du langsam deinen Finger aus seinem Mund ziehst. Stillen mit dem Baby in einer vertikalen Position oder während du auf dem Rücken liegst, kann ebenfalls helfen.
- Wenn das Zungenbändchen zu kurz ist – erkennbar durch eine Einkerbung der Zungenspitze beim Herausstrecken der Zunge – kann sich dies mit der Zeit durch Dehnung möglicherweise von selbst geben. Wenn es sehr stört, muss ein Arzt es durchtrennen – ein unkomplizierter Eingriff. Lege dein Baby dann gleich danach an die Brust, um es zu trösten.
- Wenn dein Baby Saugprobleme hat, die ihr alleine nicht beheben könnt, suche persönliche Hilfe durch eine Still- oder Laktationsberaterin.
- Wenn starke Schmerzen anhalten und wider Erwarten keine Besserung eintritt oder wenn die Brustwarze entzündet scheint, ist schnelle ärztliche Hilfe angesagt, um eine Ausweitung in eine Mastitis zu vermeiden.
- *Homöopathie*: Castor equi C6, Graphites C6, Phytolacca C6. Siehe auch Abschnitt »Homöopathie« im Kapitel 14.
- *Bach-Blüten*: Wenn du innere Gründe für das Wundsein der Brustwarzen vermutest, welche könnten dies sein? Wähle Blüte/n aus gemäß Liste im Abschnitt »Die Bach-Blüten-Therapie« im Kapitel 14, zum Beispiel: Agrimony, Aspen, Beech, Centaury, Crab Apple, Heather, Holly, Larch, Pine.

Meine Milch ist gestaut – meine Brust ist entzündet

Milchstau – Brustentzündung – Abszess – diese gefährliche Reaktionskette muss rechtzeitig erkannt werden, damit man sie durchbrechen kann.

Wenn deine Milch einschießt oder wenn eine längere Zeit seit der letzten Stillzeit vergangen ist, werden deine *Brüste übervoll* und schwellen beidseitig an. Wenn dein Baby trinkt, geht der unangenehme Zustand schnell zurück. Bei einem *Milchstau* ist meistens nur eine Brust betroffen. Ein Stau macht sich dadurch bemerkbar, dass einzelne Bereiche der Brust hart werden und bei Druck schmerzen. Manchmal ist auch die ganze Brust betroffen. Oft ist sie dann kaum oder gar nicht warm, obwohl die Körpertemperatur auf über 38° klettern kann.

Wenn sich jetzt in der gestauten Milch Keime (meistens Staphylokokken, Kolibakterien oder auch mal Streptokokken) vermehren, die sich vielleicht durch eine wunde Brustwarze über den Eingang der Milchdrüse oder auf dem Blutweg im Körper ausgebreitet haben, kommt es zur Brustentzündung. Der Übergang ins Infektionsstadium zeigt sich durch Fieber von meist über 39°, das von einem allgemeinen Mattigkeitsgefühl, Schüttelfrost, Erbrechen und grippeartigen Gliederschmerzen begleitet sein kann. Die lokalen Symptome (meistens nur an einer Brust) verstärken sich noch: Die Brust ist gespannt, heiß, an den betroffenen Stellen gerötet und bei Druck äußerst schmerzhaft. Spätestens ab diesem Stadium gehörst du ins Bett. Bettruhe ist aber auch bereits bei einem Milchstau eine sinnvolle Präventionsmaßnahme.

Wenn beide Brüste befallen sind, lasse auch dein Kind ärztlich untersuchen, da es eine Infektion auf dich übertragen haben kann. Eventuell kann bei der sehr selten vorkommenden beidseitigen Mastitis eine 24- bis 48-stündige Stillpause erforderlich sein und die abgepumpte Milch muss pasteurisiert werden, dafür sind spezielle Geräte für den Hausgebrauch erhältlich.

Falls jetzt nichts geschieht, »schmilzt« die verhärtete Stelle ein: Es bildet sich ein Eiterherd (Abszess), der unter Ultraschallsicht abgesaugt werden muss. Manchmal muss der Abszess auch operativ eröffnet werden, damit der Eiter abfließen kann.

Betrachten wir zunächst, was zu einer Brustentzündung (Mastitis) führen kann, damit wir den Problemen vorbeugen und die Kette rechtzeitig durchbrechen können.

Mögliche Ursachen

- Die Fütterungspausen sind zu lang. Die Brustdrüsen werden übervoll, klemmen sich in dem prallen Gewebe gegenseitig ab und können nur schwer oder gar nicht geleert werden.
- Spannung, Unsicherheit und Schmerzen beeinträchtigen den Milchspendereflex und halten die Milch zurück.
- Seelische Probleme, Konflikte, Anpassungsschwierigkeiten an die neue Rolle, gesellschaftlicher Druck oder Stress können den Milchfluss behindern und einen Stau verursachen.
- Äußere Hindernisse (enger BH, Träger einer Babytragehilfe usw.) schneiden in die Brust ein, klemmen Milchdrüsen ab und behindern den Milchfluss.
- Innerlich hast du vielleicht deine Brust durch einen Stoß oder Ähnliches verletzt.
- Die Öffnung einer Milchdrüse an der Warze kann mit eingetrockneter Milch verstopft sein.
- Vereinzelt kann eine äußerst kalziumreiche Ernährung zur Aussonderung von weißem Sand ähnlichen Körnern führen – so etwas wie Kalziumsteine –, die die Brustdrüsen verstopfen.
- Dein Kind trinkt schlecht, weil es zahnt, abgelenkt wird oder seine Nase verstopft ist.
- Deine Widerstandskraft kann durch Erschöpfung, schlechte Ernährung, Einnahme von Medikamenten oder inneren oder äußeren Stress herabgesetzt sein. Vielleicht übernimmst du dich auch

mit Hausarbeit oder nach außen gerichteten Verpflichtungen und hast nicht genügend Zeit und Möglichkeit zur Regenerierung. Eine niedrige Immunabwehr begünstigt die Entstehung von Infektionen.

- Durch eine entzündete Brustwarze dringen Bakterien in die Milchdrüse ein.

Zwei Frauen berichten von ihren Erfahrungen:

»... Elisabeth trank nicht sehr gut, weil sie Schnupfen hatte, und ich achtete nicht darauf, dass meine Brust nach dem Stillen wieder weich wurde. So bekam ich einen Milchstau, mit Schmerzen in der Brust und 39° Fieber. Mein Arzt verschrieb mir ein mit dem Stillen verträgliches Antibiotikum. (Anmerk. d. Autorin: Meist ist die Einnahme von Antibiotika bei einem Milchstau nicht nötig.) Das nahm ich ein, gönnte mir Bettruhe und stillte Elisabeth häufiger als sonst. Ich legte sie immer an der gestauten Seite zuerst an und achtete darauf, dass sie diese Brust ganz leer trank. Mit der Hand strich ich zusätzlich die harten Stellen während des Trinkens zur Brustwarze hin aus. Vorher hatte ich einen warmen Waschlappen aufgelegt. Nach eineinhalb Tagen war der Stau wieder beseitigt ...«

»... Mit der Zeit wurde es ganz offensichtlich, dass meine immer wiederkehrende Brustentzündung seelische Ursachen hatte. Jedes Mal, wenn meine Mutter, mit der ich große Konflikte habe, ihren Besuch anmeldete, wurde meine Brust in kürzester Zeit hart und schmerzend. Durch Quarkkompressen und Bettruhe gingen die Entzündungen jeweils sehr schnell zurück ...«

Was kannst du tun?

... wenn deine Brust geschwollen ist, schmerzt, gerötet ist und du sogar Fieber und andere unangenehme Symptome bekommen hast? Die Erfahrungsberichte zeigen schon einige Möglichkeiten der Behandlung. *Je früher du eingreifst, desto besser.*

- *Gönne dir Ruhe!* Lege dich mit deinem Kind ins Bett und stelle sicher, dass euch jemand einen oder zwei Tage lang versorgen kann. Versuche zumindest, einige Tage etwas kürzer zu treten!
- *Halte deine Brust leer!* Stille dein Kind doppelt so häufig als sonst, etwa alle ein bis zwei Stunden, damit deine Brust keine Zeit hat, sich allzu sehr zu füllen.
- Wenn nur eine Seite befallen ist, lege dein Kind zuerst an dieser Seite an, damit sie sicher geleert wird.
- *Lege dein Kind so an, dass sein Unterkiefer an die Stelle kommt, die gehärtet ist.* Das heißt: Wenn die rechte Seite der rechten Brust hart ist, halte dein Kind so, dass seine Beine rechts an deinem Körper vorbei nach hinten zeigen (Football-Haltung). Wenn die Oberseite deiner Brust schmerzt und geschwollen ist, müssen die Beine deines Kindes – so unglaublich dies erscheint – über deinen Schultern liegen, während du zurückgelehnt oder auf dem Rücken ausgestreckt bist. (Ich musste es einmal ausprobieren – und es geht!) Zwar kannst du auch (oder zusätzlich) durch Massieren die Milch aus den gestauten Drüsen ausstreichen, aber nichts ist so wirkungsvoll und kraftvoll wie das Saugen deines Kindes.
- *Kälte* zur Schmerzlinderung und zum Eindämmen der Entzündung und *Wärme* zur Gefäßerweiterung – beides kann hilfreich sein. Vor der Stillzeit ist Wärme angebracht: Lege entweder ein feuchtwarmes Tuch auf deine Brust oder nimm, wann immer möglich, eine warme Dusche. Oft kommt die Milch durch die Wärme schon vor dem Stillen ins Laufen. Kirschkernsäckchen können hilfreich sein. Wärmflaschen dagegen sind nicht angebracht, da sie durch ihr Gewicht den Abfluss der Milch behindern können. Zwischen den Stillzeiten wende Eispackungen an (Eiswürfel in ein Handtuch geben,

ein Tuch mit einer Tüte tief gekühlter Erbsen tut's auch) oder nasskühle Kompressen.

- Lege gekühlte Kohlblätter auf die befallene Stelle, die die Schwellung zurückgehen lassen (siehe Abschnitt »Die Milch ›schießt ein‹« im Kapitel 7).
- *Viele Frauen loben Quarkkompressen.* Dem Quark kannst du Schafgarbe- oder Kamille-Blau-Essenz (beide entzündungshemmend) oder Lavendel-Essenz beigeben.
- Auch *Retterspitz-Umschläge* (Areola aussparen) können die Entzündung schneller zurückgehen lassen.
- Mache kurz vor der Stillzeit einen *Kartoffelwickel,* indem du gut warme Pellkartoffeln in ein sauberes Küchentuch wickelst oder in ein Säckchen gibst, flach drückst und damit einen Wickel um die Brust formst.
- Es helfen auch Umschläge aus gepulvertem *Bockshornkleesamen,* der mit heißem Wasser zu einem Brei angerührt wird. Dieser Samen enthält wie die Kartoffeln eine entzündungshemmende Komponente. Außerdem ist er virustatisch, hilft dem Gewebe abzuschwellen und ist zudem laktationsfördernd.
- »Erwecke« deine Hände und Handmitten und *berühre deine Brust,* so, als ob du tief in sie hineinstrahlen wolltest. Nimm wahr (oder stell dir vor), dass sich die Spannungen und Stauungen an den schmerzenden Stellen lösen und die Milch fließt.
- Wie wäre es mit einem warmen *Fußbad*? Dies bringt Lösung für den ganzen Körper.
- *Bringe deine Milch gut zum Fließen.* Lies dazu noch einmal die Anregungen im Abschnitt »Wie der Körper Milch hergibt« im Kapitel 2.
- Achte darauf, dass das Kind die Milch durch richtiges Saugen gut entleert.
- Wenn Kleidung einen Stau verursacht hat: *Vermeide einschneidende, einengende Kleidungsstücke.*
- Wenn eine Milchdrüsenöffnung verstopft ist, entferne vorsichtig den Milchpfropf. Zur Vorbeugung von Fettpfropfen nimm täglich

einen Esslöffel Lecithin ein – dies lässt die Milch weniger klumpen.

- In der Stillberatung stellte es sich häufig heraus, dass Stillprobleme *seelischen Ursprungs* waren. Vielleicht fühlst du dich überfordert, unsicher? Vielleicht ist dein Mann eifersüchtig (siehe Abschnitt »Wenn langes Stillen Schwierigkeiten in der Partnerschaft bereitet« im Kapitel 10), und das belastet dich? Vielleicht seht ihr dem Besuch von bestimmten Menschen mit gemischten Gefühlen entgegen? Wenn dich etwas belastet, gesteh es dir erst einmal selbst ein. Dann such dir einen Menschen, zu dem du Vertrauen hast und der gut zuhören kann. Mit jemandem über das, was einen belastet, zu sprechen, kann allein schon oft Probleme auflösen. Vielleicht musst du aber etwas ändern, zum Beispiel um Verschiebung eines Besuchs bitten etc. Es geht um dich und deine Gesundheit.
- *Homöopathie*: Bei Milchstau kommen eventuell Phytolacca C12, Conium C6, Nux vomica C6 für dich in Betracht, bei Brustentzündung Belladonna C6, Phytolacca C6, Bryonia C6, Hepar sulfuris C6, Silicea C6, Mercurius C6 (siehe Abschnitt »Homöopathie« im Kapitel 14).
- *Bach-Blüten*: Milchstau und Brustentzündung haben sehr häufig innere Ursachen. (Wähle die Blüte/n aus gemäß der Liste im Abschnitt »Die Bach-Blüten-Therapie« in Kapitel 14, zum Beispiel Agrimony, Aspen, Clematis, Elm, Holly, Hornbeam, Impatiens, Larch, Mustard, Oak, Olive, Pine, Red Chestnut, Rock Water, Scleranthus, Vervain, Wild Oat, Wild Rose, Willow; Crab Apple, Rock Rose bei Panik vor Brustentzündung.)
- Tritt innerhalb von 24 Stunden keine Besserung ein, besprich mit deiner Ärztin oder deinem Arzt, ob ein Antibiotikum indiziert ist.

Der Übergang zwischen Milchstau und Brustentzündung ist fließend. Eine *echte Mastitis* ist eine gefährliche Komplikation, die eine antibiotische Behandlung erfordert. Sicherlich wird oft etwas als Mastitis – Brustentzündung – bezeichnet, was in Wirklichkeit lediglich ein *Milchstau mit beginnender Infektion* ohne nennenswerte Keimvermehrung ist, der allein durch Entleerung und Verminderung der gestauten Milchmenge zu beheben ist. Antibiotika sind in diesem Stadium noch nicht notwendig und sollten auch nicht vorschnell eingesetzt werden.

Wie immer die Situation – *stille auf jeden Fall weiter*. Selbst bei Brustentzündungen bis hin zu Abszessen ist Abstillen, wie dies in der Vergangenheit empfohlen wurde, nicht angesagt. Frauen, die abstillten, plagten sich danach zum Teil noch sehr lange mit Infektionen und Schmerzen herum. Untersuchungen haben ergeben, dass Brustentzündungen durch *häufiges Stillen, Bettruhe, warme und kalte Kompressen* und Antibiotika innerhalb von drei Tagen abheilen können.

Selbst nach einem operativen Eingriff im Falle eines Abszesses kann in der Regel weitergestillt werden. Die Brust heilt danach viel schneller. Gewöhnlich ist die Einschnittstelle weit genug von der Brustwarze entfernt, so dass unbehindertes Stillen möglich bleibt. Die Brust muss auf jeden Fall weiterhin geleert werden. Beim Stillen drücke gegebenenfalls mit einem sterilen Tuch auf die Wundstelle, damit während des Stillens keine Milch aus der Wunde läuft, was allerdings das Stillen oder die Wunde nicht behindert.

Früher dachte man, dass Bakterien, die ein Baby aus der entzündeten Brust mit der Muttermilch mitbekommt, ihm schaden und zu Magen-Darm-Störungen führen könnten. Dies ist aber selten der Fall. Die meisten Keime werden durch die Magensäure zersetzt. Der Geschmack der Milch kann sich allerdings verändern und das Baby vorübergehend etwas unwillig an der Brust werden lassen. (Entferne dann so viel wie möglich Milch durch Abdrücken oder Pumpen – siehe Abschnitt »Entnehmen der Milch«)

In einer Zeit, wo Krankheitsgefühl und starke Schmerzen dich schwächen und verunsichern, brauchst du einen sachkundigen Menschen, der dich in deinem Wunsch, weiterzustillen, unterstützt. Du kannst dich in der gesamten Stillzeit bei Problemen an deine Hebamme wenden. Versuche rechtzeitig, einen geeigneten Hausarzt oder eine Gynäkologin zu finden, zu denen du Vertrauen hast und die sich vielleicht zusätzlich zur Schulmedizin auch in der Naturheilkunde auskennen.

Die Warzenform wird zum Problem

Manche Brustwarzenformen können das Stillen erschweren.

Was kannst du tun?

- Bei Hohl- und Flachwarzen ist besonders das frühe und häufige Anlegen in den ersten Tagen wichtig. Suche dir vielleicht schon vor der Geburt Unterstützung durch eine Stillberaterin. Auch wenn du erst nach der Geburt feststellst, dass deine Warzen Schwierigkeiten schaffen, ist bei guter Unterstützung das Stillen sehr wohl möglich.
- Vor dem Stillen stimuliere die Brustwarzen, bis sie hervorstehen. Reibe sie mit den Handflächen, ziehe die Brustwarzen sanft heraus, drehe sie, sauge sie mit einer Milchpumpe an. Die Firma Lansinoh hat einen Brustwarzenformer (Latch Assist) entwickelt, mit dem du die Brustwarze vor dem Stillen in eine günstige Form und Position bringen kannst.
- Manche Kliniken empfehlen bei wunden Brustwarzen oder ungünstigen Warzenformen die Benutzung eines Stillhütchens (Näheres unter »Flach- oder Hohlwarzen – kein Stillhindernis« im Abschnitt »Die Brust auf das Stillen vorbereiten«, Kapitel 2).
- Manchen Babys fällt ein späteres Umstellen auf das Stillen ohne Hütchen schwer. Sollte das der Fall sein, kannst du, um deinem Kind die Umgewöhnung zu erleichtern, versuchen, nachdem dein Kind angefangen hat, mit Hütchen zu saugen, schnell auf die Brust zu wechseln.
- Manche Babys gewöhnen sich so sehr an den Sauger, dass es danach schwierig wird, sie wieder direkt an die Brust anzulegen.

»Als Kerry etwa zehn Wochen alt war, verweigerte er plötzlich zu bestimmten Zeiten die Brust. Zuerst packte er zu, ließ dann aber die Brustwarze wieder los und bewegte wild suchend und frustriert seinen

Kopf hin und her. Nach einigen Tagen, an denen mich sein Verhalten fast zur Verzweiflung trieb, wurde mir klar, woher die Schwierigkeiten rührten. Kerry war ein Kind, das sich leicht ablenken ließ. Anya, auf dem Höhepunkt ihrer Eifersuchtsgefühle, entdeckte dies schnell und lenkte durch überlautes Verhalten meine und Kerrys Aufmerksamkeit während der Stillzeiten auf sich.

Kerry, dessen erster Hunger gestillt war, hörte ganz auf zu trinken, war aber noch nicht satt. Obwohl er vorher etwa alle drei Stunden getrunken hatte und mein Körper darauf eingestellt war, wurde Kerry nun bereits nach zwei Stunden wieder hungrig. Ihn erwartete aber nicht eine pralle Brust mit hervorstehender, harter Brustwarze, sondern eine weiche Brust mit leicht eingesunkener Warze, an die er nicht gewöhnt war. Deshalb die verzweifelten, suchenden Bewegungen nach »seiner« gewohnten Brustwarze.

Durch Zufall kam ich auf einen Trick, der das Problem löste. Ich steckte Kerry meinen kleinen Finger, an dem er gierig saugte, in den Mund und führte den zur Brustwarze hin. Nachdem Kerry sich an der Brust angesaugt hatte, entzog ich meinen Finger, und er trank weiter.«

Achtung!

Manche Kliniken lassen bei Flach- und Hohlwarzen von vornherein abpumpen und füttern die Muttermilch dann mit der Flasche. Die Stimulierung durch das Pumpen reicht auf Dauer jedoch nicht aus, um voll zu stillen. Der Flaschensauger verwirrt außerdem oft den Saugreflex des Kindes. Somit gewöhnt es sich später noch schlechter an deine Flachwarze. Deshalb vermeide diese Handhabung, wenn irgend möglich.

Stillen auf einer Seite

Manche Babys bevorzugen entschieden die Warzenform einer Seite und streiken (siehe auch Kapitel »Dein Kind streikt«), wenn die Mutter sie auf der unbeliebten Seite anlegen will. Es ist möglich, nur einseitig zu stillen.

»Nachdem ich tagelang versucht hatte, mein Kind quasi zu zwingen, doch an beiden Seiten zu trinken, resignierte ich. Zuerst pumpte ich noch auf der unbenutzten Seite ab, doch dann trocknete die Milch da immer mehr aus. Ich sah zwar etwas einseitig aus, aber das hinderte mich nicht daran, meinen Sohn bis zum Alter von eineinhalb Jahren zu stillen – nur mit einer Brust.«

13

Wenn dein Baby Probleme hat

Dein Baby weint

Es gibt kaum einen Menschen, den das Weinen eines kleinen Kindes unberührt lässt – und so soll es auch sein. Ein Baby hat noch nicht viele Möglichkeiten, sich seiner Umwelt mitzuteilen. Sein Weinen ist ein Weg, uns wissen zu lassen, dass es unzufrieden ist, dass ihm etwas fehlt. So hat das Weinen für uns Aufforderungscharakter, diesem kleinen Wesen, das sich selbst noch nicht helfen kann, zu Hilfe zu kommen.

Manche Säuglinge weinen viel, andere sehr wenig. Wenn ein Baby »ohne Grund« häufig, heftig und anhaltend oder in Schüben weint, fällt häufig der Begriff Kolik. Was das ist, haben selbst die Forscher noch nicht so recht definieren können. Das Weinen verändert sich im Laufe des Tages und wird gegen Abend meist intensiver. Oft endet diese Art von Weinen fast schlagartig mit drei Monaten. In der Zwischenzeit jedoch wird das Ganze für manche jungen Eltern zur nervlichen Zerreißprobe.

»So hatte ich mir das Mutterdasein nicht vorgestellt. Unser Kind weinte sehr häufig – manchmal trugen wir es nächtelang umher. Wir wechselten uns ab, so dass wenigstens einer von uns einige Stunden Schlaf an einem Stück bekam. Es war eine schwere Zeit. Mit drei Monaten ging es auf einmal besser: Unser Kind wurde zunehmend zufriedener und belohnte unsere Mühe, Liebe und Geduld mit seinem freundlichen Wesen.«

Mögliche Ursachen

- Koliken können selten von einer allergischen Reaktion herrühren und von einer Hypersensibilität selbst gegenüber Nahrungsmitteln (zum Beispiel Kuhmilchprodukten), die die Mutter zu sich nimmt.

- Es wird vermutet, dass Koliken mit dem Reifegrad des Verdauungstraktes zu tun haben. Deshalb neigen Jungen, die im Allgemeinen in der Reife hinter den Mädchen zurück sind, häufiger dazu.
- Kinder, die sehr unruhig trinken, können viel Luft schlucken, die sie dann im Magen plagt. Sie bäumen sich nach dem Trinken auf und weinen dabei. Durch das Weinen schlucken sie noch mehr Luft, so dass die Schmerzen sich verstärken.
- Falsches Anlegen kann die Entstehung von Koliken begünstigen, da Babys bei bestimmten Haltungen mehr Luft schlucken.
- Babys können auf Rauchen in ihrer Umgebung mit Magen-Darm-Störungen reagieren.
- Du interpretierst das Weinen nach dem Stillen als Hungerzeichen und versuchst, dein Kind noch weiter zu füttern. Da Saugen Trost spendet, trinkt es dann auch – aber mehr, als es braucht. Sein Unwohlsein wird dadurch noch verschlimmert.
- Es ist möglich, dass das Weinen deines Babys Ausdruck unverarbeiteter Erlebnisse und Eindrücke ist. Vielleicht verarbeitet es gerade die Erlebnisse des Tages, möglicherweise aber auch traumatische prä- bzw. perinatale Erfahrungen: eine schwere Geburt, die Angst der Umstehenden oder eine Schrecksituation aus der Schwangerschaft.
- Das Weinen deines Kindes kann auch Ausdruck mangelnder Orientierung und einer verzögerten Ausreifung der Verhaltensregulation sein oder eine Reaktion auf Veränderung, zum Beispiel auf Reisen.
- Je nach Temperament des Babys reagiert es vielleicht besonders empfindlich auf Reizüberflutung (zum Beispiel Wohnen an einer befahrenen Straße, Lärm, Fernseher, Radio läuft, viele Besucher) oder auch auf einen mangelnden Rhythmus im Tagesablauf der Familie.
- Das Weinen deines Babys macht dich angespannt. Die Spannung überträgt sich auf dein Kind und verstärkt seine Qual.
- Weinen kann auch Ausdruck überschüssiger Kraft sein. Das Weinen ist ein neurophysiologischer Mechanismus, der in dieser wie in anderen Situationen Spannung abbaut und somit wieder zu einem inneren Gleichgewicht führt.

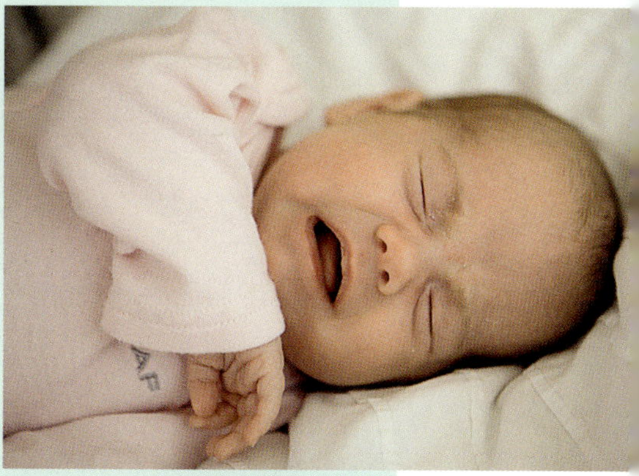

Mit Weinen macht das Baby auf sich aufmerksam

- Dein Kind reagiert auf familiäre Spannungen.
- Möglicherweise legst du dein Kind zu kurz an und es bekommt zu viel Vordermilch und zu wenig Hintermilch und weint, weil es unzufrieden ist.
- Dein Baby hat einen wunden Po.
- Eventuell ist auch ein Wirbel des kindlichen Kopfgelenks verschoben, was zu einer Symmetrie-Störung – KISS-Syndrom genannt – führt (siehe Literatur im Anhang). KISS-Kinder liegen vorrangig auf einer Seite und drehen ihren Körper wie ein C nach hinten. Quengeligkeit bis hin zu Schlaf- und Gedeihstörungen werden dem KISS-Syndrom zugeschrieben.
- Bei anhaltendem Weinen lass ärztlich abklären, ob organisch alles in Ordnung ist.

Was kannst du tun?

Schließe für einen Moment die Augen und komme ganz bei dir selbst an. Lasse dein Herz und deine Stirn weit und hell werden. Dann stelle dir vor, dass du von deinem Hinterkopf her um deinen Kopf herum nach vorne schauen könntest. Öffne dann die Augen und sieh dein Kind an. Frage: »Was fehlt dir?« Versuche in einem »stillen Gespräch« mit ihm herauszufinden, was es braucht und wie du ihm helfen kannst.

Wenn dein Baby Bauchschmerzen zu haben scheint:

- Um eine Allergie auszuschließen, *verzichte* auf Nahrungsmittel mit unvergorenem *Kuhmilcheiweiß* und iss zum Beispiel lieber Joghurt,

Kefir und Produkte mit Acidophilus-Bakterien. Wenn sich dein Kind innerhalb eines oder zweier Tage wohl fühlt, ist das Rätsel gelöst. Die Koliken sind aber in den seltensten Fällen mit deiner Ernährung assoziiert, da zum Beispiel viele für Blähungen verantwortlich gemachte Dinge, wie Ballaststoffe, ja gar nicht in deinem Blut, über das die Muttermilch gebildet wird, auftauchen. Versuche also gerade in anstrengenden Babyzeiten weiterhin gut und ausgewogen zu essen und nicht aus Übervorsicht für dich wertvolle Lebensmittel wegzulassen.

- *Liegt es richtig an und saugt es richtig?*
- Lasse dein Kind immer ausreichend lang trinken. Auf diese Weise bekommt es auch genug Hintermilch, denn wenn es zu viel Vordermilch trinkt, wird die Laktose im Darmtrakt erhöht, was zu Blähungen führen kann.
- Lasse dein Kind *gut aufstoßen.*
- Wenn dein Kind mit dem einschießenden Milchschwall während des Stillens nicht zurechtkommt, drücke vorher Milch ab, bis der Milchfluss in Gang kommt. Oder unterbrich das Stillen, wenn du das Prickeln in deiner Brust spürst, damit der erste Milchschwall in eine Windel oder ins Waschbecken fließen kann. Probiere aus, ob es Besserung bringt, wenn du dein Baby stillst, während du auf dem Rücken liegst.
- Bessert sich die Situation deines Babys, wenn du es in einer *vertikalen Haltung* trägst? Oder wenn du es über deine Oberschenkel legst – Bauch nach unten?
- Trage es in einem Tragetuch.
- Nachdem dein Kind satt ist, kann es vielleicht Trost finden, indem es an einem Finger saugt, während es im Arm gehalten wird. Dies kann *Spannung abbauen.*
- Achtsame Berührung, wie du sie vielleicht schon an dir selbst geübt hast, kann ebenfalls Erleichterung bringen. Sensibilisiere zuerst deine eigenen Hände durch sanftes Ausstreichen. Lege sie dann aufeinander auf den Beckenraum des Kindes und spüre ganz tief hinein, so als ob du in seinen Körper hineinstrahlen wolltest. Du

kannst auch eine Hand unter das Kreuzbein (Ende der Wirbelsäule) des Babys und die andere Hand auf den Unterleib legen und versuchen, eine Verbindung von der einen zur anderen Hand aufzunehmen. *Die Berührung des Unterleibs beruhigt und löst.* Vielleicht magst du dabei den Vokal »U« unhörbar in dir oder auch laut singen.

- Auch eine *Massage im Uhrzeigersinn* (Richtung der Därme) auf dem Unterleib bzw. um den Bauchnabel des Babys herum kann hilfreich sein. Zum Massieren kannst du folgendes Öl verwenden: 1 Tropfen Römische Kamille, 1 Tropfen Anis, 1 Tropfen Fenchel, 1 Tropfen Karottensamen und 20 Milliliter Sesamöl. Verschüttele alles gut. Du kannst auch eine *Windsalbe* in der Apotheke besorgen.
- Auch Kümmelöl ist angebracht. Eine Massagebewegung entlang des Rückens in *Form der Zahl 8* kann harmonisieren und beruhigen.
- Es mag auch helfen, mit 0,4% Cuprum-Salbe von Weleda, dünn aufgetragen, den Bauch zu reiben.
- Ein kleines erwärmtes *Kirschkernkissen* kann Schmerzen lindern, ebenso wie das Tragen eines Wollhemdchens.
- Gib deinem Baby *ein linderndes Bad*, dem eventuell Rosenessenz beigegeben ist (siehe Abschnitt »Aromatherapie« im Kapitel 14).
- In einer Duftlampe kannst du einige Tropfen Anis, Fenchel, Koriander und Römische Kamille verdampfen lassen.
- Wenn du die Oberschenkel deines Babys rhythmisch gegen seinen Bauch drückst, können sich Winde lösen.
- Halte dir vor Augen, dass Koliken meist am Ende des dritten Monats schlagartig zu Ende gehen. Krisen gehören zum Leben dazu. Aus durchstandenen Krisen gehen wir gestärkt, mit gemehrter Kraft, hervor.

Wenn das Weinen offensichtlich Ausdruck von »Unverdautem« ist:

- Da gilt es, einfach *da zu sein*, das Weinen deines Babys auszuhalten und ihm das Gefühl zu geben, dass es nicht allein ist. Steh ihm bei, indem du es in den Arm nimmst oder es intensiv und zugewandt berührst und ihm vermittelst: »Ich weiß nicht, wie ich dir helfen kann. Aber ich bin bei dir, ich lass dich nicht allein.«

- *Körper- und Hautkontakt* und eine *aufrechte Haltung* sind bei manchen weinenden Babys die einzige Lösung für Eltern und Kind. Wenn es in einem Tragetuch, dicht an Mutter, Vater oder einen anderen helfenden Menschen angeschmiegt, umhergetragen wird, bleibt es einigermaßen zufrieden. Vielleicht hilft es ihm, auch nachts deine Körperwärme zu spüren. Bitte habt keine Angst vor dem Verwöhnen. Das Kind weint nicht, weil es euch drangsalieren will, sondern weil es ein Problem hat, auch wenn dies nicht ersichtlich ist.
- *Massiere dein Baby am ganzen Körper* mit einem Öl, gemischt aus 50 Milliliter Mandelöl und 1 Tropfen Rosenöl (Anleitung zur Babymassage siehe Literaturverzeichnis *Babymassage)*. Oder gib ihm eine einfühlsame *Fußmassage*.
- Wie wäre es mit einem *Fußbad?*
- Nimm wahr, ob die häusliche Atmosphäre vielleicht offen oder unterschwellig spannungsgeladen ist. Wenn ja, versuche etwas daran zu ändern (zum Beispiel Gespräche mit deinem Partner, Klärung, mehr Zuwendung für größere Kinder, Rhythmusänderung etc.). Kinder nehmen Spannungen auf.

Wenn das Weinen deine Nerven auf eine Zerreißprobe stellt:

- Sheila Kitzinger sagt dazu: »Alles, was Sie für sich tun, um sich etwas mehr persönlichen Spielraum zu verschaffen, verhilft auch dem Baby zu mehr Zufriedenheit, und Maßnahmen, die dem Baby helfen, zur Ruhe zu kommen, tun auch *Ihnen* gut.« Frage dich: »Wie kann ich mir selbst Gutes tun?« Anregungen findest du im Abschnitt »Weitere Wege, um zu dir zu kommen und deinen Milchfluss zu fördern« in Kapitel 3.
- *Nimm Hilfsangebote ungeniert an oder bitte um Hilfe,* ehe du am Ende deiner Kräfte bist. Du brauchst die Möglichkeit, zwischendurch immer wieder Kraft zu tanken, um bei Verstand zu bleiben. Wenn niemand aus deiner Verwandtschaft, Nachbarschaft oder Bekanntschaft dir aushelfen kann, überlege, ob du dir für diese Übergangszeit, die vorübergeht (!), stunden- oder tageweise eine Familienhelferin gönnen und leisten kannst.

- Kuschle dich mit deinem Baby häufig einmal ins Bett.
- Nimm zusammen mit deinem Kind *ein Bad,* dem eventuell Rosenessenz beigegeben ist. Dies hilft euch beiden.
- Gehe viel spazieren mit deinem Kind. Genieße die Natur.
- Bewegung fördert die Ausschüttung von Endorphinen, die deine Stimmung heben.
- Wenn du Spannungen oder Aggressionen spürst, schlucke sie nicht hinunter, übergehe sie nicht. Finde nicht verletzende Wege, ihnen Ausdruck zu geben, sie rauszulassen. Vielleicht magst du einmal richtig aufstampfen oder auf ein Kissen schlagen oder (wenn es sein muss, im Auto oder im Wald) deine Stimme laut einsetzen. Es wird dir danach bestimmt besser gehen. Vielleicht hilft eine klärende Aussprache mit dem Betreffenden, die Spannungen abzubauen.
- Hole dir gegebenenfalls *professionelle Unterstützung*, zum Beispiel in einer Schreibabyambulanz. Auch der Austausch mit anderen Eltern, die ein Baby mit hohen Bedürfnissen haben, kann helfen. Lass auch bei deinem Kinderarzt abklären, ob eine andere körperliche Ursache für das vermehrte Weinen deines Babys vorliegt.
- Überlege gemeinsam mit deinem Partner, wie ihr euch jeweils Möglichkeiten zum *»Auftanken« einräumen könnt. Vielleicht könnt ihr euch gegenseitig massieren?*

Weitere Möglichkeiten der Beruhigung:

- Lege dein Kind längs auf ein großes Tuch oder eine Decke. Ergreife das eine Ende, dein Partner oder eine andere Person das andere, und wiegt das Baby. Natürlich sind Wiege oder Schaukelstuhl ebenfalls geeignet. Kinder lieben in der Regel rhythmische Bewegungen.
- Aus der bergenden Hülle des Mutterleibs entlassen, fühlen sich manche Babys unwohl im unbegrenzten Raum. Manche Kinder lieben es, in den ersten Wochen mit einem Wickeltuch oder Pucksack umwickelt zu sein. Anleitungen findest du auf YouTube unter dem Suchwort *Pucken*.
- Gibt es Musik, die dein Baby ruhiger werden lässt?
- Wenn ein älteres Kind zwischen drei und sechs Monaten unaufhör-

lich weint oder unruhig ist, denke an das *Zahnen.* Lies dazu noch einmal die Ausführungen im Abschnitt »Die ersten Zähne« (Kapitel 9).

- Falls du vermutest, dass du *zu wenig Milch* hast, lies im Abschnitt »Hilfe – ich habe zu wenig Milch!« nach (Kapitel 10).
- Wenn du ein KISS-Syndrom vermutest, finde einen in Diagnose und Behandlung erfahrenen Arzt oder Osteopathen.
- *Homöopathie:* Beim Baby können Colocynthis C6, Dioscorea C6, Magnesium carbonicum C6, Carbo vegetabilis C6 bei Koliken Abhilfe schaffen.
- *Bach-Blüten-Therapie:* Bach-Blüten können unterstützend sein, besonders wenn seelische Ursachen vermutet werden, sowohl bei der Mutter als auch beim Baby. Wähle aus gemäß der Beschreibung im Abschnitt »Die Bach-Blüten-Therapie« (Kapitel 14), zum Beispiel *Mutter:* Cherry Plum, Clematis, Chicory, Crab Apple, Elm, Holly, Hornbeam, Honeysuckle, Mustard, Olive, Pine, Red Chestnut, Rock Water, Rock Rose, Star of Bethlehem, White Chestnut, Willow; zum Beispiel *Kind:* Beech, Centaury, Chicory, Crab Apple, Honeysuckle, Hornbeam, Mimulus, Oak, Star of Bethlehem, Sweet Chestnut, Walnut.
- Auch *Akupressur* kann helfen, siehe Abschnitt »Akupunktur in der Geburtshilfe« im Kapitel 14.

Der Saugreflex ist zu schwach oder gestört

Babys, die frühgeboren sind, unter der Geburt litten, durch Medikamente oder auch Krankheit beeinträchtigt sind, oder auch Babys mit starker Gelbsucht, oder deren Saugen verwirrt ist, sowie Babys, deren Nervensystem unreif ist oder die mit einer Behinderung geboren wurden, können möglicherweise tage- oder wochenlang nicht stark oder koordiniert genug saugen, um die Milchproduktion in angemessener Weise anzuregen.

Sie sind zwar häufig an der Brust, entnehmen aber nicht genügend Milch, und so geht diese allmählich zurück, wenn sie nicht auf andere Weise entnommen wird. Die Babys saugen nicht gut an, verlieren die Brust immer wieder und können ihre Saug-/Schluckbewegungen nicht gut koordinieren. Sie bekommen dadurch nicht genügend Milch und werden schwächer.

Da diese Kinder besonders anfällig für Saugverwirrung sind, ist es nicht ratsam, sie mit der Flasche nachzufüttern, sondern auf alternative Fütterungsmethoden auszuweichen. Für ein solches Kind brauchst du viel Geduld und Zeit, wenn du es stillen willst, und möglicherweise die Unterstützung einer erfahrenen Laktationsberaterin.

Was kannst du tun?

- *Massiere deine Brust,* nachdem du sie in warmes Wasser eingetaucht hast, damit die Milch aus den Milchbläschen nach vorn zur Brustwarze hin fließt.
- Um deinem Kind die mühevolle Anfangsarbeit zu erleichtern, *streiche* ein wenig Milch *mit der Hand* aus, um den Milchspendereflex in Gang zu setzen. Du kannst auch während des Stillens nachhelfen, indem du Milch in seinen Mund streichst.
- Achte darauf, dass dein Baby deine Brust richtig erfasst. Wenn es ihm schwerfällt, die Brustwarze im Mund zu behalten, benutze einen besonderen Griff, den *»DanCer-Griff«* (von Danner und Cerutti entwickelt), mit dem du deine Brust umfasst und gleichzeitig das Kind an deiner Brust hältst: Umfasse deine Brust von unten, der Daumen liegt dabei auf der Außenseite, die Finger auf der Innenseite. Hilf deinem Kind, deine Warze und den Warzenhof zu erfassen, und unterstütze sein Kinn und seinen Kiefer mit Daumen und Zeigefinger dabei, deine Brust mit seinem Mund zu umschließen. Vielleicht musst du anfänglich jede seiner Saugbewegungen mit einem leichten Druck deiner Hand nach oben unterstützen.
- Experimentiere mit *unterschiedlichen Stillhaltungen,* zum Beispiel der Football-Haltung, der Kopfbergehaltung, dem Stillen im Liegen. Deine Hand kann helfen, dein Baby sicher an der Brust zu halten, damit es wirksam saugen kann.

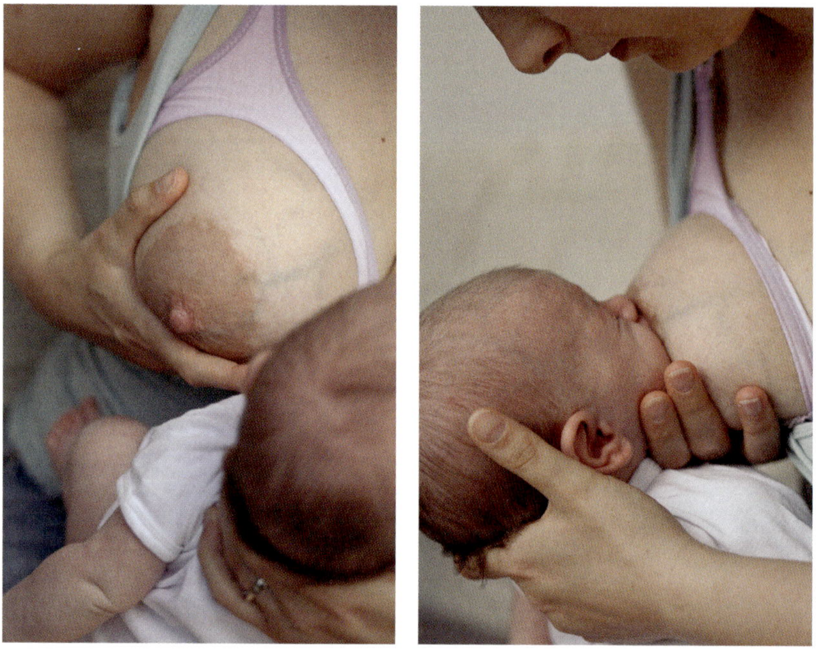

Der DanCer-Griff

- Hilf deinem Baby, Bewusstsein für seine Mundregion zu entwickeln, indem du sie durch Berührung *stimulierst.*
- *Pumpe* nach dem Stillen ab, um deine Milchbildung aufrechtzuerhalten. Die so gewonnene Milch kannst du dem Baby per Pipette zufüttern, während es an deiner Brust trinkt oder zwischendurch. Du kannst sie auch für den späteren Gebrauch einfrieren.
- Wenn dein Baby schwach ist und nicht genügend Nahrung an der Brust aufgenommen hat, kann einige Tage oder gar Wochen lang eine vorübergehende Zufütterung nötig sein. Füttere ihm *abgepumpte Milch per Pipette, Becher, Löffel, Spritze oder Stillhilfe (Brusternährungsset)*, bis es kräftiger wird und koordiniert und stark genug saugen kann.
- Wenn deine Milch zurückgegangen ist, wirst du inzwischen künstliche Babynahrung einsetzen müssen oder – wenn der Zustand dei-

nes Kindes dies ratsam erscheinen lässt – gespendete Muttermilch, bis deine eigenen Milchmengen zugenommen haben.

- Wenn das Baby sich leicht an deiner Milch verschluckt, mag es eine Weile sinnvoll sein, es an einer Brust saugen zu lassen, deren Milch zuvor abgepumpt wurde, während ihm deine abgepumpte Milch durch die Sonde einer *Stillhilfe* oder eines *Brusternährungssets* zufließt. So bekommt es die Milch dosiert. Gleichzeitig wird deine Brust stimuliert (siehe Abschnitt »Relaktation« im Kapitel 15).
- Bei einem Kind mit unentwickeltem Saugreflex kann ein Saugtraining (von einer ausgebildeten Person durchgeführt) förderlich sein. (Näheres darüber im Buch der Arbeitsgemeinschaft Freier Stillgruppen: *Stillen und Stillprobleme,* S. 254.)
- *Bach-Blüten-Therapie:* Auswahl gemäß Beschreibung im Abschnitt »Die Bach-Blüten-Therapie« im Kapitel 14, zum Beispiel bei der *Mutter:* Gentian, Gorse, Mimulus, Star of Bethlehem, Sweet Chestnut, White Chestnut; beim *Kind:* Clematis, Hornbeam, Rock Rose, Walnut, White Chestnut, Wild Rose.

Das schläfrige Baby

In der Regel holen sich Babys, was sie brauchen. Und wenn sie einmal nicht satt wurden, wachen sie das nächste Mal eben früher auf. Doch bei manchen Babys funktioniert dieser Selbstregulierungsmechanismus nicht richtig. Betroffen sein können Früh-

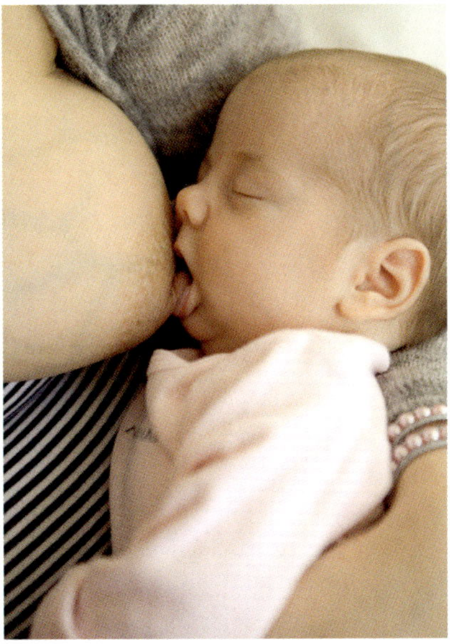

Ein schläfriges Baby kann beim Trinken zu kurz kommen

geborene, Kinder mit starker Neugeborenengelbsucht oder einer Infektion und behinderte Kinder oder Kinder, deren Mütter bei der Geburt starke Medikamente erhielten. Manchmal schalten die Babys auch einfach ab, wenn ihnen etwas nicht gefällt oder wenn sie sich überwältigt fühlen.

Solche Babys sind besonders ruhig und schlafen auch über den ersten Lebenstag hinaus mehrmals täglich über vier Stunden. Bei langen Pausen – so erholsam sie auch für eine ruheliebende Mutter sein mögen – kommt das Kind allerdings zu kurz, da die Milchbildung erst gar nicht richtig einsetzt oder aber sehr schnell zurückgeht.

Was kannst du tun?

- Wenn dein Kind dazu tendiert, sich nicht häufig genug zu melden, übernimm für eine Weile die Steuerung und wecke es etwa *alle zwei bis drei Stunden* auf (mit einer längeren Pause während der Nacht), um es zu füttern. Allmählich wird es kräftiger und munterer und findet seinen eigenen guten Rhythmus. Wecke es auf, wenn es im *aktiven Schlafzustand* ist (siehe Abschnitt »Die Bewusstseinszustände Neugeborener« im Kapitel 6).
- Wacht dein Kind schwer auf, entferne einige Kleidungsstücke und setze einen Teil seines Körpers der Luft aus (Wärme macht schläfrig). Oder wechsle die Windeln. Oder gehe mit ihm ein wenig an die frische Luft. Dein Baby wird auch wach, wenn du es sitzend von der Hüfte her (nicht ab Taille) sanft nach vorn beugst (Augenaufschlagreflex). Sprich mit ihm. Träufele Milch auf seine Lippen. Wische sein Gesichtchen mit einem kühlen Lappen ab.
- Massiere einfühlsam die Füßchen oder Händchen deines Kindes.
- Achte darauf, dass das Baby richtig angelegt ist, und halte es so, dass es die Brust gut in den Mund nehmen kann.
- Stille es in der Seitenlage oder in der Football-Haltung. Du brauchst vielleicht noch zusätzliche Stimulierung deiner Milchproduktion, zum Beispiel durch Ausstreichen der Brust oder Abpumpen der

Milch. Hier ist es sinnvoll, dein Baby einmal am Tag zu wiegen (aber nicht vor und nach dem Stillen).

- Bringe dein Kind generell viel in Hautkontakt mit dir. Ziehe es bis auf die Windel aus und lege es auf deinen nackten Oberkörper. Deckt euch zu und kuschelt. Dadurch wird auch das Stillbedürfnis stimuliert.
- Lass dein Kind kinderärztlich begleiten, um Entwicklungsverzögerungen auszuschließen.
- *Bach-Blüten-Therapie*: Wähle aus gemäß der Beschreibung im Abschnitt »Die Bach-Blüten-Therapie« (Kapitel 14), zum Beispiel bei der *Mutter*: Chicory, Pine, Red Chestnut, Rock Water, Scleranthus, Vervain, Vine; zum Beispiel beim *Kind:* Centaury, Clematis, Crab Apple (bei Medikamenteneinnahme der Mutter), Hornbeam, Star of Bethlehem, Walnut, Water Violet, Wild Rose.

Das gierige Baby

Hektisches Trinken kann bei der Mutter Warzenprobleme verursachen und beim Kind zu Blähungen führen, weil es zu viel Luft aufnimmt.

Was kannst du tun?

- *Füttere dein Kind häufiger*, damit es bei den Mahlzeiten nicht so heißhungrig ist und sich dann – hoffentlich – etwas mehr Zeit nimmt.
- Bringe deinen Milchfluss durch *Ausstreichen* der Milch in Gang, damit dein Kind gleich reichlich Milch bekommt und nicht so stark saugen muss.
- *Häufige Pausen zum Aufstoßenlassen* empfehlen sich (besonders, wenn der Milchspendereflex einsetzt), doch nicht jedem Kind behagt es, unterbrochen zu werden.

- Achte darauf, dass dein Baby *korrekt angelegt* ist, um eine einseitige Strapazierung der Brustwarzen durch starkes Saugen zu vermeiden. Wechsele häufig die Stillposition.
- *Bach-Blüten-Therapie*: Bach-Blüten können helfen, mit einem gierigen Baby umzugehen. Wähle aus gemäß der Beschreibung im Abschnitt »Die Bach-Blüten-Therapie« im Kapitel 14, zum Beispiel bei der *Mutter*: Crab Apple, Mimulus, Rescue Remedy, Rock Water, Scleranthus, Willow; zum Beispiel beim *Kind:* Agrimony, Chicory, Heather, Impatiens, Vine.

Das Baby scheint nicht zu gedeihen

Manchmal reagieren wir verschreckt, wenn wir hören oder merken, dass unser Baby nicht zunimmt. Eine Gewichtsabnahme in den ersten drei bis vier Tagen ist allerdings normal, weil Mekonium und Gewebewasser den Körper des Babys verlassen. Doch bei folgenden Anzeichen solltest du unbedingt Hilfe von deiner Ärztin, Hebamme oder einer Laktationsberaterin holen:

- Dein Kind hat ab dem dritten Tag keine sechs bis acht nassen Stoffwindeln bzw. fünf bis sechs schwere Einwegwindeln, und sein Urin riecht stark.
- Es hat in den ersten vier bis sechs Wochen weniger als drei bis vier Stühle am Tag (später kann es tagelang keinen Stuhlgang haben), sein Stuhl ist eventuell ständig wässrig und grün.
- Es hat eine schlaffe Muskel- und Hautspannung.
- Es wirkt apathisch.
- Seine Augen sind matt.
- Das Gewicht des Kindes sinkt unter zehn Prozent des Geburtsgewichts ab.
- Es hat sein Geburtsgewicht innerhalb von 14 Tagen nicht wieder erreicht.
- Nach Erreichen des Geburtsgewichts nimmt es in den ersten zwei Monaten pro Woche weniger als 170 Gramm, im dritten und vier-

ten Monat weniger als 110 Gramm, danach im ersten Lebenshalbjahr weniger als 70 Gramm pro Woche zu, sein Gewicht bleibt gleich oder ist gar rückläufig.

Mögliche Ursachen

Mütterliche oder kindliche Faktoren, wie sie bereits innerhalb dieses Kapitels erläutert wurden, können eine Rolle spielen.

Dein Kind

- liegt nicht richtig an der Brust an und nimmt nicht genügend Milch auf,
- saugt unkoordiniert oder zu schwach,
- ist schläfrig und trinkt zu selten oder schläft beim Trinken ein,
- trinkt nicht oft genug und schläft nachts durch,
- trinkt zu kurz und bekommt nicht genügend Hintermilch,
- trinkt nur an einer Seite,
- ist krank,
- hat Mundsoor,
- stillt sein Saugbedürfnis an einem Schnuller.

Mutter

- Du und dein Kind waren eine Zeit lang oder öfter voneinander getrennt, und deine Milchproduktion konnte sich nicht gut aufbauen oder hat abgenommen.
- Dein Kind trinkt weniger als achtmal und nur für kurze Zeit.
- Du hast Stillhütchen verwendet.
- Dein Milchspendereflex ist gestört, dein Kind bekommt zu wenig nährende Hintermilch.
- Verhütungsmittel, Rauchen, Alkohol, bestimmte Medikamente oder andere Faktoren haben die Milch zurückgehen lassen.
- Deine Brust ist angeschwollen, und die Milchdrüsen sind abgeklemmt.

Was kannst du tun?

Lösungen ergeben sich aus den Ursachen. Lies bei den einzelnen Themen noch einmal nach.

- Achte darauf, dass dein Kind richtig an der Brust liegt und effektiv saugt. Nimm wahr – höre und sieh –, wie es saugt. Gegebenenfalls braucht es Hilfe dabei.
- Stille dein Baby häufig, anfangs etwa zehn- bis 12-mal ausgiebig. Wecke es gegebenenfalls auf – sowohl zur Mahlzeit, als auch wenn es bei den Mahlzeiten einschläft (siehe Abschnitt »Das schläfrige Baby« im Kapitel 13). Du kannst immer wieder die Seite wechseln, sobald dein Baby Anstalten macht einzuschlafen. So kannst du es über einen längeren Zeitraum stillen und es werden viele Milchspendereflexe ausgelöst, die die Milch fetthaltiger machen.
- Unterstütze die Funktion deines Milchspendereflexes (siehe Kapitel 2).
- Lies gegebenenfalls den Abschnitt »Hilfe – ich habe zu wenig Milch!« im Kapitel 12.
- Vermeide alles, was die Milch zurückgehen lässt.
- In Absprache mit deinem Arzt mag Zufütterung angesagt sein, bis dein Baby aufgeholt hat. Du kannst mit einem Becher oder auch mittels eines dünnen Schläuchleins (zum Beispiel *Brusternährungsset* von Medela) direkt an der Brust zufüttern. Pumpe am Ende der Stillzeiten ab, am besten mit einer elektrischen Doppelpumpe, um deine Milchproduktion zu stimulieren und die reichhaltige Hintermilch deinem Kind zukommen lassen zu können. In dem Maße, wie dein Baby und deine Milchproduktion zunehmen, kannst du auf Wunsch und in Rücksprache mit dem Kinderarzt die Zufütterung allmählich zurücknehmen.
- Hole dir unbedingt Unterstützung!

Neugeborenengelbsucht

Nach der Geburt zerfallen die meisten kindlichen roten Blutkörperchen – die Erythrozyten –, die während der Schwangerschaft erhöht gebraucht wurden. Dabei entsteht in einem komplexen Prozess ein Abfallstoff, das Bilirubin, welches durch den Stuhl ausgeschieden wird. Durch die Verarbeitung dieses Gallenfarbstoffs kommt es zu einem mehr oder weniger hohen Bilirubinanstieg. Dies führt bei über der Hälfte aller Babys zu einem, wohl gemerkt, physiologischen Zustand, der *Neugeborenengelbsucht* genannt wird.

Bei den davon betroffenen Babys werden die Haut und insbesondere die Bindehaut des Auges zwischen dem dritten und fünften Lebenstag gelblich. Bei etwa einem Drittel der Babys halten die erhöhten Bilirubinwerte bis zur dritten Lebenswoche an, was nach neuesten Erkenntnissen bei gesunden, voll ausgetragenen gestillten Säuglingen *noch im Bereich des Normalen liegt*. Die Gelbfärbung allein ist nicht aussagekräftig genug, so dass bei dem Verdacht auf eine Hyperbilirubinämie der Blutwert kontrolliert werden muss. Der Normbereich hängt vom Lebensalter und von der Schwangerschaftswoche ab. Kinder mit überhöhten Werten brauchen Hilfe, um das Bilirubin zu zersetzen und die Leber zu entlasten.

Dazu wird die *Phototherapie* eingesetzt, welche hilft, das Bilirubin wasserlöslich zu machen, damit es besser ausgeschieden werden kann. Babys werden dabei mit Augenschutz unter eine Lampe gelegt, deren Licht der Wellenlänge des Tageslichts entspricht. Oft werden Mutter und Kind zu diesem Zweck getrennt. In manchen Kliniken gibt es ein »Bilarium«, ein Bett, auf dem Mutter oder Vater mit dem Kind gemeinsam unter der »Bili-Lampe« liegen können. Unter Umständen kann man »Bili-Lampen« auch ambulant von Kinderarztpraxen oder Krankenhäusern ausleihen, um das Baby zu Hause zu behandeln. Eine weitere Form der Lichtbehandlung geschieht über eine Decke (»BiliBed«), die direkt auf der Haut des Kindes aufliegt und keinen Augenschutz erfordert. Entgegen früheren Auffassungen soll im Normalfall auf jeden Fall gestillt werden. Je nach Dauer kann zusätzliche Flüssigkeitsvergabe zum Ausgleich des gesteigerten Flüssigkeitsverlusts bei der Bilibehandlung notwendig sein.

Eine seltene Form der Gelbsucht – die *Muttermilchgelbsucht* (Still- oder Muttermilchikterus) – beginnt später und dauert länger. Sie erreicht ihren Höhepunkt zwischen dem siebten und zehnten Tag oder später.

Muttermilchgelbsucht wird diagnostiziert, indem man den Bilirubinspiegel zwei Stunden nach dem Stillen misst und dann 12 Stunden damit aussetzt. Wenn der Bilirubinspiegel dadurch fällt, kann man auf eine Muttermilchgelbsucht schließen. Wenn die Bilirubinwerte ansteigen, während dein Baby sich der Brust enthält, ist ein Muttermilchikterus nicht der Grund für die erhöhten Werte. Allerdings wird der Muttermilchikterus heute nicht mehr als Abstillgrund oder Grund für eine längere Stillpause betrachtet. Trotz erhöhter Bilirubinkonzentration besteht bei dieser Form der Gelbsucht keine Gefährdung für das Baby.

Bilirubinwerte können auch hoch sein aufgrund einer Blutgruppeninkompatibilität, einer Infektion oder aus anderen Gründen, die sofortiges medizinisches Handeln erfordern.

Was kannst du tun?

- *Lege dein Baby so früh und so häufig wie möglich an!* Je mehr es trinkt, desto besser. Muttermilch – und besonders das Kolostrum – fördert den Stuhlgang und beschleunigt die Ausscheidung des Mekoniums, mit dem auch das Bilirubin den Körper verlässt. Somit senkt sich der Bilirubinspiegel rasch. Achte auf Stuhlausscheidung.
- *Füttere nichts zu!* Zufütterung von Tee oder Wasser in den ersten Tagen beeinträchtigt nicht nur die Milchbildung, sondern reduziert erwiesenermaßen den Stuhlgang. Bleibt das Bilirubin länger im Darm, wird es wieder in den Magen-Darm-Trakt zurückabsorbiert, und der Bilirubinspiegel erhöht sich.

- Kinder mit Neugeborenengelbsucht sind oft schläfrig. Wecke dein Kind gegebenenfalls *alle 2 bis 2 1/2 Stunden zum Stillen* auf und ermuntere es, 15 bis 20 Minuten zu trinken.
- Stelle dein Kind im Körbchen oder Kinderwagen ans *Licht* und halte dabei seine Füßchen, seinen Kopf und seine Leber warm (feuchtwarme Wickel für zehn bis 15 Minuten mit Wolltuch darüber).
- Falls deinem Kind Phototherapie verordnet wurde, hole es regelmäßig unter der Bililampe heraus, um es zu stillen.
- Du kannst dein Kind drei- bis fünfmal täglich mit 0,4%iger Stibium-Salbe von Weleda einreiben.
- *Homöopathie*: Auch damit kannst du deinem Kind je nach Erscheinungsbild helfen: Aconitum C6, Chelidonium C6, Aethusa C6, Natrium sulfuricum C6 (siehe Abschnitt »Homöopathie« im Kapitel 14).
- *Bach-Blüten-Therapie*: Auswahl gemäß Beschreibung im Abschnitt »Die Bach-Blüten-Therapie« im Kapitel 14, zum Beispiel bei der *Mutter*: Cherry Plum, Chicory, Crab Apple, Olive, Pine, Red Chestnut, Rock Rose; beim *Kind*: Crab Apple, Elm, Rescue Remedy, Star of Bethlehem, Walnut.

Pickel

»Ich bin ganz besorgt. Mein Kind hat plötzlich das ganze Gesicht voller Pickel. Ob ich wohl etwas gegessen habe, was das Kind nicht verträgt?«

Ähnliches erzählen häufig Mütter, deren Babys etwa vier Wochen alt sind. Der Ausschlag hat in der Regel nichts mit der Ernährung der Mutter zu tun, sondern beruht auf einer hormonellen Umstellung im Körper des Kindes. Nur bei rasch zunehmenden oder eitrigen Pickeln solltest du deinen Kinderarzt aufsuchen, um eine Infektion ausschließen zu lassen.

Was kannst du tun?

- Wenn dein Kind Pickel hat, versuche es mit Mandelölmassagen am ganzen Körper. Das kann innerlich und äußerlich heilend wirken.
- *Bach-Blüten-Therapie*: Mögliche Bach-Blüte: Walnut.

Soor

Soor ist eine Candida-Pilzinfektion, die ein Baby schon von Geburt an hat oder manchmal auch erst später bekommt (zum Beispiel durch Spielzeuge anderer Kinder, die es in den Mund nimmt). Diese Erkrankung, die Mutter und Kind betreffen kann, ist keinesfalls etwas Ernsthaftes, kann aber deshalb unangenehm sein, weil sie so hartnäckig ist. Bei Soor zeigen sich auf der Zunge, am Gaumen und innen an den Wangen weiße Flecken. Möglicherweise entsteht auch ein Ausschlag auf dem Po des Kindes. Bei der Mutter können Schmerzen und Hautsymptome an der Brustwarze vorkommen.

Muttermilch enthält normalerweise viele Schutzfaktoren gegen die Pilze, die in geringem Maße auch auf gesunder Haut oder auf der Schleimhaut anzutreffen sind. Doch gewinnt Soor manchmal die Oberhand, wenn in Stresszeiten unsere Immunabwehr geschwächt ist, oder häufig auch, wenn wir Antibiotika eingenommen haben (dadurch wird nämlich die Darmflora geschädigt, die einen Großteil unseres Immunsystems ausmacht). Frauen mit Diabetes sind ebenfalls anfälliger für Pilzerkrankungen.

Wenn du einige Wochen nach Stillbeginn wunde Brustwarzen bekommst und ein Kribbeln in den Milchdrüsen empfindest, hast du wahrscheinlich eine Soorinfektion. Dein Arzt kann ein Medikament dagegen verschreiben, in der Regel eines mit dem Wirkstoff Nystatin. Du und dein Baby müsst behandelt werden, selbst wenn nur einer von euch Symptome von Soor zeigt. Wenn deine Brust auch innen befallen ist, wird dir zusätzlich zur Hautbehandlung mit einer Salbe eine systemische Behandlung verordnet werden (zum Beispiel mit Fluconazol – Weiterstillen ist dabei möglich). Stelle dich auf eine längere Therapiezeit ein, da Pilze sehr hartnäckig sind.

Was kannst du außerdem tun?

- Eine weitere Behandlungsmethode für Soor: Betupfe zwei bis drei Tage lang ein- bis zweimal täglich Mund und Brustwarze mit einem Wattebausch, der mit einer 0,1%igen wässrigen Lösung von Gentianaviolett (in der Apotheke erhältlich) getränkt ist.
- Sei sehr sorgsam in Bezug auf Hygiene. Verwende dabei pH-neutrale Produkte, damit der schützende Säurefilm der Haut nicht zerstört wird.
- Halte deine Brustwarzen trocken – Pilze lieben ein feuchtwarmes Milieu. Setze deine Brust möglichst viel der Luft aus.
- Trage keine BHs aus Synthetik.
- Achte auf vollwertige, gesunde, möglichst zuckerfreie, stärkearme Ernährung, die reich ist an Vitamin B (meide Hefeprodukte).
- Gönne dir möglichst viel Ruhe, um deine Abwehrkräfte zu stärken.
- *Homöopathie:* Folgende Mittel können je nach Erscheinungsbild bei deinem Kind eingesetzt werden: Borax C6, Calcium carbonicum C6, siehe Abschnitt »Homöopathie« im Kapitel 14.
- *Bach-Blüten-Therapie*: Du kannst auswählen gemäß der Beschreibung im Abschnitt »Die Bach-Blüten-Therapie« im Kapitel 14, zum Beispiel bei *Mutter und Kind*: Beech, Centaury, Crab Apple, Sweet Chestnut.
- *Aromatherapie*: Bei Soor auf der Haut mache Einreibungen mit 100 ml Calendulaöl, 10 Tropfen Teebaumöl, 2 Tropfen Rosenöl, 3 Tropfen Lavendel extra. Bei Soor im Mund eignen sich Pinselungen mittels Watteträger mit Lösung aus 100 ml Rosenhydrolat und 5 Tropfen Teebaumöl – vor Gebrauch gut schütteln.

Dein Kind streikt

»Sobald ich beginne, Tilmann anzulegen, fängt er an zu brüllen. Ihn zwingen geht ja nicht. Die Brust bedeutet dann etwas Bedrohliches für ihn, und dieses Gefühl macht mich ganz krank.

Am Vormittag versuche ich ständig, ihn anzulegen, und komme mir dabei vor, als ob ich ihn vergewaltige, denn er brüllt, sobald er merkt, was geschehen soll. Manchmal gelingt es, dass er zwei, drei Schluck zu sich nimmt, spätestens dann setzt das Geschrei wieder ein.«

Solche Situationen kommen immer wieder vor – manchmal schon bei einem wochen- oder tagealten Kind, manchmal erst nach einem halben Jahr oder später. Von einer Mahlzeit zur anderen streikt das Kind und will von der Brust nichts mehr wissen. Es nimmt die Brust nicht vollständig in den Mund, trinkt nicht richtig, schreit beim Anlegen oder lehnt die Milch ab.

Mögliche Ursachen

- Vielleicht hat dein Kind eine Erkältung, seine Nase ist verstopft, und es kann nicht atmen.
- Die Gaumen tun ihm durch das Zahnen weh.
- Dein Baby hat dich einmal gebissen, und du hast laut »Autsch!« gerufen. Es hat sich erschrocken und scheut jetzt vor der Brust zurück.
- Du hast dein Kind schreien lassen, es ist »beleidigt« und will dir das deutlich zeigen.
- Dein Baby hat Probleme mit der Brustwarze.
- Die aus der Brust spritzende Milch verursacht Schwierigkeiten.
- Die Milch ist zurückgegangen.
- Dein Baby hat eine Flasche bekommen und mag die Brust nicht mehr.

- Dein Kind ist zu »aufgedreht«, verunsichert oder zu sehr abgelenkt (zum Beispiel auf Reisen, bei Besuchen oder durch ein eifersüchtiges Geschwisterchen).
- Vielleicht bist du verspannt oder wehrst dich innerlich gegen das Stillen … und dein Kind reagiert darauf.
- Deine Milch schmeckt anders als sonst aufgrund eines Nahrungsmittels, das du zu dir genommen hast (zum Beispiel Zwiebeln, Pfefferminzbonbons), oder weil du deine Periode wieder bekommen hast, weil du kurz vor dem Stillen übermäßig Sport getrieben hast oder weil du wieder schwanger bist. Oder weil nach einer Brustentzündung die Milch eventuell salziger schmeckt.
- Dein Kind mag einen Geruch nicht, zum Beispiel Seife oder Parfüm.
- Dein Baby fühlt sich bedrängt oder irgendwie »überrumpelt«.
- Der Stillstreik steht in Zusammenhang mit einem »Durchbruch« des Kindes – einer Zeit der Wandlung.
- Bei älteren Kindern: Das Baby möchte sich vielleicht abstillen. Kinder unter einem Jahr stillen sich in der Regel nicht selbst ab.

»Meine Milch spritzt nach kurzem Ansaugen stark aus der Brust. Ich dachte, dass nur schnell hineinsoll, was da kommt, damit er rascher satt wird. Das war falsch, denn durch diese Überrumpelung verschluckte er sich und verlor ganz die Lust am Saugen.«

Wenn dein Kind streikt, wirst du dich vielleicht hilflos, ratlos, überrascht, verzweifelt, enttäuscht, frustriert, betrogen, gefühlsmäßig verletzt, abgelehnt fühlen. Außerdem machst du dir auch noch Sorgen, wie dein Baby satt werden soll. Gleichzeitig weißt du nicht, wohin mit deiner Milch.

Was kannst du tun?

- Wenn dein Kind wegen einer Erkältung schlecht Luft bekommt, versuche, vorher seine *Atemwege freizumachen*, indem du ihm in Rücksprache mit seiner Ärztin milde Nasentropfen einträufelst. Vielleicht willst du auch ein *Fußbad* oder ein Kamillendampfbad versuchen?
- Wenn Zahnen das Problem ist: »Die ersten Zähne« im Kapitel 9.
- Versuche, dein Kind *anzulegen, während es im Halbschlaf ist* – abends und in der Nacht. Meistens verlaufen diese Stillzeiten problemlos und stellen wieder eine Atmosphäre der Harmonie zwischen euch beiden her, die dich den »Kampf« am Tag aushalten und vergessen lässt.
- Wenn dein Baby nur tagsüber streikt, dann mache den Tag gegebenenfalls zur Nacht, indem du das Zimmer abdunkelst.
- Gib deinem Kind viel Zärtlichkeit, schmuse mit ihm, streichle es.
- Manche Kinder trinken eher, wenn man mit ihnen *umhergeht*.
- Versuche *unterschiedliche Stillpositionen*, lege dein Kind zum Beispiel beim Gehen an und setze dich dann hin, wenn es klappt (manche Kinder lassen sich in Bewegung besser anlegen).
- Wenn dein Kind nur an einer Seite Probleme macht, kannst du vielleicht *einseitig weiterstillen* oder versuche, es an der »verschmähten« Brust in der Football-Haltung anzulegen.
- Je nach deiner Vermutung der Streikursache, lies in den Abschnitten »Die Warzenform wird zum Problem«, »Dein Baby weint« (Koliken) und »Hilfe – ich habe zu wenig Milch!« nach.
- *Streiche deine Milch von Hand aus*, bis die Situation sich bessert, damit du keinen Milchstau bekommst und die Milchproduktion nicht erheblich zurückgeht.
- Vielleicht kannst du ihm vorübergehend deine abgepumpte Milch im Becher oder mit einem Löffelchen anbieten.
- Wenn Ablenkung das Problem zu sein scheint, versuche, *ruhigere Stillvoraussetzungen* zu schaffen.
- Ändere die Stillbedingungen – versuche nackt oder beim Baden zu stillen.

- Wenn du vermutest, dass dein Baby aufgrund von Nahrungsmitteln in deiner Ernährung streikt, versuche herauszufinden, was das sein könnte, und stelle dich um.
- Falls du sehr intensiv Sport treibst, stille davor und warte danach mindestens eineinhalb Stunden, bevor du dein Kind anlegst (oder iss etwas Vanillehaltiges, das neutralisiert). Beim Sport entsteht durch die übermäßige muskuläre Anstrengung *Milchsäure,* die in die Muttermilch übergeht und dem Baby nicht schmeckt.
- Wenn dein Kind dich gebissen hat und verschreckt war über deinen Aufschrei, halte deinen Finger bereit, um das Vakuum zu durchbrechen, falls dies wieder vorkommt.
- Manchmal kann ein Baby durch das Trinken an der wohlfließenden Brust einer Freundin seinen Streik aufgeben. Doch im Zeitalter von Aids ist dies nur im absolut vertrauten Freundinnenkreis als Möglichkeit anzusehen.
- Lass dein Kind nicht »hungern«, um es »gefügig« zu machen.
- Zwar schaffen Stillhütchen oft selbst Probleme, doch für manche Frau ist das Stillen mit Stillhütchen die einzig mögliche Lösung – und dem Nicht-Stillen vorzuziehen.
- Versuche, dich vor der Stillzeit zu *sammeln* und zu *entspannen* und die momentane Schwierigkeit einfach anzunehmen. Singen oder Summen beim Stillen kann euch beide ruhiger machen.
- Vielleicht willst du dich vorerst *auf die Stillzeiten beschränken, die dein Kind problemlos akzeptiert* (zum Beispiel frühmorgens oder nachts). Bei den anderen Mahlzeiten kannst du deine abgepumpte Milch mit einem Löffel oder einem Becher füttern oder (dem älteren Kind) feste Nahrung geben. Möglicherweise kehrt dadurch wieder Ruhe zwischen euch ein. Nach einigen Tagen kannst du es wieder gelassener mit der Brust probieren, ohne das Stillen erzwingen zu wollen. Mach dir klar, dass die *Qualität deiner Beziehung zu deinem Kind wichtiger ist als die Frage, ob du voll stillst.* »Lass los!«

»Als Erstes wurde mir klar, dass ich für Tilmann mehr Zeit einplanen musste, als ich es bislang tat. Er braucht einfach länger, noch heute. Wenn ich mich auf schnelles Stillen eingestellt hatte und es dann nicht klappte, wurde ich ungeduldig (ihn zu versorgen dauert jetzt in der Regel eineinhalb bis zwei Stunden). Er schluckt unheimlich viel Luft, und die kommt schwer wieder heraus. Mit Luft im Bauch trinkt er aber nicht weiter, sondern zappelt wild und schreit. Während der Fütterung muss er ungefähr viermal aufstoßen, und das kostet Zeit.«

»Die Morgenmahlzeit in größter Ruhe im Bett klappt ganz gut. Vormittags stille ich, solange es keine Schwierigkeiten gibt (vielleicht 50 Gramm). Dann füttere ich Gemüse, so viel er mag, und damit ist der schwierige Vormittag gerettet. Mittags klappt das Stillen wieder, weil dann die Mädchen schlafen, und am Abend ist unser Pflegekind bei seiner Mutter, und dann klappt es auch. Bevor ich schlafen gehe, nehme ich ihn nochmals an die Brust, und am Morgen gegen fünf Uhr kommt er von allein.

Was ich vermeiden wollte, tue ich nun doch, nämlich zusätzlich füttern. Ich schaffe es aber anders nicht; ich habe es wochenlang probiert, was mich viele Nerven gekostet hat. So kommen wir wenigstens einigermaßen über die Runden.«

Was kannst du tun?

- *Homöopathie:* An homöopathischen Mitteln können je nach Erscheinungsbild Mercurius C6, Calcium phosphoricum C6 und Calcium carbonicum C6 hilfreich sein (siehe Abschnitt »Homöopathie« im Kapitel 14.
- Wenn du spürst, dass innere Probleme zum Stillstreik beitragen, kannst du versuchen, sie mit Beistand durchzuarbeiten oder dich mit *Bach-Blüten* zu unterstützen. Diese Blüten könnten gemäß der Beschreibung im Abschnitt »Die Bach-Blüten-Therapie« in Kapitel 14 eventuell infrage kommen, zum Beispiel für die *Mutter:* Chi-

cory, Honeysuckle, Mustard, Pine, Rock Rose, Scleranthus, Star of Bethlehem, Vervain, Walnut, White Chestnut, Willow, Wild Rose; für das *Kind:* Beech, Gorse, Holly, Hornbeam, Impatiens, Rescue Remedy, Rock Water, Scleranthus, Walnut.

Wenn du dich durch den Streik deines Kindes innerlich verletzt fühlst, so mag es dir helfen zu wissen, dass du mit diesem Gefühl nicht allein bist. Dorothy Vossen, die in der Auswertung einer AFS-Umfrage zu diesem Thema dies von Frauen bestätigt bekam, erläuterte die Situation so einleuchtend, dass ich sie hier zitieren möchte:

»Die Aufzählung dieser Gefühlsregungen erinnert lebhaft an Liebeskummer. Genau das ist auch passiert: Eine enge Beziehung wurde unerwartet vom anderen Partner aufgekündigt. Das muss erst verarbeitet werden. Dies ist einmal dadurch möglich, dass der Kampf um diese Beziehung aufgenommen (und meist gewonnen) wird (jedenfalls beim Stillstreik!), oder durch regelrechte Trauerarbeit. Zum Glück ist ja der Partner Baby immerhin noch ›da‹, und im Fall des Abstillens kann die Stillbeziehung nach und nach durch andere Formen der Nähe ersetzt werden (vermehrt schmusen, spielen, musizieren, tragen, auch füttern). Sobald diese Ersatzhandlungen in die Harmonie mit dem Kind geführt haben, kann sich die Mutter wieder vom Kind angenommen fühlen und ihre negativen Gefühle überwinden.«

Bei dieser Umfrage zeigte sich übrigens, dass viele Frauen durch die Unterstützung von Stillgruppen, Hebammen oder anderen stillenden Frauen innerhalb von neun Stunden bis dreizehn Tagen mit List oder Geduld den Streik überwinden konnten. Die meisten Babys streikten nur einmalig. Einige Mütter kapitulierten.

14

Natürliche Helfer

Es gibt Situationen, in denen unbedingt im Sinne der Schulmedizin gehandelt werden muss. Doch klassische Naturheilverfahren haben im deutschsprachigen Raum schon von jeher einen hohen Stellenwert gehabt, und das Interesse daran wächst ständig. Die Phytotherapie, der Zweig der Naturheilkunde, der zur Heilung Pflanzenbestandteile und deren Wirkstoffe einsetzt, zählt zu den ältesten Behandlungsmethoden. In den letzten Jahren hat sie sich zu einer anerkannten und wissenschaftlich fundierten Therapierichtung entwickelt.

Wegen ihrer Sanftheit und – bei sachgemäßer und kundiger Anwendung – relativen Unschädlichkeit werden manche Naturheilmethoden gerade in der Geburtshilfe und Stillzeit gern ergänzend eingesetzt. Fortbildung darin ist bei Hebammen und GynäkologInnen zunehmend beliebt. Ich werde hier einige Therapieformen hervorheben, die in den vergangenen Jahren bei Geburtsvorbereitung, Geburt und Wochenbettzeit am häufigsten eingesetzt worden sind. Zum Teil beschreibe ich sie ausführlich und konkret in diesem Kapitel, zum Teil stelle ich im Zusammenhang mit bestimmten Problemen und Zielsetzungen (Kapitel 2, 8, 12, 13) Querverweise her.

Homöopathie – Gleiches mit Gleichem heilen

In einem gesunden Körper scheinen die Regulationssysteme des Körpers gut zusammenzuspielen. Durch Einwirkungen von *außen* – zum Beispiel durch Unterkühlung oder durch Überanstrengung – oder von *innen* – zum Beispiel durch Sorgen, Kummer, Ängste – kann das gut abgestimmte Regulationssystem des Organismus aus dem Gleichgewicht geraten und der Körper Symptome zeigen, zum Beispiel in Form einer Entzündung, Übelkeit etc. In der Schulmedizin versucht man nun, gegen diese Symptome vorzugehen (zum Beispiel bei Entzündungen gegen Bakterien) und sie mit allopathischen Mitteln zu vertreiben. In der Homöopathie hingegen, die von Dr. Samuel Hahnemann vor rund 200 Jahren entdeckt wurde, will man *Gleiches mit Gleichem heilen*. So wird der Stich einer Biene und Symptome, die sich ähnlich anfühlen, zum Beispiel mit einer kaum nachweisbaren Dosis Bienengift behandelt. Bei fieberhaften Zuständen kommen hochgradig verdünnte Auszüge von Pflanzen wie Belladonna zum Einsatz, deren giftige Teile bei höherer Dosierung gerade solche Symptome hervorrufen können. Der Körper reguliert sich dadurch selbst, die Erfolge sind erstaunlich. Verabreicht werden die Mittel in Form von Globuli (Kügelchen), Tropfen oder Tabletten in unterschiedlichen Potenzierungen (zum Beispiel C6, C30, C200 oder LM1, LM3, LM6 u. a.).

Man unterscheidet zwischen zwei verschiedenen Arten von Krankheitsbildern: die akuten Krankheiten und die chronischen Krankheiten. Bei chronischen Krankheiten ist eine umfangreiche homöopathische Anamnese notwendig. Bei akuten Krankheiten und Problemen, wie sie meistens im Wochenbett auftreten, muss das Symptom vollständig erfasst werden, was eine Beschreibung von Ursachen, Ort sowie Art und Modalitäten der Beschwerden umfasst:

- *1. Mögliche Ursache der Erkrankung:*
  Zum Beispiel: Habe ich mich verkühlt? Oder gab es plötzlichen Kummer durch Probleme mit meinem Partner, meinem Kind oder durch Besorgnis erregende Nachrichten in der Familie?
- *2. Genauer Ort der Beschwerden:*
  Zum Beispiel: Wo ist die Brust entzündet? Wie sieht der erkrankte Teil aus?
- *3. Genaue Art der Beschwerden:*
  Wie fühlen sie sich an: stechend, klopfend, ziehend? Farbe der Haut: intensiv, hellrot oder eher bläulich? Ist zum Beispiel die Brustentzündung eher streifig? Begann sie plötzlich, oder hat sie langsam an Intensität zugenommen?
- *4. Modalitäten:*
  Wie verändern sich die Beschwerden, zum Beispiel bei Ruhe, bei Bewegung? Treten sie tagsüber oder nachts auf? Tut Kühlung gut oder Wärme?

Auf den folgenden Seiten werden zu den einzelnen Beschwerden und Erscheinungsbildern homöopathische Mittel genannt, die genau bei nur diesem bestimmten Befund wirken. Bereits am selben Tag, oder spätestens am Tag darauf, sollten sich die Beschwerden deutlich gebessert haben. Geschieht das nicht, handelt es sich um das falsche Mittel: Setze es ab und ziehe eine Hebamme, Ärztin oder Heilpraktikerin hinzu, die mit der Homöopathie vertraut ist (siehe Adressen im Anhang).

Die angeführten homöopathischen Mittel kannst du, sofern nicht anders angegeben, in der *Potenz C6* in Form von Globuli (Kügelchen), Tabletten oder Tropfen in der folgenden Dosierung einnehmen, bis Besserung eintritt: fünf *Globuli* dreimal täglich; oder eine *Tablette* dreimal täglich nach den Mahlzeiten; oder zwei bis drei *Tropfen* auf einen Teelöffel Wasser (Fläschchen fünf- bis zehnmal kräftig schütteln).

Während der Einnahmezeit meide Kaffee und Schwarztee, von denen ohnehin während der Stillzeit abzuraten ist. Meide auch sonstige starke Aromen, wie stark pfefferminzhaltige Zahnpasta oder wie im Abschnitt »Aromatherapie« beschrieben.

Bei Problemen der Mutter (zu Kapitel 12)

Dosierung: Wenn nicht anders angegeben, nimm dreimal täglich fünf Globuli in der Potenzierung C6 auf die Zunge, bis Besserung eintritt.

Zu wenig Milch

Bryonia C6: Du ärgerst dich (zum Beispiel über Geburtsklinik oder Partner), lässt aber den Ärger nicht raus, ganz gleich, ob er berechtigt ist oder nicht. Du hast ein auffällig starkes Durstgefühl trotz geringer Milchmengen. Kopfschmerzen.

Calcium carbonicum C6: Du hast Angst, fühlst dich überfordert, alles ist zu viel. Du schwitzt im Wochenbett außerordentlich stark, hast oft

Schweiß in Nacken und Gesicht, bekommst Kälteschauer und hast oft kalte Füße. Das Kind saugt nur wenig, wirkt behäbig.

Ignatia C6: Du und dein Kind sind getrennt (das Kind ist vielleicht in der Kinderklinik oder es gibt kein durchgängiges Rooming-in). Du machst dir Vorwürfe, hast hohe Ansprüche und Idealvorstellungen. Alles ist nun anders. Du hast irgendetwas nicht richtig gemacht, bist verzweifelt, durcheinander.

Lac Caninum C6: Die Milch fehlt ohne ersichtlichen Grund. »Mein Körper ist wohl nicht gesund genug, um Milch zu produzieren – ob ich eine schlimme Krankheit habe?« Du hast Angst vor Krankheiten, fühlst dich überfordert und niedergeschlagen. Du hast überempfindliche Brustwarzen. Du hast wechselnde Beschwerden in der Brust, mal in der einen, mal in der anderen Seite.

Pulsatilla C6: Du bist sehr traurig, weinst sehr viel, zum Beispiel darüber, dass du unfähig bist, genügend Milch zu haben. Du möchtest gern ständig Rat von den Schwestern, fühlst dich eigentlich selbst wie ein Kind, das Hilfe braucht, hast auffallend wenig Durst, bist verzweifelt.

Zincum metallicum C6: Trotz wenig Milch hast du Brustschmerzen. Du bist auffallend stark ruhelos und nervös, kannst nicht ruhig sitzen bleiben, hast einen ständigen Bewegungsdrang in Beinen und Füßen. Du sagst, dass du zu unruhig seist, um zu stillen.

Zu viel Milch
Phytolacca C6: Die Brust ist prall und schmerzhaft. Es kommt sehr viel Milch. Schmerzen strahlen bis in die Schultern aus.

Pulsatilla C6: Es kommt sehr reichlich Milch. Du bist sehr glücklich und überschwänglich, gleichzeitig hilfsbedürftig. Du willst, dass dein Kind von allen gesehen wird. Du weinst häufig und stark. Du hast auffällig wenig Durst.

Wunde Brustwarzen

Castor equi C6: Deine Brustwarzen sind so wund und schmerzend, dass kaum ein Still-BH getragen werden kann; selbst lockere Kleidung ist schwer erträglich. Die linke Brustwarze ist meistens stärker betroffen. Eigenheit: Mit Schmerzen geht ein intensiver Juckreiz in Brust und Brustwarzen einher, der sich durch Kratzen vorübergehend verbessert, wobei die Haut dann aber noch wunder wird. Haut und Warze sind oft ganz trocken.

Graphites C6: Es gibt Risse um die Brustwarzen, meist auch kleine Bläschen, aus denen bernsteinfarbene Flüssigkeit austritt. Häufig befindet sich ein Ekzem an den Brustwarzen.

Phytolacca C6: Es gibt Risse an den Brustwarzen. Beim Anlegen geht der Schmerz durch die ganze Brust. Du fühlst dich insgesamt erschöpft und niedergeschlagen und hast eine starke innere Unruhe.

Milchstau

Dosierung: Nimm alle ein bis zwei Stunden fünf Globuli ein, bis Besserung eintritt.

Conium C6: Die gerötete Stelle der Brust ist sehr berührungsempfindlich, der Bereich ist verhärtet. Häufig ist nur die rechte Brust betroffen. Die Schmerzen sind stichartig. Der Druck vom BH ist schwer zu ertragen. Du hast Kreislaufprobleme – selbst ein Herumdrehen im Bett führt zu Schwindelgefühlen.

Lac Caninum C6: Geringste Erschütterungen führen zu starken Brustschmerzen. Die Schmerzen in den Brüsten wechseln. Die Brustwarzen sind überempfindlich. Du hast das Gefühl, als würden die Brüste sich stark entzünden. Du fühlst dich niedergeschlagen wegen besonders starker Beziehungsstörungen, die um die Geburt herum insbesondere mit der eigenen Mutter auftreten oder mit der als mütterlich erlebten Bezugsperson. Du hast das Gefühl, sehr krank zu werden.

Nux vomica C6: Du spürst, dass die Milch sich staut. Du empfindest Ärger über die Schwestern, die sich nicht genügend um dich kümmern. Du könntest platzen vor Wut – was auf den Magen schlägt und dort Druck erzeugt.

Phytolacca C6: Die Milch staut sich. Die Brust ist stellenweise gerötet und verhärtet. Jede Berührung schmerzt. Die Brust fühlt sich außerordentlich schwer an.

Brustentzündung
Belladonna C6: Der entzündete Bereich ist hellrot. Die Entzündung entwickelt sich rasch; meist ziehen radiär rote Streifen vom Entzündungsherd weg. Du hast hohes Fieber. Du hast manchmal ein heißes Gesicht, begleitet von kalten Füßen und Händen. Du bist stark empfindlich gegenüber Berührung.

Bryonia C6: Die Brüste sind hart und schwer, die geringste Bewegung schmerzt – selbst Einatmen verursacht Schmerzen in der Brust. Der Schmerz in der Brust ist stechend, häufig von Kopfschmerzen begleitet. Du bist reizbar, möchtest allein gelassen werden und möchtest keinen Besuch. Du empfindest starke Trockenheit, verbunden mit großem Durst.

Hepar sulfuris C6: Das Einzige, was guttut, ist Wärme. Kälte ist äußerst unangenehm. Du frierst sehr stark. Feuchtwarme Umschläge werden als sehr wohltuend empfunden. Es besteht eine Neigung zu Abszessbildung in der Brust.

Mercurius C6: Es gibt eine Schwellung und Abszessbildung. Die Brust ist nicht heiß, und du hast kein Fieber. Du zitterst am ganzen Körper während des Stillens, hast eventuell starken Speichelfluss und einen metallischen Geschmack im Mund. Die Schmerzen sind nachts meist schlimmer.

Phytolacca C6: Die Rötung und allgemeine Entzündungsanzeichen sind nicht sehr ausgeprägt. Die Lymphknoten am Hals können geschwollen sein. Die Ursachen sind häufig Angst machende Situationen, zum Beispiel, wenn das Baby in die Kinderklinik verlegt wird. Schmerzen strahlen bei Bewegung durch Brust und eventuell Körper. Die Entzündung geht häufig mit einer Erkältungserkrankung einher.

Silicea C6: Du hast Hohlwarzen. Anfangs gab es Stillschwierigkeiten. Oft gibt es schon eine beginnende Abszessbildung mit eitrigem Sekret aus der Brustwarze. Du frierst stark an Füßen und Händen.

Bei Problemen des Kindes (zu Kapitel 13)

Dosierung: Wenn nicht anders angegeben, gib dem Kind dreimal täglich drei Globuli auf die Zunge, bis Besserung eintritt. Gibt es innerhalb von zwei bis drei Tagen keine Besserung, ziehe eine in Homöopathie erfahrene Hebamme oder Ärztin hinzu.

Koliken

Carbo vegetabilis C6: Das Kind hat Blähungskoliken nach jedem Stillen und ist unruhig, bis es aufgestoßen hat oder die Winde abgehen. Die Winde sind stinkend. Es hat einen großen, prallen Bauch. Das Kind hat eine starke Unruhe, sobald es niedergelegt wird. Es schrickt leicht aus dem Schlaf auf. Es ist auffällig oft blass und hat auffällig kalte Beine, von den Füßen bis zu den Knien.

Dioscorea C6: Das Kind hat Blähungskoliken, wobei es sich stark überstreckt und nach hinten überdehnt. Aufrechthalten bringt Besserung. Es hat häufig Durchfallneigung.

Colocynthis C6: Das Kind hat durch geringste Nahrungszufuhr Blähungskoliken, die in Wellen ablaufen und sich in Krisen in etwa fünfminütigen Abständen äußern. Die kindliche Grundstimmung ist gereizt, das Kind ballt die Fäuste, zieht die Knie zusammen, verzieht das Gesicht, wälzt sich, bäumt sich auf, schreit laut und schrill und ist ruhelos. Es verlangt nach der Bauchlage. Besserung bringt eine Bauchmassage oder wenn das Kind über die Schulter gelegt wird.

Magnesium carbonicum C6: Das Kind hat schaumig-grüne, sauer riechende Stühle und krümmt sich. Abends sind die Koliken noch stärker. Nachts wacht es zwischen drei und fünf Uhr mit Koliken auf. Es ist die ganze Nacht über misslaunig und tagsüber schläfrig.

Kindlicher »Streik« und Abneigung gegen die Brust
Calcium carbonicum C6: Das Kind hat ausgeprägten Milchschorf und schwitzt stark, vor allem am Hinterkopf. Es macht einen ängstlichen Eindruck. Es verweigert die Brust. Wenn es trinkt, macht es selbst nach kurzem Trinken schon einen erschöpften Eindruck.

Calcium phosphoricum C6: Das Kind geht nur kurz an die Brust und will anschließend herumgetragen werden. Es macht einen ängstlichen Eindruck und erschrickt leicht bei Geräuschen. Beim Stillen stößt es die Brust weg.

Mercurius C6: Das Kind macht einen erschöpften Eindruck. Es schwitzt stark am ganzen Körper, sein Schweiß riecht eher unangenehm. Abgehende Winde und Stuhl riechen faulig. Es geht nicht an die Brust.

Schläfriges Kind
Ist das Kind auffallend schläfrig, informiere die Hebamme oder die homöopathische Ärztin, die dann die Behandlung leiten.

Schlafstörungen
Dosierung: An fünf aufeinanderfolgenden Tagen circa eine Stunde vor dem Schlafenlegen jeweils drei Globuli dem Kind auf die Zunge geben. Falls innerhalb einer Woche keine Besserung eintritt, in Homöopathie erfahrene Hebamme oder Ärztin/Arzt hinzuziehen.

Aconitum C6: Schlaflosigkeit in den folgenden Tagen nach einer schweren Geburt durch Zange, Saugglocke, schwierige Geburt durch lange Austreibungsperiode, unruhiges Verhalten, oft weit aufgerissene Augen, ängstlicher Ausdruck.

Borax C6: Auf dem Arm ist das Kind ruhig, während der Abwärtsbewegung beim Hinlegen wird das Kind völlig unruhig, schreit und kann sich nicht beruhigen, es klammert sich an die Mutter. Häufig verklebte Augenwimpern.

Chamomilla C6: Das Kind ist müde, wird zu Bett gelegt; sobald es liegt, ist es wach, schreit, will ständig auf dem Arm herumgetragen werden, beruhigt sich dabei, wird zu Bett gelegt – sobald es liegt, wird es wieder wach, schreit, will herumgetragen werden.

Nux vomica C6: Sehr geräuschempfindlich, schreckt leicht hoch, schreit, ist wütend, so dass es aussieht, als schreie es sich in den Schlaf, was nicht gelingt. Gefühl eines Machtkampfes zwischen Mutter und Kind. Häufig Stuhlverstopfung.

Phosphorus C10: Nachts sehr ängstlich, braucht Lampe im Zimmer. Schreckhaft bei geringsten Geräuschen oder Dunkelheit. Will nicht alleine sein.

Pulsatilla C6: Ständig weinerlich, nörgelnd, will nicht alleine schlafen, wenig Durst; versucht sich freizustrampeln, da das Bett zu warm ist.

Thuja C6: Schreit nachts plötzlich auf und kann nicht mehr einschlafen. Viele große Milchschorfschuppen am Kopf. Dicker Ausfluss aus Nase und verklebte Augen.

Neugeborenengelbsucht
Dosierung: Gib dreimal täglich fünf Globuli.

Aconitum C6: Das Kind hatte eine schwere Geburt, vielleicht Zangen- oder Saugglockengeburt. Es war nach der Geburt zu lange unterkühlt. Während der Geburt gab es Probleme mit dem Herzschlag. Es hat eine niedrige Pulsfrequenz.

Aethusa C6: Das Kind erbricht sich häufig nach der Geburt. Es ist ein eruptives Erbrechen. Es erbricht sich auch nach dem Stillen. Im Schlaf zuckt es.

Chelidonium C6: Das Kind hat wiederholt auffällig zitternde Beine. Es wird nachmittags zwischen 14 und 17 Uhr unruhiger. Es hat eine leichte Verstopfung, die Farbe seines Stuhls ist sehr hell. Es hat auffällig häufig einen Hustenreiz.

Natrium sulfuricum C6: Oft tritt dieser Zustand nach schwerer Zangen- oder Saugglockengeburt auf. Das Kind hat eine berührungsempfindliche, geschwollene Leber, oft einen aufgetriebenen Leib. Beim morgendlichen ersten Wickeln hat es meist einen durchfallartigen Stuhl in großen Mengen mit vielen Blähungen.

Zahnen

Calcium carbonicum C6: Das Kind macht einen sehr ruhigen, fast trägen Eindruck. Es hat oft ein recht großes, rundes Köpfchen und ein eher dickes Bäuchlein. Es trinkt gut, will sich aber dabei auch nicht allzu sehr anstrengen. Es schwitzt auffällig stark, besonders am Kopf; das Kopfkissen ist nass, der Schweiß riecht sauer. Seine Hände und Füße sind oft kalt. Während des Zahndurchbruchs hat es einen sauren Durchfall.

Calcium phosphoricum C6: Das Kind ist eher mager und hager. Es hat häufige Beschwerden nach der Nahrungsaufnahme, besonders nach Milch. Es erbricht oft die Milch. Es hat meist grünlichen unverdauten Durchfall, die abgehenden Blähungen stinken. Es ist anfällig für Infekte.

Chamomilla C6: Während des Zahnens ist das Kind sehr heftig, reizbar und zornig. Versucht man, es mit Spielsachen zu trösten, wirft es sie weg. Es will allerdings während der Zahnungsschmerzen ständig herumgetragen oder gewiegt werden und beruhigt sich dabei. Kaltes Wasser auf der Wange scheint zu erleichtern.

Silicea C6: Das Kind ist eher feingliedrig mit hellem Äußeren, blassem Gesicht und weichem Gewebe. Es weint leicht, wenn man es freundlich anspricht.

Die Bach-Blüten-Therapie – »Blüten, die durch die Seele heilen«

Die Bach-Blüten-Therapie (benannt nach dem Londoner Arzt Dr. Edward Bach, ehedem praktischer Arzt, Chirurg, Homöopath und Bakteriologe) ist wesensverwandt mit der klassischen Homöopathie und mit einigen anthroposophischen Verfahren. Dr. Bach suchte nach einer einfachen Methode, die Laien selbst anwenden könnten. Er entdeckte 38 Blüten, die, so seine Überzeugung, direkt auf das Energiesystem des Menschen einwirken. Bach-Blüten orientieren sich nicht an Symptomen, sondern an der Grundproblematik – nämlich dem, was *hinter den Symptomen* steht. Sie sprechen die negativen Seelenzustände an, die unsere Seele und – bei längerem Bestehen der Dysbalance – auch den Körper aus dem Gleichgewicht gebracht haben. Dr. Bach erkannte, dass entstandene Symptome sich allmählich zurückbilden, wenn sich diese negativen Gemütszustände mit Hilfe der Blüten in positive Gemütszustände verwandeln. Gewöhnlich benutzt man eine Kombination von mehreren Blüten (normalerweise fünf bis sechs, gelegentlich in Ausnahmefällen deutlich mehr). Die Blüten sind in sieben grundlegende Wirkungsbereiche bei den entsprechenden Seelenzuständen aufgeteilt:

1. Angst
2. Unsicherheit
3. Ungenügendes Interesse an der Gegenwartssituation
4. Einsamkeit
5. Überempfindlichkeit gegenüber Einflüssen und Ideen
6. Mutlosigkeit und Verzweiflung
7. Übergroße Sorge um das Wohl anderer

Aufgrund der Einfachheit der Methode sind die Bach-Blüten gut für sich selbst oder für die Kinder einsetzbar, wenn man sich anhand von Büchern, oder vielleicht mithilfe eines Kurses, ein wenig eingearbeitet hat. Die nachfolgende Blütenbeschreibung orientiert sich zum Teil an dem Standardwerk *Bach-Blütentherapie* von Mechthild Scheffer. Das für Fortgeschrittene gedachte Buch von Dietmar Krämer *Neue Therapien mit Bach-Blüten 3* geht sehr intensiv auf die Behandlung von Kindern – auch bei nachgeburtlichen Zuständen – ein und enthält einen ausführlichen Kinderfragebogen (weitere Literatur siehe Anhang.)

Die Blüten sind schon während der Schwangerschaft zur Harmonisierung angebracht und können während und nach der Geburt sowohl Mutter als auch Kind helfen. Sie werden bei einem Baby eingesetzt, wenn bestimmte Zustände und Probleme der Entwicklung den in ihm angelegten Fähigkeiten und der freien Entfaltung seiner Persönlichkeit im Wege stehen. Findet jedoch die Mutter gewisse Eigenschaften oder Verhaltensweisen ihres Kindes unerträglich, so braucht sie Hilfe. Bei Stillproblemen kommt es nicht selten vor, dass Mutter und Kind *ein* gemeinsames Problem (Blüte) haben, die anderen Komponenten sind durchwegs anders.

Das einzige Hindernis bei der Auswahl der Blüten besteht darin, dass es einem oft schwerfällt, die eigenen »Schattenseiten« und somit den Kern eines Problems oder alle Dimensionen eines Problems selbst zu erkennen. Wenn nämlich eine wesentliche Blüte fehlt, beeinträchtigt das die Wirkung. Hat man jedoch eine falsche Blüte gewählt, wirkt sie einfach nicht. Falls zumindest anfangs die Hilfe von in dieser Methode erfahrenen TherapeutInnen gewünscht wird, kann eine Adressenliste (siehe Anhang) angefordert werden.

Original-Bach-Blüten kann man rezeptfrei in der Apotheke erhalten oder aber auch bestellen (siehe Anhang). Die Anwendung der Blüten ist einfach. Je drei Tropfen des Konzentrats mehrerer ausgewählter »Stockbottles« werden in ein 30-ml-Pipettenfläschchen gegeben, mit Wasser und etwas Weinbrand zur Konservierung aufgefüllt und vier Tropfen davon täglich viermal über einen längeren Zeitraum auf die Zunge geträufelt eingenommen. Für Babys ist die Dosierung dieselbe wie für Erwachsene; die Tropfen sollten jedoch über kürzere Zeiträume benutzt und ohne Alkohol angesetzt werden (kleinere Mengen wöchentlich in sterilem Arzneifläschchen neu ansetzen!). Stillende Mütter nehmen die Tropfen selbst ein oder träufeln sie vor dem Stillen auf die Brust.

Im Akutfall kannst du die Bach-Blüten nach der Wasserglasmethode einnehmen. Dies gilt besonders für die *Erste-Hilfe-Tropfen* (Rescue Remedy), eine Kombination aus fünf Blüten, die bei Schock, Unfall oder starker Aufregung sehr schnell wirksam werden. Gib vier Tropfen in ein Glas Wasser und trinke die Mischung schluckweise, bis die Symptome abklingen, dann nimm noch einige Schlucke nach 15, 30 und 60 Minuten. Im Notfall kannst du diese Tropfen auch unverdünnt aus der Stockbottle auf die Lippen, Schläfen, Handgelenke oder Ellenbeugen träufeln. Du kannst auch Tropfen (etwa fünf) dem Badewasser zugeben oder eine Kompresse auf bestimmte Körperpartien auflegen (siehe *Neue Therapien mit Bach-Blüten 2* von Dietmar Krämer). Auch bei Verletzungen oder Verbrennungen unterstützen die Tropfen den Selbstheilungsprozess.

Die Bach-Blüten können in Kombination mit allen anderen Therapien benutzt werden. Die nachfolgende Liste sollte nicht die eingehende Beschäftigung mit der entsprechenden Literatur ersetzen, sondern nur kurz jene Blüten (und die entsprechenden Situationen) beschreiben, die in diesem Zusammenhang angebracht sein können:

Agrimony: Wenn innere Nöte und Unruhe überspielt werden und es nach außen immer »gut geht«.

Aspen: Bei vagen, unerklärlichen Ängsten, Angst vor Unheil. Bei kindlichen Ängsten, zum Beispiel vor Dunkelheit und Alleinsein, wenn Kinder unruhig schlafen.

Beech: Bei kritischem, nicht einfühlsamem Verhalten, zum Beispiel gegenüber dem Partner; bei innerer Verhärtung. Bei Koliken, bei Allergien (Intoleranz auf körperlicher Ebene).

Centaury: Für Menschen, die sich ausnutzen lassen, die nicht »nein« sagen und keine Grenzen setzen können; sehr »Brave«, die Angst haben, sonst nicht geliebt zu werden. Bei Herpes auf der Lippe.

Cerato: Für Menschen, die der eigenen Intuition nicht vertrauen; sie fragen andere, wie sie es richtig machen, zweifeln an der Richtigkeit ihres Urteils und ihrer Entscheidungen, brauchen Bestätigung von Autoritäten.

Cherry Plum: Bei Angst durchzudrehen, die Fassung zu verlieren, unkontrolliert zu werden; kurz vor dem Nervenzusammenbruch, extreme innere Spannung; Angst vor Kindesmisshandlung. Bei Wutausbrüchen (auch bei Kindern), später: bei Bettnässern.

Chestnut Bud: Für Menschen, die immer wieder die gleichen Fehler machen und ihre Erfahrungen nicht wirklich verarbeiten; bei regelmäßig und periodisch auftretenden Krankheitserscheinungen (zum Beispiel Brustentzündung).

Chicory: Für die, die besitzergreifend oder überfürsorglich sind, »Glucke«, Mutter-Kind-Problematik. Kinder, die ständig Aufmerksamkeit fordern.

Clematis: Für die, die »nicht so ganz da«, gedankenverloren und zerstreut sind; »abwesende«, selbst am Trinken desinteressierte Kinder; übertragene Kinder; Kinder, die eine Krankheit ausbrüten; bei Beckenendlage. Für Kind bei Angst der Mutter vor plötzlichem Kindstod.

Crab Apple: Die »Reinigungsblüte«. Bei negativem Bezug zu Milch als Körperausscheidung (Ekel), bei Ablehnen des Lustempfindens beim Nähren, bei Abneigung gegen Körperkontakt, bei sexuellen Problemen, nach Medikamenteneinnahme. Bei Koliken.

Elm: Ansonsten starke Menschen haben vorübergehend das Gefühl, nicht genug Kraft für ihre Aufgabe zu haben – »wo anfangen?«

Gentian: Leicht entmutigt, pessimistisch, zweifelnd, skeptisch; unsicher durch Mangel an Glauben und Vertrauen. Deprimiert aus bekanntem Grund (zum Beispiel bei Kaiserschnitt, Trennung von Mutter und Kind).

Gorse: Für chronisch Erkrankte oder für die, die mit chronisch Kranken aufgewachsen sind. Ohne Hoffnung, verzweifelt, resigniert.

Heather: »Das bedürftige Kleinkind« (auch als Erwachsene); wurde als Kind gefühlsmäßig unterernährt, kreist jetzt um sich selbst, ist wehleidig, stellt sich ununterbrochen selbst dar.

Holly: Wenn die Entwicklung von Mutterliebe schwerfällt. Bei Eifersucht von Geschwisterkindern, Partnern, eventuell auch mit Wutausbrüchen. Bei Brustentzündung.

Honeysuckle: Für Menschen, die sich schwer an den neuen Zustand als Eltern gewöhnen können. Bedauern über Verlorenes. Unter Umständen besonders schwache Kindheitserinnerungen.

Hornbeam: Mentale Überforderung, zu viele Reize aus der Umgebung (häufiger Grund für Stillschwierigkeiten).

Impatiens: Wenig Geduld, kann Entwicklungen schlecht abwarten; treibt andere zur Eile an. »Zappelphilipp«; quengelnde Kinder, denen es nicht schnell genug geht. Schlafstörungen bei Kindern. Nach Frühgeburt.

Larch: »Das schaff ich nicht«, kein Vertrauen in die eigenen Fähigkeiten, Angst vor Versagen, eher traurig, Tränen.

Mimulus: Bei spezifischen Ängsten, zum Beispiel Angst vor Behinderung. Für überempfindliche Kinder (»Mimosen«), ängstliche, anklammernde Kinder. Für Babys, die ohne erkennbaren Grund weinen.

Mustard: Die Seele trauert ohne erkennbare Ursache. Bei Wochenbettdepressionen; kann Stillhindernis bei Kind sein. Gut auch bei Infektneigung.

Oak: Pflichtbewusste, zähe Kämpfernaturen, völlig ausgelaugt, aber klagen nicht, geben nicht auf; sind chronisch erschöpft, übergehen Ruhe-Impulse, werden von anderen bewundert.

Olive: Bei totaler Erschöpfung von Seele, Geist und Körper nach lang anhaltender Überforderung, fast immer angebracht im Wochenbett, besonders, wenn schon mehrere Kinder da sind. Bei Frühgeburten.

Pine: Für »Normübererfüller«; bei Schuldgefühlen, Selbstvorwürfen, Unzulänglichkeitsgefühlen; man entschuldigt sich, wenn man erschöpft ist. Vielleicht anfängliche Ablehnung der Schwangerschaft. Eventuell bei Brustentzündung.

Red Chestnut: Bei symbiotischer Verbindung mit geliebten Menschen (erkennt Bedürfnisse anderer, ehe sie geäußert werden); überbesorgt um ihre Sicherheit, Angst um Gesundheit des Kindes, eher überängstlich. Milch läuft aus, wenn mal ohne Kind unterwegs. »Abnabelungshilfe«, zum Beispiel für Mutter und Kind während der Abstillphase.

Rock Rose (oder *Rescue Remedy*): Bei äußerst akuten Angst- oder Terrorzuständen und Panik (zum Beispiel vor der Geburt) oder bei Erkrankung des Kindes – Stabilisierung für Eltern, um besser helfen zu können. Bei Kindern mit sehr zartem Nervenkostüm; nachts nach Alpträumen; bei Pseudokrupp.

Rock Water: Für Menschen, die zu hart zu sich selbst sind und zu Askese neigen, Perfektionsstreben. Bei Babyschock beruflich erfolgreicher Mütter; Hilfe für Mütter, die lernen müssen, dass das Leben mit Kind deutlich weniger planbar ist.

Scleranthus: Bei Sprunghaftigkeit, Wechselhaftigkeit – schwankt hin und her zwischen Extremen; gut während der Schwangerschaft, bei Schwangerschaftserbrechen; bei Ambivalenzproblemen. Für zögerliche, unausgeglichene Kinder.

Star of Bethlehem: Bei Nachwirkungen von seelischen, geistigen und körperlichen Schocks (egal, wie lange zurückliegend) und Einwirkung auf das energetische System. Besonders für Mutter und Kind nach der Geburt, vor allem einer operativen. Die »Seelentröster«-Blüte; kann zusammen mit Walnut ins erste Bad gegeben werden.

Sweet Chestnut: Zutiefst verzweifelt; äußerste Grenze der Belastbarkeit erreicht, extremer Ausnahmezustand.

Vervain: Übereifrig, begeistert, missionarisch, opferbereit, übergeht dabei eigene Grenzen. Wenn das Baby geboren werden will, aber die Geburt hinausgezögert wird. Bei überaktiven Kindern, die abends nicht ins Bett zu kriegen sind.

Vine: Sehr fähig, willensstark; innerlich verhärtet und unnachgiebig, dominierend; setzen sich über Bedürfnisse anderer hinweg.

Walnut: Für Wandlungs- und Übergangszeiten des Lebens (zum Beispiel Schwangerschaft, Abstillzeit). Nach der Geburt. Bei zahnenden Kindern (einen Tropfen pur auf den Kiefer reiben).

Water Violet: Souverän, stolze Zurückhaltung; isoliert, macht alles mit sich selbst aus, findet schlecht Kontakt mit dem Kind.

White Chestnut: Wenn kreisende Gedanken nicht zu stoppen sind. Für Frühgeborene, die schlecht trinken. Bei Stillschwierigkeiten.

Wild Oat: Man zersplittert seine Kräfte, schöpft sein Potenzial nicht aus. Man lebt in Verhältnissen, die nicht zu einem passen.

Wild Rose: Bei Resignation, Apathie, zum Beispiel wenn ein Baby stundenlang geweint hat. Nach Trennung bei Krankenhausaufenthalt; nach Fehlgeburt.

Willow: Bei Selbstmitleid, Verbitterung; Schwierigkeiten, das Kind in seiner Art zu akzeptieren (stillende Mütter mit Lippenherpes: zusammen mit *Rescue-Salbe, Crab Apple, Centaury* häufig auftragen).

Rescue Remedy: Mischung von fünf Blüten bei Schock, Schreck, Unfall, Operation, vor und nach Narkose, bei Bewusstlosigkeit (s. oben).

Die Beschäftigung mit den Blüten nimmt zu. Einige Hebammen haben diesbezüglich inzwischen profunde Kenntnisse entwickelt bzw. stellten ihre Erfahrungen für Studien zur Verfügung. Näheres dazu findet sich unter entsprechendem Stichwort im Internet.

Aromatherapie – mit ätherischen Ölen harmonisieren und stabilisieren

Schwangere, Gebärende und Wöchnerinnen sind besonders extremen körperlichen Veränderungen und Gefühlsschwankungen ausgesetzt. Ätherische Öle können uns in dieser Zeit helfen, wieder zu Gleichgewicht und Harmonie zu finden. Ätherische Öle wirken gleichermaßen auf Körper und Seele und können unsere Lebens- und Selbstheilungskräfte wecken und stärken. Gerade in der Geburtshilfe wird die Aromatherapie, zumindest in fortschrittlichen Kliniken, zunehmend erfolgreich eingesetzt. Für stillende Mütter mit ihren Babys kann sie ebenfalls eine große Hilfe sein, weil sie, unter Einhaltung bestimmter Grundsätze, so einfach anzuwenden ist.

Durch Wasserdampfdestillation oder Kaltpressung werden *reine ätherische Öle* gewonnen, die folgendermaßen eingesetzt werden können:

- *Zur Verdampfung in einer Duftlampe:* Gib je nach Intensität des Öles zwei bis zehn Tropfen dem Wasser zu.
- *Als Badezusatz für Vollbad oder Teilbad (wie Fußbad):* Verschüttele zehn bis 15 Tropfen ätherisches Öl mit drei oder vier Esslöffeln Honig oder flüssiger Sahne als Emulgator in einer Flasche. Oder verschüttele vier bis fünf Esslöffel flüssige Seife mit zehn bis 15 Tropfen Öl in einer Flasche. Oder mische ein bis zwei Handvoll Meersalz (auch Salz vom Toten Meer) mit fünf bis zehn Tropfen ätherischem Öl und verschüttele gut.
- *Zur Aromamassage (Partner- oder Selbstmassage):* Auf 100 ml Basisöl (zum Beispiel süßes Mandelöl, Haselnussöl, Jojobaöl, Aloeöl) gib 15 bis 25 Tropfen ätherisches Öl und verschüttele.
- *Als heiße oder kalte Kompressen:* Vermische zwei bis sechs Tropfen (je nach Körperbereich) ätherisches Öl (einzeln oder gemischt) mit zwei Litern Wasser und einem Teelöffel Honig. Oder gib fünf bis zehn Tropfen einem Brei aus einigen Esslöffeln *Heilerde*

(entzündungshemmend, durchblutungsfördernd) bei, mit Wasser angerührt.

Vorsicht!

Benutze während der Schwangerschaft nicht die folgenden Essenzen, da sie wehenanregend oder aus anderen Gründen ungeeignet sind: *Anis, Basilikum, Beifuß, Bohnenkraut, Cistrose, Kalmus, Kampfer, Liebstöckl, Majoran, Myrrhe, Nelke, Oregano, Petersilie, Poleiminze, Rosmarin, Sade, Safran, Salbei, Thymian, Verbena, Wacholder, Ysop, Zimtrinde.*

Für die empfindliche Nase des Babys ist in den ersten sechs Wochen nur Rose wirklich geeignet.

Wo immer angebracht, gebe ich im Buch Anregungen für den Einsatz der Aromatherapie. Im Anhang sind Bücher aufgelistet für all jene, die sich damit noch intensiver beschäftigen möchten. Besonders zu empfehlen ist das Standardwerk im Bereich der Aromatherapie, *Himmlische Düfte*, geschrieben von der Aromatherapeutin Susanne Fischer-Rizzi, die mich auch für dieses Buch beraten hat. Bezugsquellen für Öle sind ebenfalls angegeben. Die Wirkung der Öle hängt sehr von deren Reinheit ab (eine Imitation genügt nicht), der Kauf ist Vertrauenssache.

Übrigens: Die Aromatherapie verträgt sich mit fast allen anderen Therapien – besonders gut mit der Bach-Blüten-Therapie –, nicht immer jedoch mit der Homöopathie.

Schön wäre es, wenn Frauen sich mit der Zeit selbst einen volksheilkundlichen Erfahrungsschatz aneignen würden, um so auch ihren Kindern eine rasche Hilfe bei auftretenden Erkrankungen geben zu können, so wie es in früheren Zeiten in den Familien praktiziert wurde.

Akupunktur in der Geburtshilfe

Die Akupunktur ist eine jahrtausendealte, traditionelle ganzheitliche chinesische Heilbehandlung, die auch im Westen zunehmend bekannt und auch bei uns während Schwangerschaft und Geburt sowie im Wochenbett und in der Stillzeit angewandt wird. Die Akupunktur kann vorgeburtlich zum Beispiel Schwangerschaftserbrechen, Wassereinlagerungen oder die Lage des Kindes positiv beeinflussen, sie erleichtert und beschleunigt die Geburt, und im Wochenbett hilft sie mit Erfolg bei Schmerzzuständen, Stillproblemen (wie zum Beispiel schmerzhaftem Milcheinschuss, Milchstau, beginnender Brustentzündung oder mangelndem Milchfluss). Viele Hebammen und ÄrztInnen sind in geburtshilfebezogener Akupunktur, Akupressur und Moxibustion ausgebildet. Gerade in der häuslichen Wochenbettbetreuung können Hebammen auf diese Weise bei Stillproblemen helfend unterstützen.

Akupunktur:

Therapie mittels kleiner Nadelstiche an ausgesuchten Punkten (nämlich den Akupunktur-Punkten) mit Hilfe von Akupunktur-Nadeln (das sind feine Vollnadeln, im Gegensatz zu den Hohlnadeln der westlichen Medizin).

Akupressur:

Therapie durch sanfte Druckausübung an den Akupunktur-Punkten.

Moxibustion:

Therapie durch örtliche Wärmeanwendung (zum Beispiel mit glimmendem Moxakraut, daher der Name) an den Akupunktur-Punkten, wobei traditionell nur ein kleiner Teil der Akupunktur-Punkte speziell für diese lokale Wärmetherapie geeignet ist, so zum Beispiel Bl67 (Zhiyin) für die sanfte Wendung bei Beckenendlage.

15

Besondere Umstände

Zu früh geboren

Dass Muttermilch für frühgeborene Babys besonders wertvoll ist, ist schon lange bekannt. Für die Kleinen, die viel anfälliger gegenüber schwer wiegenden Infektionen sind als reife Neugeborene, können die vielfältigen Antikörper – besonders die des Kolostrums – in der Tat segensreich, ja lebensrettend sein.

Auch vom Ernährungsstandpunkt aus betrachtet gibt es Unterschiede: In ihrer Zusammensetzung ist die Frühgeborenenmilch haargenau auf den unreifen Organismus eines frühgeborenen Kindes im jeweiligen Stadium abgestimmt – und das zum Teil über die ersten sechs Monate hinweg. Für den noch unreifen Magen-Darm-Trakt ist sie leichter verdaulich als Flaschennahrung, und auch die Nieren belastet sie weniger. Etliche Studien haben gezeigt, dass auch die Gehirnentwicklung eines frühgeborenen Babys durch Muttermilch gefördert wird.

Deine eigene Milch ist der einer Milchsammelstelle vorzuziehen, welche durch die erforderliche Pasteurisierung einen Teil ihrer immunologischen und ernährungsmäßigen Vorteile verliert. Durch frische Milch nehmen Babys sogar schneller zu. Bei gemischter Fütterung – sei es mit gespendeter Muttermilch oder hergestellter Frühgeborenennahrung – wäre es gut, wenn jeder Mahlzeit *wenigstens eine kleine Menge deiner Milch* unverarbeitet hinzugefügt werden könnte.

Die Milch Frühgebärender bietet noch mehr Schutz

Die Natur hat es so eingerichtet, dass die Milch einer Mutter, deren Baby vor etwa der 38. Schwangerschaftswoche geboren wird, noch mehr Schutzfaktoren enthält als die Milch einer Frau, deren Kind zum errechneten Termin zur Welt kommt. Dies gilt in noch höherem Maße für das Kolostrum Frühgebärender.

Für Babys über 1500 Gramm ist Muttermilch perfekt, so, wie sie ist. Kleineren Babys gibt man gewöhnlich noch zusätzlich bestimmte Mineralien, Eiweiß und andere Nährstoffe, damit sie optimal wachsen können.

Frühgeborene Babys können je nach Reife zwischen fünf und einem Pfund oder sogar noch weniger wiegen. Wenn dein Kind an der oberen Grenze ist, muss es vielleicht nur ein paar Stunden in einem Brutkasten – hoffentlich neben deinem Bett – verbringen. Ist es noch sehr winzig, bleibt es möglicherweise viele Wochen auf der Frühgeborenen-Intensivstation, einem Ort, der anfänglich fremd und beängstigend wirken mag. Wie immer die Umstände aussehen mögen – dein Baby braucht dich.

Sanfter Umgang mit Frühgeborenen und Känguru-Pflege

Die Erfahrungen der ehemaligen Oberärztin Dr. Marina Marcovich am Mautner Markhof'schen Kinderspital in Wien – durch lange, sorgfältige, klinische Beobachtung vorbereitet – haben uns gelehrt, dass selbst kleinste Kinder, weit unter 1000 Gramm, oft zu sehr viel mehr fähig sind, als man bislang annahm. Mit den »Augen des Herzens« schauend, ließen Dr. Marcovich und ihr Team sich von den Bedürfnissen der kleinen Kinder leiten (diese Arbeit ist in *Hoffnung für eine Handvoll Leben* von Heidi Rinnhofer beschrieben, siehe Literatur). Man lernte, dass durch einen sehr schonenden Umgang mit dem Frühgeborenen (vor allem in der schwierigen Anpassungsphase direkt nach der Geburt), durch einen möglichst zurückhaltenden Einsatz von apparativ eindringenden Behandlungsmethoden und durch sparsame Kalorien- und Flüssigkeitszufuhr in der ersten kritischen Lebensphase ein Großteil der Kinder ohne künstliche Beatmung auskommt. Man konnte mit ihnen bald umgehen wie mit »normalen« Säuglingen.

Mittlerweile arbeiten die meisten Kliniken nach diesen Erkenntnissen und die Neugeborenenpflege orientiert sich weitmöglichst an den Bedürfnissen, Fähigkeiten und Erwartungen Frühgeborener.

In Kliniken, in denen ein schonender Umgang mit Frühgeborenen selbstverständlich ist, müssen diese Kinder die Liebe und Nähe ihrer Eltern nicht missen. Sie dürfen von der sogenannten Känguru-Methode profitieren: Anstatt isoliert im Brutkasten zu liegen, verbringen selbst winzigste Babys von 700 und weniger Gramm mehrere Stunden des Tages in direktem Haut- und Körperkontakt mit Mutter oder Vater, die in einem Liegestuhl liegend ihr Kind, mit Fell oder Decke gewärmt und bei Bedarf mit einer kleinen Atemhilfe durch Sauerstoff von außen versorgt, auf ihrer Brust noch ein wenig weiter »ausbrüten«.

»Ich habe das Gefühl, dass mein Kind mit seinem ganzen Wesen, wie ein großes Sinnesorgan, meine Nähe, Liebe und meinen Herzschlag aufnimmt – alle physiologischen Dinge –, aber auch, dass es meine Emotionen zu spüren bekommt. Es ist eine wunderschöne Verbindung für mich, aber für den Kleinen auch. Wenn er aus dem Brutkasten kommt, dann ist es erst einen Moment ungewohnt für ihn. Und dann aber, so habe ich das Gefühl, »landet« er wieder an seiner Stelle – dort, wo er eigentlich noch hingehört. Sofort ist eine große Verbundenheit da. Wir spielen miteinander. Er schubst mich mit seinen Füßchen, und ich antworte ihm.«

Wenn das Neugeborene auf der Brust von Mutter oder Vater liegt, übertragen sich die Schwingungen ihrer Atembewegungen auf ihr Kind und stimulieren somit seine Atmung. Außerdem regulieren sie die Körpertemperatur des Babys. Ist es nicht interessant, dass – laut einer Untersuchung – beim »Känguruen« die Körpertemperatur der Eltern steigt, wenn dem Baby zu kalt wird, und dass sie fällt, wenn dem Baby zu warm wird?

Für Eltern, deren Kind auf die Welt gekommen ist, bevor sie sich so richtig auf Geburt und Elternschaft einstellen konnten, ist dieser Weg eine große Hilfe. Wenn eine Mutter erlebt, dass ihr winziges Baby durch ihre Milch gedeiht, gibt ihr das sehr viel Stärke und Selbstvertrauen. Ängste, die bei Trennung enorm ansteigen, werden durch den direkten Kontakt mit dem Baby vermieden oder zumindest gemindert. Schuldgefühle verschwinden, weil die Eltern ja jetzt für ihr Kind da sein können. Die Eltern-Kind-Bindung, die sowohl für die seelische Gesundheit des Kindes als auch der Eltern so wichtig ist, wird vertieft. Ein Vater: »Es entstand eine enorme Nähe, so, wie ich sie mit unserem Großen nie gehabt habe.«

Babys, die nach der »Känguru-Methode« versorgt werden, können viel früher den Brutkasten verlassen, können bedeutend früher an ihre mittlerweile in der Frühgeborenenpflege versierten Eltern übergeben und in die familiäre Geborgenheit entlassen werden. Außerdem – so haben Studien gezeigt – weinen sie mit sechs Monaten weniger und haben weniger ernsthafte Erkrankungen. Dieser sanfte Umgang mit Frühgeborenen ist ein großer Beitrag zu mehr Menschlichkeit. Späteres Leid kann damit verhindert oder zumindest weitgehend gelindert werden.

Die Pflege eines frühgeborenen Babys

Wenn euer Baby zu früh geboren wird, werdet ihr mit vielfältigen Gefühlen konfrontiert – vor allem mit der Sorge um euer Kind. Und aus der Entfernung wachsen die Ängste noch. Findet jemanden, mit dem ihr offen über eure Gefühle sprechen könnt. Manche Eltern halten sich zurück, eine Bindung zu ihrem frühgeborenen Kind aufzunehmen, aus Angst, dass es zu wehtun würde, wenn es nicht überleben sollte. Das ist sehr verständlich. Aber *das Eingehen einer Bindung zu eurem Kind ist äußerst wichtig* – so oder so.

Mit zunehmendem Bewusstsein für die psychologischen Bedürfnisse von Eltern und Kind und die Auswirkung von Berührung wird der uneingeschränkte Besuch von Eltern auf der Frühgeborenen-Intensivstation fast überall begrüßt. Wenn euer Baby dorthin verlegt wird, verbringt so viel Zeit wie möglich bei ihm. Durch die Teilnahme an seiner Pflege werdet ihr zunehmend sicherer im Umgang mit ihm. Eure Nähe, unabhängig von Berührung oder ausgiebigem Körperkontakt, wird seinen Atem leichter und gleichmäßiger werden lassen. Wo immer möglich, berührt es achtsam.

Nehmt Kontakt mit einer Frühchen-Selbsthilfegruppe oder über die Stillgruppen mit stillenden Müttern Frühgeborener auf (Adressen siehe Anhang). Der Austausch mit anderen Eltern in derselben Lage wird euch guttun. Besonders schnell nehmen sie zu, wenn sie auf einem Lammfell liegen bzw. damit beim »Känguruen« bedeckt werden. Ein Fell lässt die Babys sich wohl fühlen und hilft bei der Temperaturregulation. Bei Dr. Marina Marcovich wurden die ganz Kleinen zwischen zwei mit warmem Wasser gefüllten Gummihandschuhen gebettet.

Das Stillen eines frühgeborenen Babys

> Wenn ihr nicht bei eurem Kind sein könnt, versucht wenigstens, innerlich mit ihm verbunden zu bleiben.

Wenn dein Baby weniger als einen Monat vor dem errechneten Geburtstermin zur Welt kommt, wirst du es vielleicht gleich von Anfang an voll stillen können, besonders wenn du dabei gut begleitet und unterstützt wirst. Entgegen früheren Annahmen ist das Trinken an der Brust leichter und weniger anstrengend als aus einer Flasche. Je kleiner das Baby, desto größer ist der Unterschied.

Bisher war es schulmedizinische Weisheit, dass Kinder unter 1800 Gramm nicht fähig sind, zu trinken und zu schlucken, auch zu schwach zum Saugen seien und dass die Milch in die Lunge geraten könnte, wenn sie trinken würden. Deshalb wurden sie routinemäßig sondiert und künstlich ernährt. Dr. Marcovich ließ Mütter jedoch von Anfang an ihre frühgeborenen Babys selbst füttern. Schon zwei bis drei Stunden nach der Geburt bekamen sogar die Kleinsten eine Zuckerlösung aus einer Spritze, damit die Schluckbewegung, die ja schon im Mutterleib entwickelt war, erhalten blieb. Man hat festgestellt, dass bereits unter 700 Gramm schwere Babys durchaus in der Lage sind, auch an der Mutterbrust zu trinken. Sobald Neugeborene

Such- und Schmatzreaktionen zeigen, wird ihnen – unabhängig vom Gewicht – angeboten zu trinken. Bei keinem der beobachteten Babys ist übrigens jemals die Milch in die Lunge geraten.

Wenn du dein Kind stillen willst und von ihm getrennt bist, was ja leider häufig der Fall ist, oder es anfangs noch zu schwach zum Trinken ist, pumpe deine Milch ab.

Hinweise und Informationen zum Abpumpen der Milch

(allgemeine Hinweise siehe auch »Durch Abpumpen« im Abschnitt »Entnehmen der Milch« in Kapitel 7)

- Beginne mit dem Abpumpen, sobald du dich nach der Entbindung dazu in der Lage fühlst, spätestens nach sechs Stunden.
- Du solltest möglichst fünf- bis sechsmal in 24 Stunden mit einer elektrischen Intervallpumpe mit Doppelpumpset für circa 15 Minuten abpumpen. Damit du langfristig eine ausreichend große Milchmenge hast, ist es sinnvoll in den ersten zehn Tagen sogar acht- bis zwölfmal in 24 Stunden abzupumpen. So kannst du die Milchproduktion optimal in Gang bringen und aufrechterhalten.
- Wenn dein Baby voraussichtlich länger in der Klinik bleiben muss, ist das Ausleihen einer elektrischen Pumpe unumgänglich. (Die Krankenkassen übernehmen mit einer ärztlichen Anordnung die Ausleihgebühren.) Am effektivsten ist eine beidseitige Doppelpumpe, weil du damit nicht nur Zeit sparst, sondern dadurch auch die Prolaktinausschüttung mehr angeregt wird und die Gesamtmilchmengen gesteigert werden. Beim Benutzen einer einseitigen Pumpe streiche während des Pumpens auf der anderen Seite etwas Milch mit der Hand aus, um den Milchfluss in Gang zu bringen. Anweisungen für das Ausstreichen der Milch findest du im Abschnitt »Entnehmen der Milch« im Kapitel 7.
- Während der letzten Tage vor der Entlassung deines Babys aus der Klinik ist es günstig, recht häufig und vor allen Dingen auch nachts

zu pumpen: Das Pumpen zwischen 23.00 Uhr und 6.00 Uhr fördert durch erhöhte Prolaktinausschüttung die Milchbildung. Aber gönne dir auf jeden Fall eine längere, zusammenhängende Schlafphase. Wenn du wieder mit deinem Baby zusammen bist, wird es sein Übriges zur Steigerung der Milchproduktion beitragen.

- Ist dein Baby noch keine drei Monate alt, sterilisiere alle Gegenstände, die mit der Milch in Berührung kommen, durch Auskochen und berühre sie dann nicht mehr.
- Schütte nach dem Abpumpen die ersten Milchtropfen weg, außer in den ersten Tagen beim Kolostrum.
- Das Krankenhaus wird dir mit Sicherheit Gefäße zum Sammeln und Aufbewahren der abgepumpten Milch zur Verfügung stellen. Ansonsten fülle die Milch in sterile Flaschen.
- Wenn du mehr abpumpst, als dein Kind trinken kann, füttere dein Baby mit der fetthaltigeren Hintermilch, so dass es eine hochkalorische Mahlzeit bei möglichst wenig Flüssigkeitsaufnahme bekommt, und friere die zuerst abgepumpte Milch ein.
- An Frühgeborene sollte schnellgefrorene Milch innerhalb drei Monaten vergeben werden.

Angesichts der bekannt gewordenen Vorteile der Muttermilch begrüßen es die meisten Krankenhäuser, wenn Mütter Frühgeborener gewillt sind, ihre abgepumpte Milch zu bringen. Frühgeborene können ihre Nahrung zunächst mit einer Spritze erhalten – je nach Reife und klinischem Zustand gefüllt mit einer Zuckerlösung oder Muttermilch –, oder sie werden per Becher, Flasche oder auch Sonde und, wenn sie Glück haben, direkt aus der Brust gefüttert. Zumindest anfänglich ist die Nahrung in der Regel gemischt. Beim Stillen geht es nicht um die Menge, die ein Baby zu sich nimmt (vielleicht bekommt es am Anfang nur drei Milliliter). Vielmehr geht es – neben den Immunstoffen – vorerst um die stimulierende, bergende Nähe zu der Mutter und um Begegnung. Die Mutter hat so das Gefühl, ein »normales« – wenn auch kleines – Baby zu haben.

Wenn dein Frühgeborenes hauptsächlich durch eine Magensonde ernährt wird, kann es dabei ebenfalls an deiner Brust liegen. Natürlich wird dabei auch die Milchproduktion angeregt. Muttermilch ist für die Entwicklung und – wie bereits erwähnt – den Infektionsschutz des Kindes von allergrößter Bedeutung.

Wenn dein Baby die Milch aus einem kleinen Becher bekommt, ist es wichtig, dass sie nicht in seinen Mund gekippt wird, sondern dass das Kind die Möglichkeit hat, selbst zu schlucken. Wird ein Becher schräg auf ihrer Unterlippe aufgesetzt, lecken kleinere Babys die Milch wie eine Katze mit der Zunge auf. Frühgeborene mit einem Reifegrad, der etwa der 35. Schwangerschaftswoche entspricht, schlürfen die Milch und sabbern dabei ganz gehörig.

Wenn du beginnst, dein Kleines zu stillen, gib euch Zeit. Und habe Geduld. Es braucht vielleicht ein wenig, um zu lernen, sich gut an deiner Brust anzusaugen. Unterstützung bei den ersten Versuchen wird guttun. Besonders bei noch sehr kleinen Frühgeborenen ist es ratsam, dein Kind beim Stillen in der Kopfbergehaltung (siehe Abbildung S. 159) zu halten. Du stützt deine Brust im C-Griff mit der gleichseitigen Hand, während Rücken und Nacken deines Babys auf deinem gegenüberliegenden Vorderarm ruhen und du mit deiner gegenüberliegenden Hand seinen Kopf hältst und ihn so zur Brust zu führen und daranhalten kannst. Auch die Football-Haltung ist gut einsetzbar.

Lies noch einmal die Ausführungen in Kapitel 7 über Haltungen und Anlegen. Bei einem kleinen Baby musst du während der Fütterung deine Brust etwas abstützen. Vielleicht muss jemand beim Anlegen das Kinn des Babys sanft nach unten ziehen, damit es genug Brust in den Mund bekommt. Die LLL empfiehlt, dabei zu sagen: »Mach auf«, damit das Baby Handlung und Worte in Zusammenhang bringt und regelrecht konditioniert wird. Achte auf den Zustand deines Babys: Für ein kleines Baby mag das Stillen an einer Brust genug sein, und dann möchte es vielleicht erst einmal eine Ausruhpause.

Wenn dein Baby angefangen hat, zuzunehmen, und sein Zustand stabil ist, könnt ihr sicher zusammen nach Hause entlassen werden. Falls du in der Klinik nur beschränkte Kontaktmöglichkeiten mit deinem Kind hattest, kann es nach seiner Entlassung einige Tage oder Wochen dauern, bis sich deine Milchproduktion dem Bedarf anpasst, auch wenn du ständig abgepumpt hast. Organisiere dir für die erste Zeit auf jeden Fall so viel Entlastung im Haushalt und so viel moralische und gegebenenfalls stilltechnische Unterstützung wie möglich. Der ausgedehnte Hautkontakt beim häufig erforderlichen Stillen wird euch beiden guttun. Möglicherweise kann die Anwendung einer Stillhilfe dir vorübergehend helfen, falls du selbst noch nicht genug Milch hast. Die AFS und LLL haben spezielle Broschüren zu diesem Thema verfasst.

Nach einer Trennung und nach all den durchgestandenen Ängsten um Leben und Gesundheit deines Kindes mag es eine Weile dauern, bis sich deine mütterlichen Gefühle voll entwickeln. Das ist normal. Sie werden wachsen, in dem Maße, wie du Zeit mit deinem Kind verbringen und es kennen lernen kannst.

Nach einem Kaiserschnitt

Ein Kaiserschnitt ist kein Grund, nicht zu stillen – ganz im Gegenteil. Das Stillen hilft oft über Schock und mögliche Enttäuschung aufgrund der Operation hinweg und lässt auch die Gebärmutter schneller heilen. In manchen Kliniken versucht man Mütter nach einem Kaiserschnitt zu entlasten, indem man ihre Babys im Kinderzimmer unterbringt und versorgt. Das kann jedoch das Stillen erschweren.

> Selbst wenn du nicht voll stillen solltest, so sei versichert, dass jeder Tropfen Muttermilch für dein kleines Kind wertvoll ist und deine Mühe sich lohnt.

Meistens lässt sich der Vater gern in die Pflege einbeziehen. In einem Familienzimmer kann dein Partner Tag und Nacht bei dir bleiben und dich unterstützen. Viele Kliniken bieten dies mittlerweile an. Vielleicht können auch Freundinnen oder die Großmütter Hilfestellung leisten.

Wenn du im Voraus weißt, dass du per Kaiserschnitt entbinden wirst, möchtest du vielleicht eine Klinik aussuchen, in der die Operation unter Spinal- oder Periduralanästhesie gemacht wird. Dabei wird deine gesamte untere Körperregion betäubt, während du bei vollem Bewusstsein bleibst. So erlebst du die Geburt wach mit und kannst dein Kind gleich in den Arm nehmen. Das bei dieser Methode benutzte Anästhetikum hat keine allgemein betäubende Wirkung wie eine Vollnarkose und deshalb auch bedeutend geringere Auswirkungen auf dein Kind. (Auch wird deine Atmung nicht, wie nach einer Vollnarkose, über Wochen negativ beeinflusst.) Bei einer regionalen Betäubung kann dein Partner, anders als bei der Vollnarkose, während des Kaiserschnitts im Operationssaal an deiner Seite bleiben. Nachdem du euer Baby gehalten hast, kann er es übernehmen und es baden und kennen lernen, während du genäht wirst. Auf diese Weise entsteht ein tiefes »Bonding«.

Lege so bald wie möglich nach der Entbindung dein Baby an. Mit einer seitlichen Begrenzung am Bett, damit dein Kind nicht herausfallen kann, kannst du es bei dir behalten und bei Bedarf ohne fremde Hilfe anlegen oder zum Anlegen die Schwestern rufen. Ohne großen Kraftaufwand kannst du es auf deine andere Seite legen oder es auf deinem Bauch aufstoßen lassen, indem du es an dich heranziehst und dich selbst dabei drehst. Lasse dabei zuerst den Einatem in dich hineinfließen (nicht hineinziehen!) und mache die Drehbewegung mit dem Ausatem (das ist Kraft sparend).

> Wenn Mutter und Kind gesund sind, gehören sie auch nach einem Kaiserschnitt immer zusammen.

Versorge dich mit zusätzlichen Kissen (eventuell Stillkissen), die dich stützen und entlasten, die Spannung von der Narbe wegnehmen oder diese auch vor Tritten des Babys schützen. Neben dem Stillen in seitlicher Lage kannst du gut halb sitzend in der »Football-Haltung« stillen, bei der dein Baby weit von deiner Narbe entfernt ist – oder sogar in der Bergehaltung (schütze dabei deinen Unterbauch durch extra Kissen). Lies auch noch einmal im Kapitel 7 über das Anlegen des Kindes nach. Die LLL und AFS haben

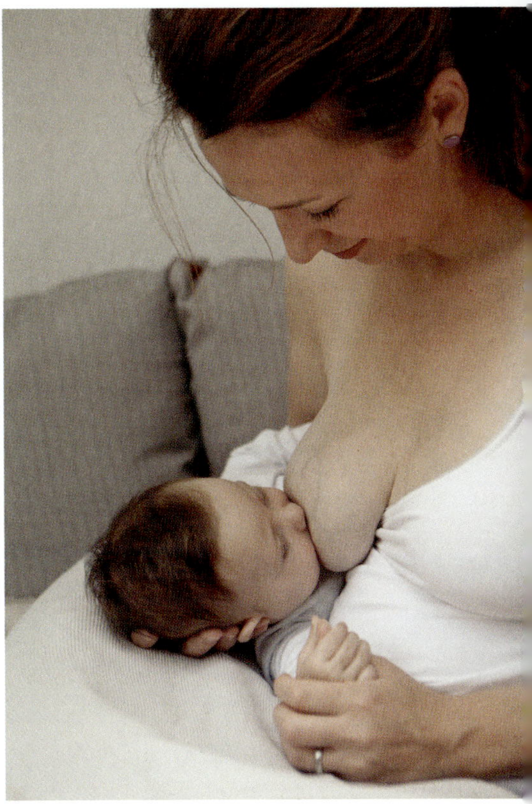

In der Football-Haltung kannst du dein Kind auch nach einem Kaiserschnitt stillen

spezielle Broschüren verfasst, die noch zusätzliche Hilfen für Mütter nach einem Kaiserschnitt anbieten.

Wenn dein Kind aufgrund irgendeiner Komplikation von dir getrennt wird, gelten viele der im vorigen Kapitel erwähnten Maßnahmen zum Ingangbringen und zur Aufrechterhaltung deiner Milchproduktion. Eine Mutter berichtet über ihre Kaiserschnitt-Erfahrung:

»Alles kam ganz anders, als wir es erwartet hatten: Aus der geplanten ambulanten Geburt wurde ein Notkaiserschnitt! Zum Glück konnte mein Mann im OP dabei sein. Er musste mir später immer wieder den Ablauf schildern. Camilla wurde sechs Stunden nach ihrer Geburt wegen einer Infektion in die 40 Kilometer entfernte Kinderklinik gebracht. Bis dahin hatte ich sie nur einmal kurz sehen können. Zu der Enttäuschung und den Schmerzen durch den Kaiserschnitt kam auch noch die Angst um meine Tochter. Ich sehnte mich einerseits nach ihr, und andererseits war ich durch die Operation noch sehr geschwächt.

Die guten Stillerfahrungen mit unserem ersten Kind, Ambros, und viel Information über das Stillen gaben mir die Kraft, Camilla auch unter erschwerten Bedingungen zu stillen. Sobald es mir etwas besser ging, begann ich mit dem Abpumpen des Kolostrums. Tag und Nacht pumpte ich alle drei bis vier Stunden ab, so dass ich möglichst schnell die Milchbildung in Gang brachte. Durch Telefongespräche mit dem

Arzt und den Kinderkrankenschwestern erfuhr ich, welche Milchmenge meine Tochter verlangte und welchen Rhythmus sie hatte.

Mein Mann fuhr einmal täglich die Milch in die Kinderklinik und berichtete mir von Camillas Fortschritten. Besonders halfen mir Bilder von ihr, die ich beim Abpumpen betrachtete. In dieser Zeit gab es oft Momente, die mich an die Grenze meiner Kraft und meines Durchhaltevermögens brachten. Jetzt bin ich froh darüber, wie wir mit dieser unerwarteten Situation umgegangen sind und dass wir alle durchgehalten haben.

Am siebten Tag durfte ich das Krankenhaus verlassen, und mein erster Weg führte mich zu meiner Tochter, die ich zum ersten Mal in meine Arme nehmen und richtig anlegen konnte. Ein überwältigendes Gefühl überkam mich, und die Freudentränen flossen. Camilla trank ohne Probleme an meiner Brust. Sieben weitere Tage besuchte ich sie ein- bis zweimal täglich und stillte sie. Die restlichen Mahlzeiten pumpte ich weiterhin ab. Als sie dann am 14. Tag nach Hause durfte, stellte ich die elektrische Pumpe zur Seite und stillte Camilla ab diesem Zeitpunkt voll an der Brust. Unsere unterbrochene Beziehung wuchs langsam wieder zusammen. Gerade durch das Stillen konnte ich meine Schuldgefühle und meine Traurigkeit über die ›nicht direkt erlebte Geburt‹ und die Trennung verarbeiten. Auch jetzt, nach fast zwei Jahren, habe ich oft noch das Bedürfnis, Gefühle und Erfahrungen mit anderen Frauen, die auch per Kaiserschnitt entbunden haben, auszutauschen.«

Mehr als eines …!

Du möchtest gern deine Mehrlingskinder stillen und fragst dich, ob das überhaupt geht. Ja, es geht! Beim Milcheinschuss erlebt jede Frau vorübergehend eine Überproduktion von Milch (laut einer kürzlichen Studie bis zu über zwei Liter pro Tag!) – genug, um mindestens Zwillinge ernähren zu können. Wird Milch für nur ein Kind gebraucht, gehen die Mengen zurück. Soll aber mehr als ein Kind ernährt werden, bildet der Körper weiterhin mehr Milch, gesteuert

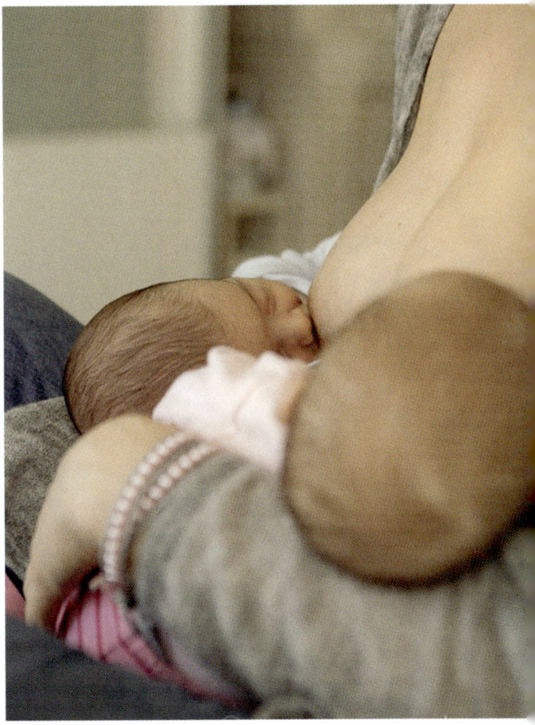

durch den doppelten (oder dreifachen) Saugreiz und die doppelte (oder dreifache) »Abnahme«. Die Nachfrage regelt das Angebot.

Mögliche Schwierigkeiten beim Stillen von Mehrlingen liegen also nicht im Milchangebot, sondern darin, dass dabei häufig mehrere besondere Faktoren hinzukommen. Zwillinge, und erst recht Drillinge, werden meistens zu früh geboren (nur 15 Prozent der Zwillingsschwangerschaften werden voll ausgetragen), dazu noch oft per Kaiserschnitt – mit all den damit verbundenen Erschwernissen. Erkundige dich im Voraus, ob es Klinikpersonal gibt, das dich in dieser besonderen Situation unterstützen kann, oder ob eine Laktationsberaterin hinzugezogen werden kann. Und – last, but not least –, wenn es in vielen Haushalten schon durch die Ankunft eines einzigen Kindes drunter und drüber geht, weil sich alles auf die Bedürfnisse dieses Neuankömmlings einstellt, wie ist es dann erst, wenn gleich zwei oder drei ihre Bedürfnisse anmelden, und das womöglich noch gleichzeitig? – Eine wirkliche Herausforderung!

Also: *Hilfe muss her!* Ohne Unterstützung geht es nicht. Es bedarf guter Vorbereitungen, um sich insbesondere die erste Zeit zu erleichtern, es bedarf guter Organisation und des Klärens der Prioritäten. Mehr als ein Kind zu versorgen, selbst Flaschengefütterte, erfordert viel Zeit und Kraft. Gönne dir immer selbst Ruhe während der Zeiten, wenn die Babys gleichzeitig schlafen. Ruhe ist kein Luxus, sondern eine absolute Notwendigkeit. Und da muss die Versorgung des Haushalts zwangsläufig lockerer gesehen und/oder von anderen übernommen werden.

Organisiere eventuell für einige Zeit »Essen auf Rädern«. Zögere nicht, Hilfe anzunehmen. Anke, eine Mutter von Drillingen, hat gelernt, ganz selbstverständlich um Hilfe zu bitten:

»Es war sehr hilfreich, dass mir jemand das Kochen abnahm oder mir jemand beim Füttern der Mahlzeiten mit abgepumpter Muttermilch half, während ich stillte. Wenn mir alles zu viel wurde, startete ich einen Rundruf bei Familie, Freunden und der Nachbarschaft und organisierte Hilfe, damit ich in Ruhe eine Tasse Tee trinken konnte.«

In Kapitel 4 sind zahlreiche Ideen zu diesem Thema gesammelt. Die Krankenkassen bezuschussen in den meisten Fällen Hilfe für den Haushalt. Darüber hinaus kann dir vielleicht über eine karitative Organisation eine junge Frau vermittelt werden, die ein Freiwilliges Soziales Jahr macht.

Auf sich selbst achten

Mehrlingsmütter müssen außerordentlich großen Wert auf eine besonders hochwertige Ernährung und erhöhte Flüssigkeitszufuhr legen: Zwillingsmütter brauchen zum Beispiel 60 Prozent mehr Kalorien als sonst. Achte auch auf genug Flüssigkeit am Tag. Orientiere dich an den Bedürfnissen deines Körpers und übergehe seine Signale nicht.

Aber auch die moralische Unterstützung ist wichtig. Nimm am besten Kontakt mit einem *Zwillingsclub* in deiner Nähe oder dem ABC-Club (überregionale Gruppe für Mehrlingsfamilien) auf, oder versuche über die AFS-Kartei »Stillen in besonderen Situationen« oder über die Zeitschrift *Zwillinge* oder den *ABC-Report* mit anderen Mehrlingseltern in Kontakt zu kommen (Adressen siehe Anhang). Der Austausch gibt Orientierung und reduziert Stress sowie die Angst,

Zukünftigem nicht gewachsen zu sein. Hole dir auch bei Stillgruppen und aus der Literatur Anregung, Anleitung und Ermutigung (siehe Anhang).

Entschließe dich für eine Klinik, der eine neonatologische Intensivstation angeschlossen ist, damit du, falls deine Kinder zunächst einmal dorthin müssen, nach der Entbindung in ihrer Nähe sein kannst. Diese Möglichkeit spart Kraft und reduziert Stress. Erkundige dich, wie das Stillen von Mehrlingen auf der Frühgeborenenstation gehandhabt wird.

Und wie sieht nun das Stillen von Zwillingen praktisch aus? Zunächst einmal ist es hilfreich, dich mit vielen Kissen zu umgeben, zum Beispiel Stillkissen, um deine Arme und deinen Rücken zu stützen und zu entlasten und deine Babys auf Brusthöhe zu bringen. Auch die handfeste Unterstützung durch einen anderen Menschen ist besonders beim Stillen von beiden Kindern gleichzeitig sehr hilfreich.

Doch manche Mütter ziehen es vor, ihre Kinder einzeln zu stillen. Besonders wenn ein kleineres Baby Schwierigkeiten beim Ansaugen hat, wird das sogar nötig sein. Eine Mutter von Zwillingen weckte ein Baby eine halbe Stunde vor der erwarteten Aufwachzeit und legte es an. Das andere stillte sie dann an der anderen Seite, sobald es aufwachte. Anfangs wechselte sie bei jeder Mahlzeit die Seiten, da die Kinder einen unterschiedlichen Appetit hatten und sie beide Brüste gleichmäßig stimulieren wollte. Nach einiger Zeit vertauschte sie nur noch täglich die Seiten, und eine Woche darauf teilte sie jedem Zwilling seine eigene Brust zu, so dass er seine Milchproduktion nach seinem Bedarf regulieren konnte.

»Meine Zwillinge schliefen nachts in ihrem gemeinsamen Bett neben dem unseren. Wurde ein Kind wach, holte ich es zu mir, legte es an die Brust und schlief darüber wieder ein. Wenn das zweite Baby wach wurde, nahm ich dieses zu mir und legte das andere vorsichtig in sein Bettchen zurück. Das war sehr kräftesparend – und ich fand das Stillen von Zwillingen gar nicht so anstrengend, wie ich erwartet hatte.«

Beide Kinder gleichzeitig zu stillen, erhöht die Prolaktinausschüttung und somit die Milchproduktion und hat natürlich den Vorzug der Zeitersparnis … oft wirst du keine Wahl haben, wenn sie im gleichen Moment aufwachen. Es gibt viele Kombinationsmöglichkeiten des Anlegens, stütze dich oder die Babys gut mit Kissen ab:

- Beide Babys liegen in der Bergehaltung – ein Baby liegt nahe deinem Bauch, das andere an sein Geschwisterchen gelehnt.
- Beide Babys sind in der Football-Haltung (besonders gut nach einem Kaiserschnitt).
- Oder die Zwillinge liegen Bauch an Bauch.
- Ein Baby liegt in der Bergehaltung, das andere in der Football-Haltung.
- Ein Baby liegt in der Bergehaltung, das andere stützt du durch deine Hand und deinen Arm ab (»öffne« dich von den Achselhöhlen her und lasse deine Schultern entspannt) – die Babys liegen parallel zueinander.
- Während du von Kissen gestützt auf dem Rücken liegst, kannst du beide Babys vertikal auf deinem Bauch liegend anlegen.

»Zu Hause angekommen, half mir mein Mann anfangs beim Anlegen und Ausprobieren der verschiedenen Stellungen. Waren beide Kinder gleichzeitig hungrig, was meist ein- bis zweimal am Tag der Fall war, setzte ich mich aufs Bett (das bot mir mehr Platz als ein Stuhl) und steckte mir ein Kissen in den Rücken. Für jedes Baby legte ich rechts und links ein Kissen auf meine Beine und ein gemeinsames Kissen in die Mitte. Darauf platzierte ich die beiden, und schon konnte die Mahlzeit beginnen. Sie tranken sehr gut und zügig ihre Milch. Die Zeitersparnis sorgte zudem für mehr Erholung in den Stillpausen.

Zum Aufstoßen nach der Mahlzeit nahm ich sie nacheinander hoch. Da sie meistens nicht gleichzeitig mit dem Trinken fertig waren, hielt ich eines auf dem Arm, während das andere noch genüsslich trank. Beim Stillen trank jedes Baby aus nur einer Brust – das eine Mal aus der rechten, das nächste Mal aus der linken. Anfangs hatte meine rechte Brust mehr Milch, doch durch das Wechseln produzierten bald beide

Seiten die gleiche Menge. Wenn beide Kinder nacheinander wach und hungrig wurden, stillte ich im Liegen. Das war sehr bequem und entspannend. Schließlich stillen Zwillingsmütter doppelt so oft wie Mütter von nur einem Baby. Da muss man eine komfortable Stellung finden.«

Genau wie bei Einzelkindern pendelt sich bei Zwillingen allmählich ein Rhythmus mit einer längeren Nachtpause ein. Vielleicht schläft eines der beiden Kinder schon früh durch, während das andere nachts noch häufiger wach wird. Etwa alle drei Wochen können ein bis zwei Tage lang »Hungertage« eintreten, die bei beiden Kindern wahrscheinlich nicht gleichzeitig vorkommen. Wenn du gelassen darauf eingehen kannst, stellt sich dein Körper schnell auf den gesteigerten Bedarf ein.

Drillinge erfordern natürlich noch mehr Organisation. Mache dich auf jeden Fall gut mit einer elektrischen Pumpe vertraut, schon deshalb, weil deine Kinder sicherlich zu früh zur Welt kommen werden. Du wirst sehr viel Zeit mit Stillen und sicherlich auch mit Abpumpen verbringen. Oft muss eine weitere Person eines der Babys mit abgepumpter Milch füttern.

Mit der Zeit entwickelt sich ein Rhythmus, der für alle Beteiligten angenehm ist. Anke schildert uns ihren Alltag mit ihren Drillingen während der ersten Zeit:

»Die sehr viel Kleinere unserer Drillinge, Insa, musste noch in der Kinderklinik bleiben. Die beiden Jungs, Ole und Henning, durften zwei Monate nach ihrer Geburt endlich nach Hause. Da ging dann der Stress los: Morgens gegen sechs Uhr bekamen sie ihre erste Mahlzeit. Einen stillte ich, der andere bekam von meinem Mann die Flasche mit abgepumpter Milch. Anschließend wurden sie gewaschen und angezogen und schliefen wieder. Wir frühstückten, und gegen 8 Uhr kam unsere Haushaltshilfe. Um 10 Uhr in die Klinik – 50 Kilometer einfach – zu meiner Tochter Insa, um die abgepumpte Milch für den Tag abzugeben und sie zu stillen. Gegen 13 Uhr musste ich bereits wieder die Heimfahrt

antreten, weil die Jungs gegen 14 Uhr hungrig waren und die Haushaltshilfe ging.

Nachmittags ging ich mit Ole und Henning spazieren oder in den Garten, pumpte Milch für die nächsten Mahlzeiten ab und kümmerte mich um den Haushalt. Gegen 18 Uhr wurden sie wieder gefüttert, und dann kam mein Mann nach Hause, der auf dem Weg von der Arbeit unsere Tochter in der Klinik besuchte. Wir aßen dann eine warme Mahlzeit, die die Haushaltshilfe vormittags für uns zubereitet hatte. Dann wusch ich die Wäsche, und mein Mann kümmerte sich um die Kinder.

Um 22 Uhr bekamen die Jungs ihre letzte Mahlzeit und wurden anschließend ins Bett gelegt. Ich pumpte dann noch ab und fiel erschöpft ins Bett. In den ersten sechs Wochen zu Hause kam jeder der beiden in der Nacht – versetzt. Mein Mann legte sie mir an die Brust, und ich stillte sie mehr oder weniger im Schlaf. Mit dreieinhalb Monaten schliefen beide durch.

Insa kam vier Monate nach ihrer Geburt nach Hause und brauchte wegen ihrer Zartheit und wegen Verdauungsproblemen viel Aufmerksamkeit. Da stellten wir die Jungs auf vier Mahlzeiten um, inklusive fester Nahrung. Wenn man ein krankes Kind hat, müssen andere zeitweise zurückstehen; es hat ihnen nicht geschadet.

Jetzt sind die drei zwei Jahre alt. Rückblickend frage ich mich, wie ich das geschafft habe. Die Kraft wuchs mir zu. Und wenn man einen unterstützenden Mann hat, immerzu hilfsbereite Eltern, Schwiegereltern, Paten und Nachbarsmädchen, dann geht alles. Ohne diese Hilfen wäre es mir nach den ersten Monaten ziemlich schlecht gegangen.«

Wenn du Wert auf das Stillen deiner Drillinge legst und nicht klarkommst, kannst du dir, außer natürlich von Müttern in derselben Situation, zusätzlich Unterstützung von einer Laktationsberaterin holen. Ist deine Milch zurückgegangen, während deine Kinder in der Klinik waren, lies am besten noch einmal den folgenden Abschnitt über Relaktation durch.

Relaktation

Falls deine Milchproduktion aufgrund von Krankheit oder Trennung zurückgegangen ist oder die Milch weg ist, weil du mit dem Abstillen begonnen hast, aber dein Kind beispielsweise künstliche Nahrung nicht verträgt, so kannst du erneut mit dem Stillen beginnen. Dieses Vorgehen – Relaktation – erfordert viel Motivation und Energie, es ist jedoch möglich. Dabei kann es hilfreich sein, dass das Baby anfänglich eine Zusatznahrung durch eine Stillhilfe bekommt, zum Beispiel *Brusternährungsset* (von Medela) genannt: Dabei erhält dein Kind, während es an deiner Brust trinkt, gleichzeitig durch ein Schläuchlein Milch aus einem Plastikbeutel, den du dir um den Hals hängst.

»Durch Annikas Klinikaufenthalt ging meine Milch bald zurück, und mit zwei Monaten bekam sie nur noch Flaschennahrung. Sie hatte jedoch große Schwierigkeiten, die künstliche Nahrung zu vertragen, erbrach sich fast nach jeder Mahlzeit und hatte ständig Verstopfung.

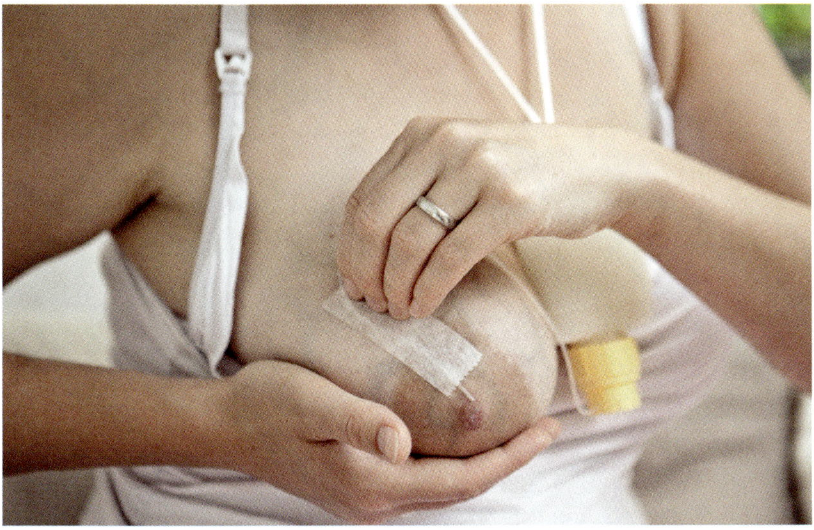

Das Anlegen des Brusternährungssets

Eines Tages hörte ich von einer Bekannten, dass es möglich sei, nach einer Unterbrechung wieder mit dem Stillen anzufangen.

Annika war ungefähr vier Monate alt, als ich Edda, eine La Leche Liga-Leiterin, aufsuchte, die mir geduldig alles Nötige erklärte und mir Mut machte. Einen Tag nach diesem Besuch begann ich wieder zu stillen, besser gesagt, ich versuchte es. Da sich Annika in den vier Monaten sehr an die Flasche gewöhnt hatte, bereitete es ihr große Schwierigkeiten, nun wieder die Brust zu akzeptieren. Ganz verzweifelt stieß sie die Brustwarze mit der Zunge immer wieder aus und suchte ihre Flasche. So ging es nicht – das wurde mir sehr schnell klar. Ich musste einen Weg finden, der sie und mich weniger unglücklich machte.

Zunächst benutzte ich verschiedene Sauger und erreichte, dass Annika zunehmend toleranter wurde und auch die Brust besser akzeptierte. Es war allerdings immer noch sehr schwierig, denn ich hatte ja keine Milch. Immer wenn Annika Hunger hatte, legte ich sie erst einmal an die Brust. Meist saugte sie nur kurz und verlangte nach der Flasche. Ich wechselte dann oft Brust, Flasche, Brust usw. Etwa nach einer Woche hatte sie sich daran gewöhnt, auch die Brust zu nehmen. Das Problem war nur, dass ich nicht genug Milch hatte und immer mit der Flasche zufüttern musste. Löffel und Pipette passten ihr nicht, und so schrie sie immer heftig, wenn ich versuchte, sie zu überlisten. Nach zwei Wochen saugte Annika schon sehr gut an der Brust, so dass ich ihr den Flaschensauger nicht mehr in den Mund gab. Ich tropfte nun die Milch auf die Brustwarze, während sie an der Brust saugte. Das war sehr anstrengend, und es lief immer eine Menge daneben.

Dann erfuhr ich, dass es eine ›Stillhilfe‹ gab, die ich mir sofort besorgte. Es dauerte dann noch vier Wochen, bevor ich wieder voll stillen konnte. Nach und nach hatte Annika immer weniger Schwierigkeiten mit der Verdauung und erbrach sich nicht mehr. Sie weinte kaum noch und wurde nach kurzer Zeit ausgeglichen und fröhlich. Heute ist sie 13 Monate alt und wird immer noch ein- bis zweimal am Tag gestillt.«

Ein Adoptivkind stillen

Selbst Frauen, die noch nie ein Kind geboren haben (sogar diejenigen, deren Gebärmutter entfernt wurde), können ein neugeborenes Adoptivkind stillen. Dies haben Tausende von Frauen bewiesen. Notwendig sind allerdings eine gehörige Portion Ausdauer, Geduld und Gelassenheit, ein starkes Durchsetzungsvermögen und der feste Glaube daran, dass es möglich ist, denn du wirst anzweifelnden, ungläubigen Bemerkungen der Mitmenschen standhalten müssen. Vielleicht hat auch dein Arzt oder deine Ärztin noch nie davon gehört. Auch das Baby muss stillwillig sein, und man weiß nie im Voraus, wie es reagiert …

Das Stillen eines Adoptivkindes funktioniert deshalb, weil durch Saugen eines Kindes an der Brust oder durch Abpumpen die Prolaktinausschüttung auch dann angeregt werden kann, wenn keine Schwangerschaft vorausgegangen ist. Die Entwicklung von milchbildendem Drüsengewebe dauert viele Wochen, in denen die Brust durch Pumpen oder Saugen angeregt werden muss. Ein bis sechs Wochen nach Beginn der Stimulierung – im Durchschnitt nach vier Wochen – setzt die Milchbildung ein. (Eine medikamentöse Unterstützung zum Beispiel durch Motilium oder Paspertin, die die Prolaktinausschüttung erhöhen, kann sinnvoll sein.) Das direkte Saugen an der Brust mit Hilfe einer Stillhilfe beschleunigt den Vorgang – da ist es schon nach ein bis zwei Wochen so weit. Das Wachstum der Milchdrüsen ohne vorangegangene Geburt ist nicht ganz so üppig wie gewohnt, und es kann sein, dass die Brust weniger Milch produziert und das Angebot nicht so verlässlich auf die Anfrage reagiert. Ein Erfolg ist also nicht garantiert – zumindest nicht, was eine ausreichende Milchmenge anbelangt. Aber es geht ja um mehr als Milchmengen …

Besorge dir am besten eine elektrische Doppelpumpe. Wenn abzusehen ist, wann in etwa das Baby geboren wird, beginne mit Abpumpen, drei bis fünf Minuten lang mehrmals am Tag, und steigere auf einen circa 2- bis 2 1/2-stündigen Rhythmus von je 15 Minuten – besonders, wenn du es bald bekommst. Versuche den Milchspendereflex in Gang zu bringen. Kräftiges Saugen durch deinen Partner ist sehr hilfreich dabei. Je nachdem, wie viel Zeit du hattest, hast du möglicherweise durch diese Vorbereitungen bei der Ankunft deines Adoptivkindes schon genug Milch, um es fast voll stillen zu können. Aber wahrscheinlicher ist, dass es zunächst noch künstliche Nahrung oder eigene gesammelte oder gespendete Muttermilch braucht, die du ihm am besten unter Verwendung einer Stillhilfe verabreichst. Es ist möglich, dass du die Zufütterung über die Anfangszeit hinaus beibehalten musst.

Wenn du vorhast, dein Adoptivkind zu stillen, bereite dich auf das Stillen vor, wie du es während einer Schwangerschaft tun würdest (siehe Kapitel 2).

Schaffe dir zum Stillen wohltuende, ungestörte Bedingungen. Lege dein Kind so früh an, wie dir dies möglich ist, und stille es, sooft es Hunger hat, mindestens aber alle zwei bis drei Stunden tagsüber – so lange es will. Achte auf richtiges Anlegen. Wenn du eine Stillhilfe benutzt, fließt ihm daraus während des Saugens Nahrung zu, und es wird dadurch angeregt, an der vielleicht noch unergiebigen Brust weiterzutrinken. Du kannst auch mit einer Pipette während des Stillens Milch auf die Brust träufeln oder deinem Kind nach dem Stillen Milch mit einem Becher, einem Löffelchen oder (weniger gern) aus der Flasche geben – und zwar so viel, dass es zufrieden ist. Die zusätzliche Nahrung kannst du mengenmäßig im Abstand von einigen Tagen reduzieren, jeweils etwa um zehn bis 15 Milliliter. An den klassischen »Hungertagen« behalte eine Weile länger eine bestimmte Menge bei, möglicherweise musst du sie vorübergehend sogar ein wenig erhöhen.

Wenn dein Kind eingangs mit der Flasche gefüttert wurde und Schwierigkeiten mit dem Umstellen auf die Brust hat, kann es helfen, es im Schlaf zu stillen, in einem abgedunkelten Raum, beim Gehen, bei einem gemeinsamen Bad, und es hochzunehmen, bevor es schreit. Musik kann euch unterstützen. Ein stillunwilliges Baby mag durch das Stillen an der Brust einer stillenden Freundin »auf den Geschmack« kommen, so dass es danach auch an deiner weniger ergiebigen Brust besser trinkt. Dieser Hinweis gilt mit Vorbehalt: Aufgrund der Aids-Gefahr musst du diese Freundin wirklich sehr gut kennen, ebenso wie du bei gespendeter Muttermilch genau wissen musst, wo sie herkommt.

Leider erfahren manche Frauen nur sehr kurzfristig, dass sie ein Adoptivkind bekommen.

»Montags bekamen wir überraschend den Anruf, dass unser Sohn geboren sei und wir ihn am Samstag abholen könnten. Ich war gänzlich unvorbereitet und hatte gerade erst mit der Anregung meiner Brust begonnen. Obwohl Johannes schon eine Woche lang Flaschennahrung bekommen hatte, nuckelte er stundenlang geduldig an meiner Brust, während ihm Nahrung nur ganz langsam aus einem an meiner Brustwarze anliegenden Schläuchlein zufloss. Zehn Wochen verbrachten wir so, und ich war sehr glücklich. Obwohl ich dieses Kind nicht in mir getragen hatte, konnten wir uns durch den Körperkontakt beim Stillen doch sehr nah kommen. Wie viel Milch mein Körper selbst beisteuerte, war mir egal. Ich sah, dass Milch da war – und Johannes wuchs und gedieh.

Mit zehn Wochen begann er plötzlich, Trinkschwierigkeiten zu entwickeln, vielleicht weil er das Schläuchlein nicht mehr mochte, vielleicht aber auch, weil der Milchspendereflex stärker wurde und er dadurch ein verändertes Stillen erlebte. Ich schob es auf die besonderen Umstände und hörte nach kurzer Zeit mit dem Stillen auf. Heute weiß ich, dass die Probleme wahrscheinlich, wie bei manchen Kindern in diesem Alter, vorübergehend und behebbar gewesen wären. Ein anderes Mal würde ich nicht so schnell aufgeben.«

Wenn das Jugendamt um deine Absicht, dein Baby zu stillen, weiß, kann es dich möglicherweise schon früher informieren. Bei einer offenen Adoption kannst du eventuell die Mutter bereits während der Schwangerschaft kennen lernen, und vielleicht würde sie ja damit einverstanden sein, dass du das Baby kurz nach der Geburt erstmals stillen kannst.

Wenn du ein Adoptivkind stillen willst, brauchst du sehr viel Unterstützung, vor allem von deinem Partner. Vielleicht magst du eine Laktationsberaterin konsultieren, Kontakt mit einer Stillgruppe aufnehmen, die dir Telefon- oder persönlichen Kontakt mit stillenden Adoptivmüttern vermitteln kann, oder Kontakte über das Internet im Gästebuch der La Leche Liga suchen. Im Internet und in der Adoptivstillbroschüre der LLL findest du noch mehr Infos.

Genieße einfach den Körperkontakt mit diesem dir noch unbekannten, kleinen Wesen als einen Weg, durch die unmittelbare Nähe und körperlich-hormonelle Verbundenheit vertrauter mit ihm zu werden – auch mit dem Vorteil der Entstehung von mütterlichkeitsfördernden Hormonen. Alles Weitere nimm als Geschenk.

Für das seelische Gedeihen eures Adoptivkindes und seine glückliche Integration in eure Familie ist es sehr wichtig, dass ihr euch nicht über die leibliche Mutter stellt und sie möglicherweise abwertet, sondern sie in eurem Herzen und gegenüber eurem Kind »ehrt« als die Frau, die ihm das Leben geschenkt hat. Das schafft eine gute Ordnung und bringt Friede in eine komplexe Situation.

Stelle dich nicht unter Leistungsdruck, Milch produzieren zu müssen!

Alleinerziehende Mütter

Je nach Temperament und Lebensrhythmus des Babys kann ein Kind ein Elternpaar ganz schön in Atem halten. Aber als alleinerziehende Mutter hast du keinen Partner, der nachts nach dem Baby sehen kann oder sich dem Kind widmet, damit du einmal eine Verschnaufpause bekommst. Da wäre es natürlich schön, wenn Freunde oder Familienmitglieder dir unter die Arme greifen könnten.

»Als Fiona vier Wochen alt war, war ich der Erschöpfung nah, da sie äußerst wenig schlief und mich auch nachts auf Trab hielt. Meine Wohnung sah schlimm aus. Wenn Fiona mal wirklich länger als eine Stunde am Stück schlief, war ich so müde, dass ich vor Erschöpfung einschlief. Da bekam ich ein ›Riesengeschenk‹: Drei meiner Freundinnen verabredeten sich zu einer ›Hausputzparty‹ bei mir. Die eine spülte den ganzen Berg von Geschirr, die andere saugte, die andere putzte – während Fiona an meiner Brust lag. Und dann kochten sie auch noch ein leckeres Abendessen. Es war einfach toll.«

Vielleicht kannst du auch Aufnahme in einer Wohngemeinschaft finden, in der Kinder willkommen und erwünscht sind und wo dein Kind auch noch andere Bezugspersonen hat. Im *Verband alleinerziehender Mütter und Väter e. V.* (Adresse siehe Anhang) findest du Menschen in derselben Lage, die an Austausch und gegenseitiger Hilfestellung ebenso interessiert sind wie du. Der Verband hat auch eine Schrift herausgegeben: *So schaffe ich es allein.*

Bei Kindern alleinerziehender Mütter bietet das Jugendamt auf Antrag der Mutter eine *Beistandschaft* an, sofern sie das alleinige Sorgerecht hat (gemeinschaftliches Sorgerecht ist jetzt auch bei unverheirateten Eltern möglich). Die SozialarbeiterInnen des Jugendamts sind dann Ansprechpartner und Berater für dich. Sie helfen bei wirtschaftlichen, rechtlichen und persönlichen Problemen und kommen auf Wunsch zu dir nach Hause: *wirtschaftlich* bei der Unterhaltssicherung, zum Beispiel mit einem Unterhaltsvorschuss, wenn der Vater sein Kind noch nicht anerkannt hat oder wenn er Zahlungen einstellt; *rechtlich* bei der Vaterschaftsfeststellung, Beitreibung des Unterhalts und der Feststellung, wie hoch dieser sein soll, sowie Sicherung von Erbansprüchen; und *persönlich*, indem sie Hilfe organisieren, wenn du überfordert oder krank bist. Sie können dir zum Beispiel über die freien Wohlfahrtsverbände (zum Beispiel Caritas, Diakonisches Werk) stunden- oder tageweise eine Familienhelferin vermitteln oder vielleicht auch Kurmaßnahmen für dich beantragen. Wenn du finanzielle Nöte hast, kann das Sozialamt Kosten für

Lebensunterhalt, Unterkunft inklusive Mobiliar, Heizung, Erstausstattung für das Baby, Bekleidung usw. übernehmen. Die Kreisverwaltungen, die für Probleme in besonderen Lebenslagen zuständig sind, bieten ebenfalls Hilfe für alleinstehende werdende Mütter an.

Wenn du krank wirst

Wenn du einmal eine Grippe oder Erkältung bekommst, ist dies auf keinen Fall ein Grund, mit dem Stillen aufzuhören. Krankheiten werden normalerweise durch Hautkontakt und Sekretionen aus Nase und Mund übertragen, nicht durch Stillen. Wenn du merkst, dass du krank bist, hat dein Kind schon längst Bekanntschaft mit deinen Keimen gemacht. Deine Milch liefert jedoch gleichzeitig die Abwehrstoffe dagegen. Selbst wenn Stillkinder erkranken, verläuft die Krankheit meist in einer viel milderen Form. Die Krankheitserreger werden nicht durch die Muttermilch übertragen, außer bei der Gruppe A-Streptokokken.

Anstatt starke Medikamente einzunehmen, kannst du unter Umständen auch mit Hausmitteln vorgehen – zum Beispiel gegen eine Erkältung mit Kamillendampfbad, Fußbad mit japanischem Heilpflanzenöl, heißer Milch und Honig usw. Wenn du einen Arzt aufsuchst, sage ihm, dass du stillst, und bitte ihn, dir möglichst pflanzliche Mittel zu verschreiben oder aber Medikamente, die mit dem Stillen verträglich sind.

Besondere Situationen

Anders verhält es sich bei manchen *ansteckenden Erkrankungen*: Im Falle von *aktiver (offener) Tuberkulose* ist deine Milch zwar in Ordnung, doch es wird hier empfohlen, die Milch abzupumpen, da du den Kontakt mit deinem Baby meiden solltest, wenn noch keine zweiwöchige medikamentöse Behandlung erfolgt ist. Wenn du vier

Tage vor oder nach der Geburt *Windpocken* bekommst, muss dein Baby eine Impfung und eine antivirale Therapie erhalten, damit ihr zusammen bleiben könnt und du es stillen kannst. Allerdings müsst ihr gemeinsam isoliert werden. Bei *Hepatitis B* kann das Baby weiterhin an der Brust trinken, nachdem es geimpft worden ist.

Wenn du in die Klinik musst und – sofern du bei Kräften bist – weiterstillen willst, suche unbedingt eine Klinik aus, die dein Kind mit aufnimmt. Das *Aktionskomitee Kind im Krankenhaus* (Adresse siehe Anhang) kann dir bei deiner Suche helfen. Seit immer deutlicher wird, dass eine Trennung in frühester Kindheit in der Seele eines Menschen tiefe Spuren hinterlassen kann, ermöglichen die meisten Kliniken die gemeinsame Unterbringung von Mutter und Kind im Krankheitsfall. Ist eine Trennung unabwendbar, pumpe deine Milch ab und lasse sie, wenn möglich, deinem Kind zukommen. Wenn ihr wieder zusammen seid, kann es einige Tage dauern, bis sich ein Gleichgewicht wieder eingependelt hat.

Gerade zuckerkranke Frauen können nach einer Risikoschwangerschaft durch das Stillen wieder Vertrauen in ihren eigenen Körper gewinnen. Diabetes an sich ist also kein Problem, Frauen mit Diabetes neigen jedoch mehr zu wunden Brustwarzen und Brustentzündungen, denen sie entsprechend vorbeugen sollten. Auch kann die Milch von Diabetikerinnen später einschießen (fünf bis sechs Tage nach der Geburt). Doch es lohnt sich. Kolostrum hilft, Hypoglykämie vorzubeugen.

Frauen mit Diabetes können ohne weiteres stillen. Es gibt sogar Anzeichen dafür, dass sich Diabetes durch Stillen bessert. Der größte Teil stillender Frauen kann die erforderliche Insulinmenge nach kurzer Zeit um bis zu 27 Prozent reduzieren.

Bei *Schilddrüsenleiden* konsultiere einen mit der Laktation erfahrenen Arzt. Wenn du chronisch erkrankt bist, nimm eventuell Kontakt zu einer Stützgruppe für deine jeweilige Krankheit auf. In westlichen Ländern soll eine an Aids erkrankte Mutter nicht stillen (siehe Abschnitt »Aids« im Kapitel 11).

Wenn dein Kind erkrankt

Gestillte Kinder bekommen viele Abwehrstoffe durch die Muttermilch und erkranken deshalb seltener als Flaschenkinder. Wenn sie krank werden, verlaufen die Krankheiten meist in einer milderen Form und gehen schneller vorüber. Manchen Ärzten mag immer noch nicht bekannt sein, dass für an Durchfall erkrankte Kinder Muttermilch die beste Heilnahrung ist (siehe Kapitel 1).

Wenn ein Kind krank wird, will es vielleicht plötzlich wieder häufiger gestillt werden. Selbst wenn es zuvor feste Nahrung bekommen hat, kann es sie zugunsten der Brustmilch verweigern. Du kannst deine Milchproduktion innerhalb kurzer Zeit seinem gesteigerten Bedarf anpassen, wenn du dich ganz nach deinem Baby richtest. Andererseits kann dein krankes Kind auch an der Brust streiken.

Wenn dein Baby in die Klinik muss, lasse dich – sofern du die Zeit aufbringen kannst – unbedingt mit aufnehmen. Wenn ein Kind operiert werden muss, hat es sich gezeigt, dass ein langes Fasten unnötig ist und es keinerlei Probleme gibt, wenn Mütter ihr Kind bis zwei Stunden vor der Operation stillen, es sei denn, medizinische Gründe sprechen dagegen. Ist eine Trennung unvermeidlich, pumpe Milch ab und halte deine Milchproduktion aufrecht.

Das behinderte Kind

Gewöhnlich haben wir in unserem Kopf ein Bild davon, wie unser Baby aussehen wird, wenn es geboren ist. Eltern reagieren deshalb auf die Nachricht, dass ihr Kind behindert ist, zunächst mit Schock und Lähmung. In dieser Situation kann das Stillen über Enttäuschung und mögliche Unzulänglichkeitsgefühle aufgrund von scheinbarem körperlichen Versagen hinweghelfen und sie unterstützen, die Behinderung anzunehmen. Es kann die Bindung erleichtern und vertiefen und auch dem Baby helfen, Liebe und Nähe zu spüren.

Es mag sein, dass euer Kind in die Kinderklinik verlegt wird. Je nach Ausmaß und Art der Behinderung – und auch durch ein passives, unaufdringliches Verhalten des Babys – kann dies mehr Einsatz deinerseits erfordern. Du wirst die Unterstützung einer Laktationsberaterin oder einer anderen erfahrenen Person brauchen. Wenn dein Kind nicht oft genug nach der Brust verlangt, musst du die Führung übernehmen und es häufig anlegen. Vielleicht musst du auch Milch abpumpen, um deine Milchproduktion zu erhöhen. Anfangs brauchst du Positionen, die es möglich machen, dass du dein Baby und deine Brust hältst. Unterstützung ist notwendig durch Kissen oder ein Tuch. Generell ist aus der Brust zu trinken weniger anstrengend als aus der Flasche und es fördert die Kieferbildung (dies ist wichtig für Kinder mit Down-Syndrom und Lippen-Kiefer-Gaumen-Spalte).

Der Kontakt mit einer entsprechenden Selbsthilfegruppe kann sehr unterstützend sein. Dort erfahren Eltern, wie sie beispielsweise neurologisch beeinträchtigte Kinder stillen oder wie Babys mit Lippen-Kiefer-Gaumen-Spalten durch Einsetzen einer Platte einige Tage nach der Geburt doch noch an der Brust trinken können, auch wenn es nicht ganz einfach ist. Das Problem besteht darin, ein Vakuum zwischen Mund und Brust zu halten. Manche Mutter muss vielleicht mit Hilfe des DanCer-Griffs (siehe Abschnitt »Der Saugreflex ist zu schwach oder gestört« im Kapitel 13) den Mund ihres Babys an ihrer Brust halten. Manche Frauen schaffen es auch, eine Lippenspalte durch ihren Daumen aufzufüllen und so dafür zu sorgen, dass ein Vakuum entstehen kann. Manche Frauen können die Spalte durch ihr eigenes Brustgewebe schließen, wenn das Baby den Mund weit öffnet und die Brust gut erfasst. Diese Babys sind übrigens sehr anfällig für Mittelohrentzündungen, deshalb ist zur Immunstärkung Muttermilch besonders wichtig für sie.

> Da manche behinderte Kinder häufig anfälliger für Infektionskrankheiten sind, ist Muttermilch erst recht von Vorteil. Außerdem fördert der intensive Hautkontakt beim Stillen die Entwicklung deines Kindes.

Das AFS-Buch *Stillen und Stillprobleme* enthält konkretere Hilfestellung beim Stillen in besonderen Situationen. Sich professionelle, erfahrene Hilfe bei einer Laktationsberaterin IBCLC oder bei den Medizinischen Arbeitskreisen der Stillgruppen zu holen, ist sehr sinnvoll.

Ein Baby wird tot geboren oder stirbt

Die Nachricht, dass ein Baby tot ist, kommt meist »aus heiterem Himmel«. Vor ein paar Minuten noch war die Welt in Ordnung … es war Vorfreude da auf dieses kleine Wesen, das in einem gewachsen ist. Mit einem Schlag sind alle Pläne und Träume zunichte. Man ist wie vom Blitz getroffen, im Schock. Man möchte vielleicht das Buch, das da »Baby« heißt, zuschlagen, weil man denkt, dass jeder weitere Gedanke daran unerträglich wehtut. Am liebsten nichts sehen, nichts mehr damit zu tun haben … »Wenn wir es gar nicht kennen, dann kommen wir schneller darüber hinweg.« … Diese Gedanken sind sehr verständlich.

Seltsamerweise ist es jedoch genau umgekehrt. Dieses Kind braucht seinen rechten Platz in der Familie. Es »kennen zu lernen« – seinen Anblick für immer in der eigenen Seele aufzunehmen, ihm einen Namen zu geben, es lange Zeit im Arm zu halten, mit ihm zu reden, es vielleicht sogar zu baden und anzuziehen – so mit der Situation umzugehen, wie es den tiefsten Herzenswünschen entspricht –, dies ermöglicht den Eltern heilende Trauer, die mit der Zeit Frieden bringt. Erinnerungsstücke, wie Fotos, sind hilfreich auf dem Trauerweg. Wenn auch andere – Großeltern, Freunde, Paten – das Kind kennen lernen und es verabschieden, werden sie mit den Eltern trauern können und nicht beschwichtigend sagen: »Das hat ja noch nicht gelebt.« Die soziale Unterstützung ist so wesentlich! Geschwistern hilft es zu begreifen, was geschehen ist, wenn sie be-greifen können. Ja, es stimmt! Vielleicht tut es erst einmal mehr weh, aber je weniger wir die Trauer verdrängen, desto eher und vollständiger werden wir heilen und letztendlich daran wachsen. Gib der Trauer Raum und Zeit.

Dein Körper hat sich schon früh in der Schwangerschaft darauf vorbereitet, dein Kind zu nähren. Wenn dein Kind nicht mehr lebt, brauchst du Hilfe, um die Milch zurückgehen zu lassen (siehe Abschnitt »Medikamentöses Abstillen« im Kapitel 11). Es bleibt zu hoffen, dass du in dieser tragischen Situation von einfühlsamen Menschen betreut wirst. Bitte am besten eine Hebamme, dir in den ersten Wochen beizustehen. Oft sind die Umstehenden hilflos und weichen eher aus. Die Eltern der *Selbsthilfegruppe Regenbogen* und jene der *Gemeinsame Elterninitiative Plötzlicher Säuglingstod*, die alle selbst ein Kind verloren haben, unterstützen euch gern in dieser schweren Zeit. Im Internet gibt es Austauschforen. Adressen von Betroffenen kann auch *Verwaiste Eltern e.V.* vermitteln. Adressen und Webseiten sind im Anhang gelistet.

Mein Buch *Gute Hoffnung – jähes Ende* will dich und deinen Partner »an der Hand nehmen« und euch auf eurem Weg durch die Trauer begleiten. Auch *Unendlich ist der Schmerz …* mit anrührenden Skulpturen und poetischen Texten von Julie Fritsch (siehe Literatur) vermittelt das Gefühl, nicht allein zu sein.

16

Das Leben geht weiter

Ausgehen und Reisen

Beim Stillen ist es nicht nur so, dass dein Kind dich braucht, sondern auch du brauchst dein Kind. So stellt die Natur sicher, dass dein Baby genügend Nähe und Hautkontakt und kontinuierliche Zuwendung von dir als Hauptbezugsperson bekommt – dies fördert das Entstehen von Urvertrauen. In der Anfangszeit wirst du wahrscheinlich gar kein großes Verlangen danach haben, nach draußen zu gehen. Viele Frauen berichten eher von dem Bedürfnis, in den ersten Wochen ihr »Nest« nicht oder nur ganz kurz zu verlassen. Dies kommt auch den Babys entgegen, die sich so erst einmal in aller Ruhe in ihrer »kleinen« Welt eingewöhnen können, bevor sie die »große« Welt entdecken.

Doch das heißt nicht, dass wir mit Kindern zu Stubenhockern werden müssen. Nach einiger Zeit können wir uns ja mit Kind auf den Weg machen.

»Unsere Kinder schienen unsere Unternehmungen zu genießen: Wanderungen in den Bergen vor Mamas Bauch gewiegt oder auf Papas Rücken getragen, Spaziergänge in Wald und Wiesen, Schwimmausflüge, Picknicks, Stippvisiten bei Freunden, noch später Campingreisen mit eigenem Bettchen – unsere gestillten Kinder waren dabei, ohne dass dies große Umstände machte.«

Mit Babys unterwegs zu sein – sei es auf Reisen oder auch nur für einige Stunden –, fand auch ich sehr unproblematisch. Selbst wenn die Umgebung fremd war, eine Konstante blieb immer: die Brust – also genug, damit meine Kinder sich überall wohl fühlten. Nein, noch eines war auf Reisen wichtig: eine Schlafstelle, die ihnen vertraut war. Es gibt sehr praktische zusammenklappbare Reisebettchen, an die dein Kind sich schon zu Hause gewöhnen kann, um ihm den Aufenthalt an einem fremden Ort leichter zu machen. Wenn allerdings dein Baby bei dir im Bett schläft und deine Körpernähe spürt, ist ihm alles andere egal, und die Welt ist in Ordnung.

Achte bei deinen Unternehmungen darauf, dass dein Kind nicht zu sehr in seinem natürlichen Rhythmus gestört wird, und versuche, deine Aktivitäten so zu planen, dass du ihm dabei noch gerecht werden kannst. Du kannst dich einmal fragen:

- Was entspricht dem Temperament meines Babys?
- Was tut auch ihm gut?
- Was scheint es zu genießen?
- Wobei wird es überstrapaziert und zu sehr aufgedreht?
- Was scheint seinen Rhythmus zu sehr zu stören?
- Was schadet ihm (zum Beispiel passives Rauchen beim Besuch von »Raucherfreunden«)?

Manche Babys reagieren von Natur aus empfindlicher auf Umweltgeräusche und -einflüsse als andere. Sei sensibel dafür. Achte darauf, dass dein Kind nicht mit zu vielen Reizen überflutet und überfordert wird. Durch seine Reaktion wird es dir zu verstehen geben, was ihm nicht guttut.

Für ein gestilltes Kind sind vor dem Ausgehen nur wenige Vorbereitungen nötig: Einige Windeln, einen Waschlappen und zwei frische Garnituren Kleidung hielt ich immer im Auto bereit, da ausgerechnet unterwegs oft die Windeln überliefen. Dann war es egal, ob wir in einen Verkehrsstau gerieten oder auf irgendeine andere Weise ein rasches Vorankommen verhindert wurde – um unser Baby brauchten wir uns nie Sorgen zu machen. (Wenn das Kleine älter wird, kannst du noch ein Lieblingsspielzeug hinzufügen.)

Stillen in der Öffentlichkeit

Eigentlich ist Stillen ein solch natürlicher Vorgang, dass es selbstverständlich sein sollte, in der Öffentlichkeit ein Kind anzulegen. Gott sei Dank erregen heutzutage stillende Mütter »draußen« immer seltener Aufsehen. Je nachdem, was dir und deiner Situation mehr entspricht, kannst du dein Kind offen, selbstverständlich und selbstbewusst stillen, in dem Bewusstsein, dass dies die natürlichste aller mütterlichen Handlungen ist – oder du kannst dein Kind auch durchaus unauffällig stillen. Zum Anlegen des Kindes drehe dich zur Seite oder gehe kurz in ein anderes Zimmer, und kehre dann stillend zurück. Wenn du eine Bluse oder ein Shirt trägst, verdecken diese den oberen Teil der Brust, der Rest wird durch dein Kind »abgeschirmt«. (Es gibt heutzutage auch modische stillfreundliche Kleidung.) So kannst du am allgemeinen Geschehen teilnehmen, ohne dass die Umstehenden vom Stillen überhaupt etwas bemerken. Natürlich habe ich es auch schon erlebt, dass ein Baby derart schmatzt, dass jeder im Zimmer schmunzelnd an seinem Appetit Anteil nimmt!

Wenn du einmal ohne Kind unterwegs bist

Auch als stillende Mutter kannst du dir natürlich Zeit nur für dich nehmen und auch einmal ausgehen. Wichtig ist, dass du dein Baby in den Händen einer vertrauten Person weißt, damit du entspannt die kleine Auszeit genießen kannst. Du kannst dein Baby vor und nach deiner Abwesenheit stillen oder Muttermilch für dein Kind abpumpen.

»Einige Zeit nach Anyas Geburt nahm ich einmal wöchentlich abends an einem Webkurs teil. Dazu verließ ich für zwei Stunden das Haus. Vor meinem Weggehen stillte ich Anya und legte sie schlafen. Ihr Rhythmus am Abend war einigermaßen vorhersagbar, doch für den Fall, dass sie in meiner Abwesenheit wach würde, ließ ich ausgestrichene Milch in einer Flasche zurück. Dasselbe galt, als ich mit meinem Mann einmal zu einem Fest eingeladen war, und ein Babysitter ins Haus kam.«

Wie bereits erwähnt, ist eine längere Trennung zumindest im ersten Lebensjahr nicht so günstig. Kinder haben noch kein Gefühl für Zeit, und für sie ist ein Tag wie eine Ewigkeit. Du kannst ihnen noch nicht

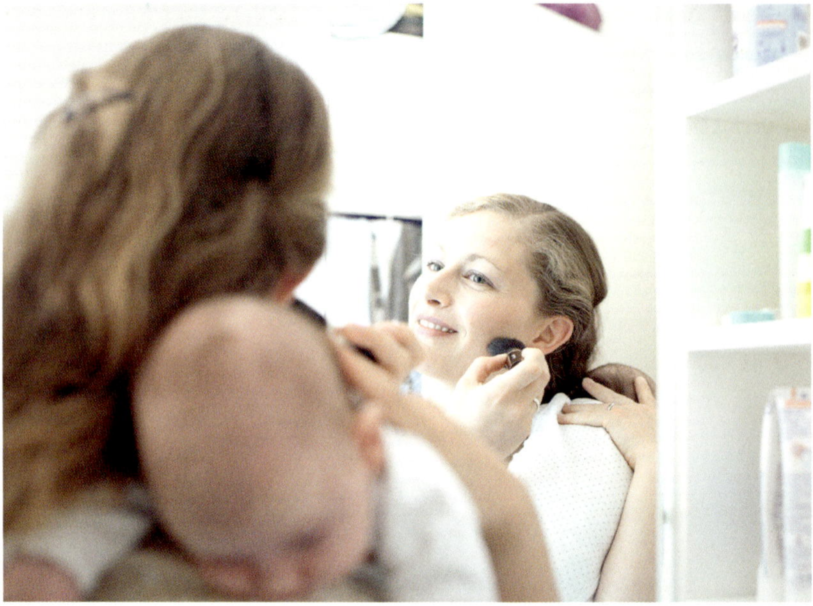

Kleine Auszeiten nur für dich sind auch in der Stillzeit möglich

vermitteln, dass du ja wiederkommst. Sollte aber eine Trennung unumgänglich sein, ist dies kein Grund, abzustillen. Pumpe die Milch im Voraus ab und veranlasse, dass dein Baby mit dieser Vorratsmilch gefüttert wird. Es ist überhaupt eine gute Idee, eine »eiserne Reserve« an abgepumpter oder ausgestrichener Muttermilch im Tiefkühlschrank vorrätig zu haben.

Zurück in den Beruf

Viele Mütter stehen vor der Frage, ob sie nach dem Mutterschutz ihren Beruf wieder aufnehmen oder sich für eine weitere Zeit ganz ihrem kleinen Kind widmen sollen. Einerseits wissen wir immer mehr über die Bedeutung einer beständigen Bezugsperson für die Entwicklung der Liebesfähigkeit und Persönlichkeit eines Kindes.

Andererseits haben viele Frauen Berufe, die ihnen Spaß machen und in denen sie erfolgreich sind.

Viele Frauen entscheiden sich spontan und ohne zu zögern dafür, ein paar Jahre mit der Berufstätigkeit auszusetzen. Andere tun sich mit solch einer Entscheidung schwer. Und wieder andere Frauen haben nicht die Freiheit der Wahl, weil sie für den eigenen Lebensunterhalt und für den ihres Kindes sorgen müssen. Zweifelsohne ist es gut für ein Baby, wenn seine Mutter eine Weile mit Freude bei ihm bleiben kann.

Jede Mutter muss, möglichst zusammen mit dem Vater, um »die gute Lösung« in ihrer Situation ringen. Alle Details müssen abgewogen werden. Eine einzig gültige Antwort darauf gibt es nicht.

Gesetzliche Möglichkeiten

Jeder Elternteil hat Anspruch auf Elternzeit zur Betreuung und Erziehung seines Kindes, bis dieses sein drittes Lebensjahr vollendet hat. Die Elternzeit ist ein Anspruch des Arbeitnehmers oder der Arbeitnehmerin gegenüber dem Arbeitgeber. Während der Elternzeit ruhen die Hauptpflichten des Arbeitsverhältnisses. Das Arbeitsverhältnis bleibt aber bestehen und nach Ablauf der Elternzeit besteht ein Anspruch auf Rückkehr zur früheren Arbeitszeit. Da das Arbeitsverhältnis während der Elternzeit lediglich ruht und mit dem Ende der Elternzeit wieder vollständig auflebt, ist die Arbeitnehmerin oder der Arbeitnehmer gemäß der im Arbeitsvertrag getroffenen Vereinbarungen zu beschäftigen.

In dieser Zeit kann bis zu 14 Monate lang ein Elterngeld von mindestens 300,– und höchstens 1800,– Euro gezahlt werden, abhängig von den Einkünften des pausierenden Elternteils in den letzten zwölf Monaten vor der Geburt. Mit dem Elterngeld Plus lässt sich der Bezugszeitraum verlängern, jedoch nicht die Summe erhöhen, wenn Eltern in der Elterngeldbezugsphase wieder in Teilzeit berufstätig werden möchten.

Wie immer die Situation sein mag, wie immer du dich entscheidest – Stillen und Arbeiten sind nicht unvereinbar. Und wie ist das Stillen und Arbeiten praktisch zu bewerkstelligen?

> Laut Mutterschutzgesetz ist stillenden Müttern auf ihr Verlangen die zum Stillen erforderliche Zeit freizugeben – mindestens aber zweimal täglich eine halbe Stunde oder einmal täglich eine Stunde.

Wo die Arbeitssituation eine flexiblere Einteilung der Arbeitszeit ermöglicht, können Frauen ihr Kind in den Arbeitspausen stillen. Besonders gut geht das zum Beispiel mit einer Tagesmutter oder einer Krippe in der Nähe des Arbeitsplatzes. Falls das Stillen dort nicht möglich ist, wird die Milch in den Arbeitspausen abgepumpt, kühlgehalten und bei den Betreuerinnen abgegeben, damit das Baby am nächsten Tag in den Genuss der frischen Milch kommt.

Beim Nachhausekommen gönn dir eine Kuschelstunde mit deinem Kind und lass es ausgiebig an der Brust trinken – diese entspannende Zeit kann euch beiden guttun.

»In sehr schöner Erinnerung habe ich die ersten Stillmahlzeiten nach der Rückkehr von der Arbeit. Zum einen war ich erleichtert, endlich die Milch loszuwerden, zum anderen bedeutete das Stillen Entspannung und eine gute Möglichkeit, nach der Hektik des Nachmittags zur Ruhe zu kommen.«

»Da ich tagsüber neun Stunden zum Arbeiten weg war und wir uns gegenseitig vermissten, nahm ich Bettina nachts zu mir ins Bett. So wurde meine Milchproduktion trotz langer Abwesenheit genügend stimuliert, und ich konnte neun Monate lang stillen.«

Die ersten drei Jahre sind eine wichtige Zeit für die Entwicklung eines Kindes. Viele Mütter und Väter finden Wege, ihrem Kind trotz Arbeit abwechselnd oder gemeinsam intensiv Zeit zu widmen. Die neue Arbeitsweltsituation erleichtert Flexibilität. Timesharing im

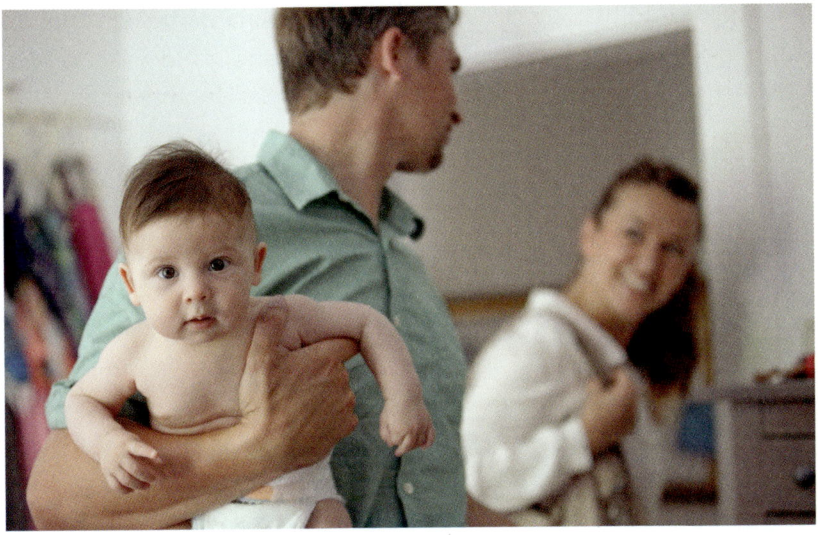

Die Vereinbarung von Familie und Beruf ist eine gemeinsame Herausforderung

Beruf – das Aufteilen einer Vollzeitstelle unter zwei Menschen – ist keine Seltenheit mehr. Und im heutigen Informationszeitalter gibt es immer öfter die Möglichkeit, verschiedene Tätigkeiten, auch anspruchsvolle Jobs, von zu Hause aus zu managen. Natürlich hat auch dieses Arrangement seine Schattenseiten – zu häufig abgelenkt zu werden, die Kinder vertrösten zu müssen, weil ein wichtiger Anruf getätigt oder ein E-Mail geschrieben werden muss oder Termindruck herrscht. Doch Mütter, die dieses Arbeitsmodell wählen (können), schätzen seine Vorteile.

Liebe während der Stillzeit

Eine sexualmedizinische Umfrage ergab, dass stillende Frauen nach der Geburt eher wieder Lust auf Liebe haben als nicht stillende. Stillen hat eine sinnlich-erotische Komponente, die uns hilft, körperlich offen zu sein – kein Wunder also, dass sich dies auf die sexuelle

Offenheit und Lust in der Partnerschaft positiv auswirken kann. Es kann aber auch andersherum sein – weil das Bedürfnis mancher Mutter nach Körperkontakt und Nähe beim Stillen ausreichend erfüllt wird, ist ihr Verlangen ihrem Partner gegenüber nicht sehr groß.

Auf jeden Fall wird sich euer sexuelles Leben mit der Ankunft eures Kindes verändern. Die gestörte Nachtruhe, die Anwesenheit des Kindes, das ihr nicht aufwecken wollt, eine Dammnaht, die noch heilen muss und vielleicht am Anfang schmerzt, wenn ihr euch liebt, und die Brust, aus der in hohem Bogen Milch spritzt, wenn du einen Orgasmus hast – an all das müsst ihr euch erst einmal gewöhnen.

Doch wenn eure sexuelle Beziehung bisher ausgewogen und unkompliziert war, werden sich auch jetzt wenige Probleme ergeben. Mit Humor und Neugier für den eigenen Körper und den Körper des anderen können auch die stillenden Brüste etwas ganz Besonderes sein. Warum sollte dein Mann sie nicht streicheln und liebkosen? Ein paar Tropfen Milch müssen eurem Vergnügen keinen Abbruch tun.

Sexualität ist jedoch auch ein feiner Gradmesser für sehr subtile Probleme in der Partnerbeziehung, und dies kann in solch einer Situation verstärkt zum Ausdruck kommen. Mag sein, dass du schon immer wenig Spaß an eurer Art miteinander zu schlafen hattest, und dass du jetzt die schmerzende Dammnaht und die Erschöpfung durch die Betreuung eures Kindes vorschiebst. Mag auch sein, dass eine unbewusste Abwehrhaltung deines Mannes gegenüber deinem Körper zunimmt in einer Zeit, in der »auch noch Milch aus der Brust läuft«. Vieles aus eurer eigenen und der gemeinsamen Geschichte als Paar spielt hier eine Rolle. Fragt euch: »Welches Verhältnis haben wir zu unserem Körper?«

»Mir fiel auf, dass ich unwahrscheinlich allergisch auf die ›Sauerei‹ reagierte, die das Abpumpen verursachte (durch das Ventil kam immer etwas Milch gespritzt). Im Nachhinein bemerkte ich, dass meine Stillprobleme zum größten Teil durch meine puritanische Einstellung meinen körperlichen Ausscheidungen gegenüber entstanden waren, zu denen ich auch die Milch zählte.«

Ein Problem, das durch Stillen in der Liebe entstehen kann, sind eine trockenere Scheide und eine verringerte Scheidensekretion, verursacht durch die Hormonumstellung. Ein Gleitmittel kann Abhilfe schaffen.

Oder vielleicht habt ihr euer Bett in ein »Familienbett« umgewandelt. Dann müsst ihr möglicherweise »ausziehen«, um einander zu lieben, wenn euer Kind oder eure Kinder älter werden.

»Als David als drittes Kind dazukam, wurde unser Bett allmählich zu eng, und mit der Liebe wurde es problematisch. Da entschlossen wir uns, dafür ins Wohnzimmer auszuweichen. Wir fühlten uns dabei wie frisch Verliebte, die noch kein gemeinsames Schlafzimmer haben, in dem sie ungestört sein können. Manchmal stellten wir sicherheitshalber noch einen Sessel vor die Tür, falls unsere Kinder nachtwandern sollten. Das war zwar alles etwas umständlich, aber auch sehr reizvoll.«

Frau sein – Mutter sein

Frau und Mann sind einander bisher als Frau und Mann begegnet. Nun sind sie Mutter und Vater. Die Art, wie wir Eltern werden, hat viel mit unseren eigenen Eltern zu tun. Waren sie großzügig und liebevoll oder streng, dominierend, prüde? Mehr oder weniger bewusst ist die Begegnung mit der Partnerin, die Mutter wird, für einen Mann auch immer die Begegnung mit der eigenen Mutter. Ungelöste Probleme aus der Beziehung zur eigenen Mutter tauchen jetzt möglicherweise als Konflikte in der Beziehung zur Frau auf.

Unsere Mutter kann in unserem Unbewussten eine sehr mächtige und sehr beherrschende Figur sein, viel stärker als unsere reale Mutter. Wenn du und dein Partner Eltern werden, kann es hilfreich sein, einander viel von früher zu erzählen, Erinnerungen und Bilder der eigenen Kindheit gemeinsam zu betrachten und zu reflektieren, was die eigene Mutter bedeutet hat. Fragt euch:

- Was hat sie uns gegeben, was hat uns gefehlt?
- Wie sehr haben wir sie geliebt und warum?
- Was hat uns verletzt?
- Was hat uns glücklich gemacht?

> Durch das Mutterwerden findet auch für die Frau eine innere Auseinandersetzung mit der eigenen Mutter statt.

In unserer Kultur ist das Bild der Mutter von einem »Heiligenschein umgeben«. Doch die Verherrlichung der Mutterfigur birgt eine große Gefahr: Wenn eine Frau durch ihre Umgebung zu stark darauf festgelegt wird, ausschließlich Mutter zu sein, kann sie sich möglicherweise nicht mehr als ganzer Mensch entfalten. Wenn sie zusätzlich selbst diese Rolle verabsolutiert, kann sich ihre gute mütterliche Energie in eine dunkle und beherrschende Energie verwandeln. Es bleibt dann kein Raum mehr für eine echte Partnerschaft mit ihrem Mann, der es unter diesen Bedingungen schwer haben kann, seinen Platz in der Familie zu finden: Entweder er ordnet sich unter und lässt sich mitbemuttern, oder er zieht sich zurück.

Frausein und Muttersein in Einklang zu bringen, ist ein individueller Weg, eine Entwicklung, die jede Frau selbst leisten muss. Wir haben noch wenig gute Vorbilder dafür. Idealerweise ist Mütterlichkeit ein integrierter Bestandteil unserer Weiblichkeit, eine selbstverständliche Form unseres Frauseins.

> Schwangerschaft und Stillzeit sind eine große Chance für uns Frauen, den mütterlichen Teil unserer Persönlichkeit auf natürliche Weise zur Entfaltung zu bringen.

Viele Frauen, die innerlich dazu bereit sind, ein Kind zu bekommen, blühen dabei sichtbar auf und genießen es, sich so rund und fruchtbar zu erleben. Jene Menschen, die die junge Mutter in dieser Zeit betreuen und beraten, sollten ihrerseits alles tun, sie in dieser Freude und in ihrem Vertrauen in die Natur zu bestärken. Möge dieses Buch das Seine dazu beitragen.

Dank

Als 1980 die erste Fassung des *Stillbuchs* erschien, dachte ich so für mich: »Wenn 30 000 Exemplare verkauft werden, dann bin ich sehr zufrieden.« Inzwischen wurde nach ständigen Neuauflagen und Aktualisierungen im Jahr 2000 die schwindelerregende Zahl von 800 000 gedruckten Exemplaren erreicht[1] – mit Übersetzungen ins Englische, Holländische, Spanische und Portugiesische …! Ich stehe manchmal staunend da, kann es selbst kaum fassen und bin dann von einer ungeheuren Dankbarkeit erfüllt.

Zunächst möchte ich einmal all den vielen, vielen Menschen danken, die mein Buch offensichtlich weiterempfohlen oder verschenkt haben und somit zu seiner Verbreitung beigetragen haben. Ich danke all den Frauen und Männern, deren Erfahrungen in früheren Fassungen des Buches und hier in vielen Berichten festgehalten sind und die für andere inspirierend, Mut machend, entlastend waren und sind. Ich habe immer wieder gehört, wie wohl es tat – dieses Gefühl: »Anderen ging/geht es auch so. Ich bin nicht allein. Wenn die es schafften, schaffe ich es auch.« Ich danke Patricia Bellm, Michaela Benkart-Weyer, Inge Gleißner, G. Hanstein, Regina Hölscher-Christ, Beate Käppele, der verstorbenen Margit Langer, Annette Leichtfuß, Susanne Lohmann, Erika Nehlsen, B. Osebek, Doris Richthofen von Kappel, Anke und Michael Schmitter, Veronika Skoraszewski-Kander, Susanne Stadelmann, Isolde Stuffer, Dorothy Vossen, Michaela Zehnter, Annegret Ellerbusch, Erica Fischer und Marion von Gratkowski, Redakteurin der Zeitschrift *Zwillinge*, sowie vielen anderen, die ich gar nicht einzeln nennen kann, aber in meinem Herzen trage, für Anregungen, Gespräche, Kommentare, Informationen

1 *Anm. des Verlages:* Im Jahr 2016 ist diese Zahl auf über 1,3 Mio. Exemplare gestiegen!

und Berichte. Ich danke der AFS für die Zustimmung zum Zitieren aus einigen im Rundbrief erschienenen Berichten sowie Rosemary Boudreaux und dem *MOTHERING Magazine* für die Erlaubnis zum Abdruck eines Artikels über das Abstillen. Von Viola Polomeno und ihrem Fetal-Touch-Programm gewann ich zusätzliche Anregungen für das Schwangerschaftskapitel und bei Frances Moore-Lappe für das Ernährungskapitel.

Dank sei auch allen, von denen ich mehr über Stillen lernen durfte: u. a. Kittie Frantz, die auf die Wichtigkeit des richtigen Anlegens aufmerksam machte; Dr. Marina Marcovich, die sich um eine menschlichere Behandlung von winzigen Frühgeborenen einsetzte; Dr. Ruth Lawrence, die ein umfassendes medizinisches Nachschlagewerk verfasst hat, das mir meine Recherchen erleichterte; der La Leche League International für den Aufbau eines umfassenden Informationsservices, von dem ich in Chicago profitieren konnte, und den Stillexpertinnen Marsha Walker, Lois Arnold und Helen Armstrong aus Boston, die meinen Mann Rob und mich bei unseren Recherchen unterstützten.

Ganz herzlich danke ich den Ärztinnen und Ärzten, die mich durch ihren freundlichen und zuverlässigen Beistand bei den neueren Fassungen des Buches unterstützt haben: Elien Rouw vom Medizinischen Arbeitskreis der AFS, die das neue Manuskript sorgfältig begutachtete und kommentierte und mir immer wieder uneigennützig mit fachlichem Rat zur Verfügung steht; Dr. Christof Schaefer von ETOX Berlin für seine freundliche Zurverfügungstellung seines Fachwissens; und Dr. Toni Drähne, der mich an seinem großen Erfahrungsschatz über Homöopathie für Mutter und Kind teilhaben ließ; Claudia Monte, die das Kapitel über Bach-Blüten mit ihren Erfahrungen ergänzte; Dr. Wolfgang Schuler, der mir Informationen über Akupunktur in der Geburtshilfe gab; und Dr. Martin Benz dafür, dass er sein großes Wissen über Zusammenhänge im Körper und über Immunologie mit mir teilte.

Dank sei auch Frau Dr. M. Kersting vom Forschungsinstitut für Kinderernährung und Frau Professor Dr. Pzyrembel von der Nationalen Stillkommission sowie Dr. Skadie Springer von der Universität Leipzig und Iris-Susanne Brandt-Schenk, ebenso wie Schwester Angelika Wilking an der Universitätsklinik Mainz für den Austausch über den Umgang mit Frühgeborenen. Dank der erfahrenen Aromatherapeutin und Autorin Susanne Fischer-Rizzi für ihre vielen diesbezüglichen Tipps und Anregungen für stillende Mütter und ihre Kinder und den Apothekerinnen Karin Weichert, Yvonne Wassong und Jutta Röhrig für ihre Mithilfe.

Ich danke Frau Christine Melk vom Chemischen Untersuchungsamt Speyer für ihre Informationen zum Kapitel über Schadstoffe in der Muttermilch, ebenso Frau Imke Klein von der Aids-Hilfe Frankfurt für diesbezügliche Informationen, wie auch Herrn Werner Krämer und Herrn Hill vom Jugendamt Bad Schwalbach für ihre Auskünfte bezüglich Adoption und Gesetzesänderungen für alleinerziehende Mütter und Herrn Mania von der BEK Bad Schwalbach für seine Recherchen über Formalitäten.

Nicht zuletzt gilt mein Dank Mechthild Fuchs, die Konzeption, Geburt und alle Lebensphasen des *Stillbuchs* mit ungebrochenem Interesse auf vielfältige Weise begleitet hat, mir zur Bearbeitung dieser Neuauflage ihr Haus zeitweise großzügig überließ und mir in meinem Leben eine wertvolle Beraterin, Freundin und Quelle der Anregung war und ist.

Für die Anfänge des Buches gilt mein Dank weiterhin all den Menschen, die mich ermunterten, über das Stillen zu schreiben, an erster Stelle Angela Roethe sowie der verstorbenen Gisela Bielitzer; den Gründungsmüttern der La Leche League, den kürzlich verstorbenen Dres. Michael und Niles Newton sowie Dr. Gregory White und Elizabeth Hormann, die mich alle 1976 in den USA mit offenen Armen aufnahmen und mir großzügig und warmherzig ihre Zeit und Unterstützung gewährten; den La Leche Liga-Leiterinnen Olivia Wacker und Welda Hörz für das Lesen und Kommentieren des Manuskripts; meiner langjährigen Freundin und Mitpionierin in der Stillarbeit Sylvia Brunn für Solidarität und gute Gespräche; Professor Dr. Hellbrügge, der sich von Anfang an für die Belange der Stillgruppen einsetzte und sie förderte; und der Ärztin Adriane Elbrecht für ihren Beistand bei der Überarbeitung der Originalfassung des Buches. Gitta Otto und Heidrun Nahlen – herzlichen Dank, dass ihr jahrelang auf den Umschlagfotos die Herzen vieler Menschen erwärmt habt. Dank auch allen anderen, die uns an einer eigentlich recht intimen Beziehung durch das Zurverfügungstellen von Fotos teilhaben lassen.

Meine große Wertschätzung den Frauen, die meine Entwicklung im Laufe der Jahre begleitet und gefördert haben, und mit denen ich wachsen durfte: Professor Ilse Middendorf und meinen weiteren Atemlehrerinnen, Dr. Donna Ewy und meiner Kollegin am Odenwald-Institut Erika Roch. Das von und mit ihnen Gelernte bereichert dieses Buch.

Ich schätze die Begeisterung, unendliche Geduld sowie das Einfühlungsvermögen meiner Lektorin Ulrike Reverey!

An dieser Stelle möchte ich – damit spreche ich sicherlich den stillenden Müttern aus dem Herzen – einen ausdrücklichen Dank all den vielen tausend Frauen in den Stillgruppen aussprechen, die jahraus, jahrein jungen, Rat suchenden, oft verzweifelten Müttern selbstlos ihre Zeit und Liebe geben. Es kann überhaupt nicht genug gewürdigt werden, welch großen Beitrag sie damit leisten – für unsere Gesellschaft insgesamt und für eine Veränderung unserer Werte, hin zu mehr Miteinander und (Mit-) Menschlichkeit.

Vor allem möchte ich meiner Familie danken: meinem Mann Rob – Lebenspartner seit über 32 Jahren –, dessen Liebe, Fürsorglichkeit und Nähe ich von Jahr zu Jahr mehr und mehr schätzen lerne und ohne den es mir sicherlich nicht möglich gewesen wäre, mich für Veränderungen in unserer Gesellschaft in einem solchen Maße zu engagieren; meinen Kindern Anya und Kerry, die mich immer wieder zu neuen Sichtweisen und Veränderung herausgefordert haben und ohne die dieses Buch nie zustande gekommen wäre.

Sommer 2000
Hannah Lothrop

Dank des Verlages

Nach dem Tod von Hannah Lothrop im Jahr 2000 unterstützten uns mehrere engagierte Expertinnen dabei, ihr Pionierwerk aktuell zu halten. Anja Constance Gaca, geboren 1975, überarbeitete und aktualisierte *Das Stillbuch* für die Neuausgabe 2016. Sie ist Hebamme, Still- und Laktationsberaterin IBCLC, Schreibaby-Beraterin und Autorin mehrerer Bücher. Bei der Bearbeitung des Textes legte sie großen Wert darauf, den ursprünglichen Geist von Hannah Lothrops Buch zu erhalten und gleichzeitig dem aktuellen Erkenntnisstand der Stillberatung sowie den Lebensbedingungen heutiger Familien Rechnung zu tragen. Alle fachlichen Informationen und Empfehlungen sind nun auf den neuesten Stand gebracht. Die Fotos wurden sämtlich neu erstellt unter der kompetenten Begleitung von Anja Bier, Still- und Laktationsberaterin IBCLC und La Leche Liga-Beraterin. Bereits im Jahr 2006 wurde *Das Stillbuch* durch Vivian Weigert, Stillexpertin und geistige Weggefährtin Hannah Lothrops, mit viel Sachverstand und Gespür aktualisiert.

Wir danken den Fachfrauen für ihre Unterstützung und hoffen, dass so der einzigartige Wissensschatz des lange bewährten *Stillbuches* noch viele Mütter und ihre Babys in dieser besonderen ersten Zeit begleiten kann.

Besonders freuen wir uns auch über unsere fotogenen Familien Miriam und Ingo mit Töchterchen Karla, Johanna und Ferdinand mit Luis und seiner Schwester Mina sowie Bettina und Johannes mit den Zwillingen Josch und Line und dem großen Finn. Sie haben sich in ganz besonderen Momenten vor der Kamera gezeigt. Susanne Krauss ist es geglückt, sie alle und die Innigkeit der Stillzeit so ins Bild zu setzen, als sei gar keine Fotografin dabei gewesen. Vielen Dank!

Der Verlag

Anhang

Literatur, Adressen und weiterführende Informationen

Hannah Lothrop hat in der Originalausgabe des Stillbuches einen umfangreichen Serviceteil zusammengetragen, um stillende Mütter und ihre Familien zu unterstützen und das Auffinden von Beratung und Hilfe vor Ort zu erleichtern. Um diesen Anhang alltagstauglich mit Weblinks zu versehen und aktuell halten zu können, wird er nun im Internet zur Verfügung gestellt unter folgender Adresse:

www.koesel.de/stillbuch-service

Sie finden dort weiterführende Literatur sowie Informationen und Kontaktdaten zu:

- Stillgruppen
- Hebammenverbänden
- Beratungsstellen/-zentren für werdende und junge Eltern
- Selbsthilfegruppen, Institutionen und sonstige Adressen
- Umwelt und Muttermilchuntersuchungen
- Bezugsquellen von Stillutensilien

Register